曹军 孙平 主编

薯类食物最养生

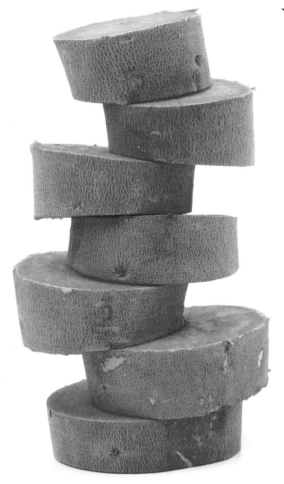

U0341959

江苏凤凰科学技术出版社　凤凰含章

图书在版编目（CIP）数据

薯类食物最养生 / 曹军, 孙平主编 . -- 南京 : 江苏凤凰科学技术出版社 , 2015.11

ISBN 978-7-5537-4532-9

Ⅰ . ①薯… Ⅱ . ①曹… ②孙… Ⅲ . ①薯类制食品 – 食物养生 Ⅳ . ① R247.1

中国版本图书馆 CIP 数据核字 (2015) 第 101133 号

薯类食物最养生

主　　　编	曹　军　　孙　平		
责 任 编 辑	张远文　　葛　昀		
责 任 监 制	曹叶平　　周雅婷		

出 版 发 行	凤凰出版传媒股份有限公司 江苏凤凰科学技术出版社
出版社地址	南京市湖南路 1 号 A 楼，邮编：210009
出版社网址	http://www.pspress.cn
经　　　销	凤凰出版传媒股份有限公司
印　　　刷	北京旭丰源印刷技术有限公司

开　　　本	718mm×1000mm　1/16
印　　　张	16
字　　　数	400千字
版　　　次	2015年11月第1版
印　　　次	2015年11月第1次印刷

标 准 书 号	ISBN 978-7-5537-4532-9
定　　　价	39.80元

图书如有印装质量问题，可随时向我社出版科调换。

家常养生有妙方
常吃薯类最健康

随着生活水平的不断提高，人们的健康养生意识也不断增强，对绿色、无污染、口味纯正的原生态食物的需求也不断增长。丰富餐桌、合理膳食、平衡营养的科学观念已悄然走进千家万户。"营养""保健""食补""食疗"成为日常生活中经常谈论的话题。在家庭的餐桌上，大鱼大肉已经不再是奢求的主角，五谷杂粮、天然野菜跃然成为盘中珍馐，薯类食物就是其中之一。

薯类食物一直是我国膳食的重要组成部分。传统的观念认为，薯类食物主要提供碳水化合物，通常把它们与主食相提并论。但是，现在发现薯类食物除了提供丰富的碳水化合物外，还有较多的膳食纤维、矿物质和维生素，兼有谷物和蔬菜的双重作用。近年来，薯类食物的独特口味、丰富营养、养生保健功效都成为人们喜爱它、选择它的理由，甚至被冠以"保健食品""长寿食品""太空食品""美容食品"等美称。由于科学养生的知识相对欠缺，人们对薯类食物的认识还不够，存在很多误区。因此，推广和普及薯类食物的科学知识，提高广大消费者对薯类食物的认知水平，帮助人们建立科学的薯类食物消费观念和膳食搭配技法，具有重要的现实意义。

本书共分十一章，主要介绍了薯类食物包括甘薯、土豆、山药、芋头、木薯、马蹄、菱角、魔芋、洋姜、豆薯、雪莲果11个薯类品种。每章都详细讲述了该薯类食物的来历、典故、品种、选购保存、养生功效、饮食宜忌以及美食制作方法，同时推出贴近生活的小偏方、小窍门，帮助读者科学地食用薯类食物。此外，部分篇章还设有养生问答小专栏，专门解答生活中人们对薯类食物的误解和不知道的知识，让读者更了解薯类食物，改正错误的观点，更科学地食用薯类食物，以达到科学养生的目的。

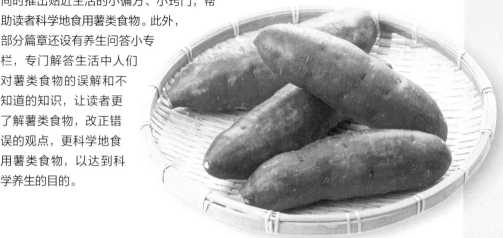

阅读导航

薯类图解： 此处介绍了薯类根、茎、叶、花、果的功效或宜忌，薯类的别名、性味归经、科属分类，并详列该种薯类的营养成分表，让读者对薯类有一个全面的了解。

养生功效： 每一种薯类都会有自己独特的养生功效，或是抗衰，或是防病，或是美容。选对薯类，会让养生事半功倍。

小偏方： 薯类不仅可作为膳食食用，还有很多意想不到的用处。读者巧用薯类小偏方，可防病祛病，为健康保驾护航。

饮食宜忌： 不管是食材还是药材，搭配食用时都有自己独特的性味，薯类也是如此。科学搭配才能吃得营养，吃得健康。

甘薯与养生

甘薯全身都是宝

益气健脾，养阴补脾

甘薯富含蛋白质、淀粉、果胶、膳食纤维、维生素及多种矿物质，有"长寿食品"之誉。含糖量达到15%~20%。具有抗癌、保护心脏，预防肺气肿、糖尿病、减肥等功效。主治脾胃虚弱，肾阴虚等证。

别名：山芋、红苕、番薯、红薯、白薯、地瓜、红薯。
性味归经：性平、味甘、无毒，归脾、谓二经。
科属分类：薯蓣科属。

叶：叶汁涂治湿疹，嫩薯苗叶、薯茎嫩叶、红薯叶敷于，对湿炎水肿及纤维化腹水等均有一定疗效。

甘薯（白心）的营养成分表	
热量	106 千卡
蛋白质	1.4 克
脂肪	0.2 克
碳水化合物	25.2 克
烟酸	0.6 毫克
膳食纤维	1.0 克
维生素 A	37 克
胡萝卜素	220 微克
维生素B₁	0.07 毫克
维生素B₂	0.04 毫克
维生素 C	24 毫克
钙	24 毫克
镁	46 毫克
钾	174 毫克

甘薯皮：甘薯皮含有大量的黄酮类物质，可起到抗氧化、抗衰老、提高免疫力的作用。

茎：麻痹油烂、痈咬伤；茎薯含蛋白质素、维生素、可通便、预防肠癌。

甘薯的养生功效

● 抗癌防癌

甘薯含有独特的生物类黄酮成分，可有效抑制乳腺癌和结肠癌的发生；能强化消化器官的功能，添补肝肾，也可以有效辅助治疗肝炎和黄疸。

● 延年益寿

甘薯蛋白质量高，可弥补大米、白面中的营养的利用率，经常食用可提高人体对主食中营养的利用率，使人身体健康，延年益寿。

● 预防便秘

甘薯富含膳食纤维，可以促进肠蠕动和防止便秘，还可以用来治疗痔疮和肛裂等。

对预防直肠癌和结肠癌也有一定作用。

● 抑制胆固醇

甘薯对人体器官黏膜有特殊的保护作用，可抑制胆固醇的沉积、保持血管弹性，在甘薯中的结缔组织萎缩，防止胶原病的发生。

● 消脂减肥

甘薯是低热量、低脂肪食品中的佼佼者。其所含的甘薯食能够促进排泄并不被通道吸收，从而有效防止糖类转化为脂肪，所以甘薯是膳食中较为理想的减肥食物。

22 薯类食物最养生

巧用甘薯治百病

润肠通便方

炒甘薯叶

材料 甘薯叶 250 克，油、盐各适量。

制作
1. 甘薯叶择洗干净，沥干水分，切段备用。
2. 炒锅置火上，入油适量，大火烧热，放入甘薯叶翻炒至熟，加入盐调味，盛出即可。

用法 一次吃完，一天两次。

适用 便秘。甘薯叶中富含各种营养素，有通便、预防肠癌的功效，被誉为"蔬菜皇后"，常食可改善、预防便秘。

双红汤

材料 甘薯 200 克，红枣 30 克。

制作
1. 甘薯去皮，洗净切块；红枣洗净，润洁去核。
2. 锅置火上入水，放入甘薯块和红枣，大火煮满后转小火煮至甘薯好熟即可。

用法 一次盛完，一日两次。

适用 便秘。甘薯富含膳食纤维，可促进胃肠蠕动，与红枣合煮食用，对于习惯性便秘有疗效。

补脾健胃方

甘薯面粥

材料 甘薯粉、面粉各 50 克，红糖适量。

制作
1. 将甘薯粉、面粉用冷水搅开，

甘薯芝麻粥

材料 甘薯150 克，大米 50 克，芝麻 20 克，白糖适量。

制作

甘薯饮食宜忌

搭配宜忌

❌ **甘薯 + 柿子 = 肠胃不适**

甘薯和柿子不宜在短时间内同时食用，如果食量较多的情况下，应该至少相隔5个小时以上，如果同时食用，甘薯中的糖分在胃内发酵，会使胃酸分泌增多，和柿子中的鞣质、果胶反应发生沉淀凝聚，产生硬块，情况严重时可使胃肠出血或造成胃溃疡。

✅ **甘薯 + 蔬菜、水果及蛋白质食物 = 营养均衡**

甘薯缺少蛋白质，与蔬菜、水果及蛋白质食物同食才不会导致营养失衡。最重要的是，甘薯最好在午餐这个黄金时间食用，甘薯含有的钙质需要在人体内经过4~5个小时进行吸收，而下午的日光照射正好有利于促进钙的吸收。

人群宜忌

- ✅ 一般人群皆可食用。
- ❌ 甘薯在胃中产生酸，所以胃溃疡及胃酸过多的人不宜食用。

- ❌ 一次不要吃太多，甘薯会碰量较高，吃多了可产生大量胃酸，使人感到不适、"烧心"。此外，甘薯缺一种蛋白质，"烧心"...

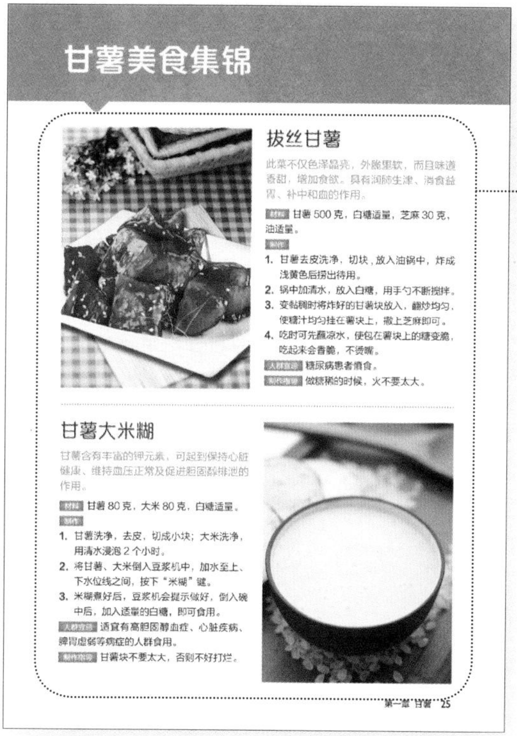
甘薯美食集锦

拔丝甘薯

此菜不仅色泽晶亮，外脆里软，而且味道香甜，增加食欲。具有润肺生津、消食益胃、补中和血的作用。

材料 甘薯 500 克，白糖适量，芝麻 30 克，油适量。

制作

1. 甘薯去皮洗净，切块，放入油锅中，炸成浅黄色后捞出待用。
2. 锅中加清水，放入白糖，用手勺不断搅拌。
3. 变黏稠时将炸好的甘薯块放入，翻炒均匀，使糖汁均匀挂在薯块上，撒上芝麻即可。
4. 吃时可先蘸凉水，使包在薯块上的糖变脆，吃起来会香脆，不烫嘴。

人群宜忌 糖尿病患者慎食。

制作指导 做糖稀的时候，火不要太大。

甘薯大米糊

甘薯含有丰富的钾元素，可起到保持心脏健康、维持血压正常及促进胆固醇排泄的作用。

材料 甘薯 80 克，大米 80 克，白糖适量。

制作

1. 甘薯洗净，去皮，切成小块；大米洗净，用清水浸泡 2 个小时。
2. 将甘薯、大米倒入豆浆机中，加水至上、下水位线之间，按下“米糊”键。
3. 米糊煮好后，豆浆机会提示做好，倒入碗中后，加入适量的白糖，即可食用。

人群宜忌 适宜有高胆固醇血症、心脏疾病、脾胃虚弱等病症的人群食用。

制作指导 甘薯块不要太大，否则不好打烂。

第一章 甘薯 25

美食集锦：此处汇集了美味薯类的做法，详细介绍每道食谱的养生功效、人群宜忌、制作指导，并配以精美图片，简单易做。

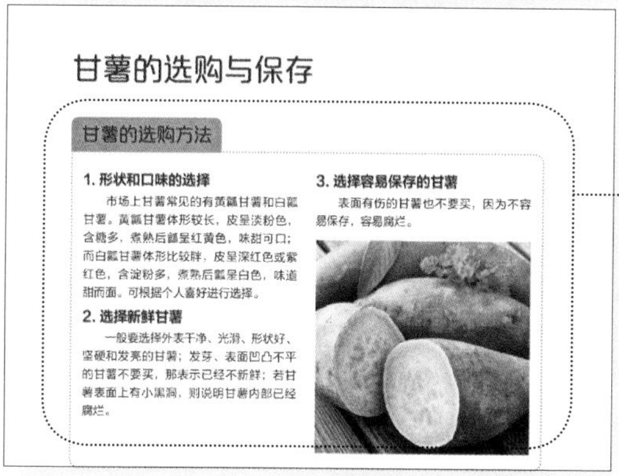
甘薯的选购与保存

甘薯的选购方法

1. 形状和口味的选择

市场上甘薯常见的有黄瓤甘薯和白瓤甘薯。黄瓤甘薯体形较长，皮呈淡粉色，含糖多，煮熟后瓤呈红黄色，味甜可口；而白瓤甘薯体形比较胖，皮呈深红色或紫红色，含淀粉多，煮熟后瓤呈白色，味道甜而面。可根据个人喜好进行选择。

2. 选择新鲜甘薯

一般要选择外表干净、光滑、形状好、坚硬和发亮的甘薯；发芽、表面凹凸不平的甘薯不要买，那表示已经不新鲜；若甘薯表面上有小黑洞，则说明甘薯内部已经腐烂。

3. 选择容易保存的甘薯

表面有伤的甘薯也不要买，因为不容易保存，容易腐烂。

选购保存：此处详细介绍了如何挑选薯类食材，买来的薯类食材如果一次不能食用完又该如何科学保存。

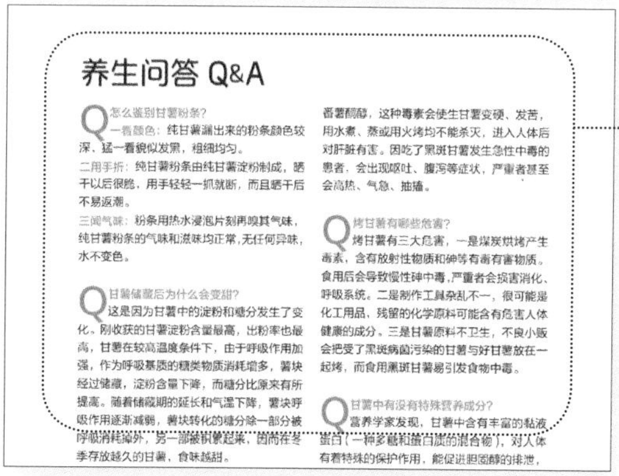
养生问答 Q&A

Q 怎么鉴别甘薯粉条？

一看颜色：纯甘薯漏出来的粉条颜色较深、猛一看貌似发黑，粗细均匀。

二用手折：纯甘薯粉条由纯甘薯淀粉制成，晒干以后很脆，用手轻轻一抓就断，而且晒干后不易返潮。

三闻气味：粉条用热水浸泡片刻再嗅其气味，纯甘薯粉条的气味和滋味均正常，无任何异味，水不变色。

Q 甘薯储藏后为什么会变甜？

这是因为甘薯中的淀粉和糖分发生了变化。刚收获的甘薯淀粉含量最高，出粉率也最高，甘薯在较高温度条件下，由于呼吸作用加强，作为呼吸基质的糖类物质消耗增多，薯块经过储藏，淀粉含量下降，而糖分比原来有所提高。随着储藏期的延长和气温下降，薯块呼吸作用逐渐减弱，薯块转化的糖分除一部分被呼吸消耗掉外，另一部分被积累起来，因而在冬季存放越久的甘薯，食味越甜。

番薯酮醇，这种毒素会使生甘薯变硬、发苦，用水煮、蒸或用火烤均不能杀灭，进入人体后对肝脏有害。因吃了黑斑甘薯发生急性中毒的患者，会出现呕吐、腹泻等症状，严重者甚至会高热、气急、抽搐。

Q 烤甘薯有哪些危害？

烤甘薯有三大危害，一是煤炭烘烤产生毒素，含有放射性物质和砷等有毒有害物质。食用后会导致慢性砷中毒，严重者会损害消化、呼吸系统。二是制作工具杂乱不一，很可能是化工用品，残留的化学原料可能含有危害人体健康的成分。三是甘薯原料不卫生，不良小贩会把受了黑斑病菌污染的甘薯与好甘薯放在一起烤，而食用黑斑甘薯易引发食物中毒。

Q 甘薯中有没有特殊营养成分？

营养学家发现，甘薯中含有丰富的黏液蛋白（一种多糖和蛋白质的混合物），对人体有着特殊的保护作用，能促进胆固醇的排泄，

养生问答：山药吃得越多越好吗？孕产妇、婴幼儿可以吃木薯粉吗？烤甘薯到底有没有致癌物质呢？此专栏回答读者最关注的问题，并一一为读者解惑。

目录

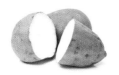
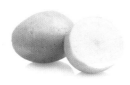

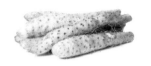

第三章　山药

山药滋补功效好
日常生活离不了

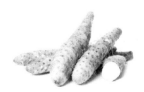

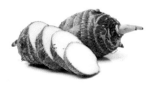

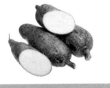

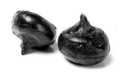

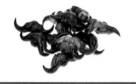

第七章 菱角

菱角弯弯如小船
益气抗癌有内涵

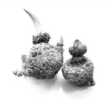

第八章 魔芋

魔芋养生美名扬
消脂降压数它强

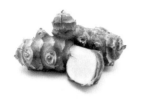

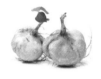

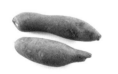

开启薯类健康密码

人类的食物是多种多样的，各种食物所含的营养成分不完全相同，除母乳对 0~6 个月的婴儿外，任何一种天然的食物都不能提供人体所需要的全部营养素。因此，我们提倡要平衡膳食。平衡膳食有多种食物组成，这样才能够满足人体对各种营养素的需求，达到合理营养促进健康的目的。

人类的食物通常可分为四大类，也就是我们常说的膳食宝塔。膳食宝塔的第一层是为谷类及薯类，谷类包括米、面、杂粮，薯类包括土豆、甘薯、木薯等，主要提供碳水化合物、蛋白质、膳食纤维及 B 族维生素。第二层是蔬菜、水果和菌藻类，主要提供膳食纤维、矿物质、维生素 C、胡萝卜素、维生素 K 及有益健康的植物化学物质。第三层是豆类、蛋、奶、肉、禽、鱼和坚果，主要提供蛋白质、脂肪、矿物质、维生素 A、B 族维生素、膳食纤维和维生素 E。第四层是纯能量食物，包括动植物油、淀粉、食用糖和酒类，主要提供能量，动植物油还可提供维生素 E 和人体必需脂肪酸。

而处在第一层的薯类则是本书重点为读者介绍的。薯类又称根茎类食物，常见的薯类有甘薯、马铃薯、木薯、芋薯、马蹄和菱角等，其中甘薯又称为红薯、白薯、山芋、地瓜等；马铃薯又称为土豆、洋芋；木薯又称为树薯、木蕃薯；马蹄又叫荸荠；菱角又称水栗；芋薯包括有芋头、山药。

研究表明，薯类含有丰富的碳水化合物和维生素 C、维生素 B_1、维生素 B_2 等多种维生素，以及钙、磷、镁、钾等矿物质，薯类中丰富的碳水化合物以多糖为主，容易被人体消化吸收，可以作为人体所需能量的主要来源。薯类中含有的大量膳食纤维对人体健康也非常重要。

具体来说，薯类对健康的作用主要表现为以下四个方面，第一，提供丰富的营养物质，第二，保持肠道正常的功能，第三，提高机体的免疫能力，第四，降低患肥胖症、糖尿病、高血压等慢性疾病的风险。

薯类中含有丰富的膳食纤维具有很好的饱腹感，所以在吃薯类的时候就可以相应减少其他主食的摄取，就有利于减肥，薯类中的膳食纤维进入肠道后能够吸水膨胀使肠内的物体体积增大从而促进肠道蠕动，起到润肠、防止便秘的作用。

薯类能够增加肠蠕动，同时缩短粪便通过肠道的时间，使酚氨及细菌毒素等有害物质、致癌物质在肠道的停留时间缩短，从而预防结肠癌的发生。薯类中的膳食纤维和结肠、直肠癌之间的相关性明显，膳食纤维摄入量高的人群发生结肠、直肠癌的危险要比膳食纤维摄入少的人群要低。膳食纤维摄入量在每天 10 到 15 克的人相比膳食纤维摄入量每天不足 10 克的人发生结肠癌、直肠癌的危险性要低 1.18 倍。

此外，薯类食物中的膳食纤维能够和胆固醇的代谢产物胆酸在肠道中结合，从而减少人体对胆固醇的吸收，有利于降低血胆固醇，这样可降低发生心血管疾病的危险。

薯类食物中含有丰富的维生素 C、维生素 A 和 B 族维生素，并且其他的营养素含量也比较丰富，所以经常食用可以补充人体必需的各种营养素，从而增强机体的免疫能力。

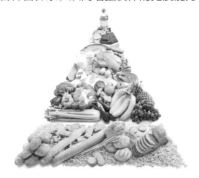

认识薯类的营养素

营养素是指食物中可给人体提供能量、构成机体和组织修复以及具有生理调节功能的化学成分。凡是能维持人体健康以及提供生长、发育和劳动所需要的各种物质都称为营养素。人体所必需的营养素有蛋白质、脂肪、糖类、维生素、膳食纤维、水和矿物质 7 类，还包含许多非必需营养素。薯类食物则包含以下几种营养素：

水

水是生命的源泉，人对水的需要仅次于氧气，水是维持生命必需的物质，机体的物质代谢、生理活动均离不开水的参与。人体细胞的重要成分是水，正常成人体重的 70% 左右为水分，婴儿体重的 80% 左右是水，老年人体重的 55% 是水分。

水来源于各种食物和饮水。薯类中也有饱含水分的食物，如马蹄、雪莲果，不仅汁多味美，还具有多种养生功效。

蛋白质

蛋白质是维持生命不可缺少的物质。人体组织、器官由细胞构成，细胞结构的主要成分为蛋白质。机体的生长、组织的修复、各种酶和激素对体内生化反应的调节、抵御疾病的抗体的组成、维持渗透压、传递遗传信息，无一不是蛋白质在起作用。婴幼儿生长迅速，蛋白质需要量高于成人，平均每天每千克体重需要 2 克以上。肉、蛋、奶、豆类含丰富优质蛋白质，是人体每日必需的。薯类中蛋白质比较丰富的是芋头。

碳水化合物

碳水化合物是为生命活动提供能源的主要营养素，它广泛存在于薯类、豆类、各种杂粮中，是人类最重要的营养素。这类食物每日提供的能量应占总能量的 60%~65%。任何碳水化合物到体内经生化反应最终均分解为糖，因此亦称之为糖类。除供能外，它还促进其他营养素的代谢，与蛋白质、脂肪结合成糖蛋白、糖脂，组成抗体、酶、激素、细胞膜、神经组织、核糖核酸等具有重要功能的物质。

膳食纤维

植物性食物中不被消化、吸收而残留在结肠内的纤维，称为膳食纤维。它分为可溶性膳食纤维和不可溶性膳食纤维。薯类食物中膳食纤维含量非常丰富，尤其是甘薯，适量食用可预防便秘和结肠疾病。

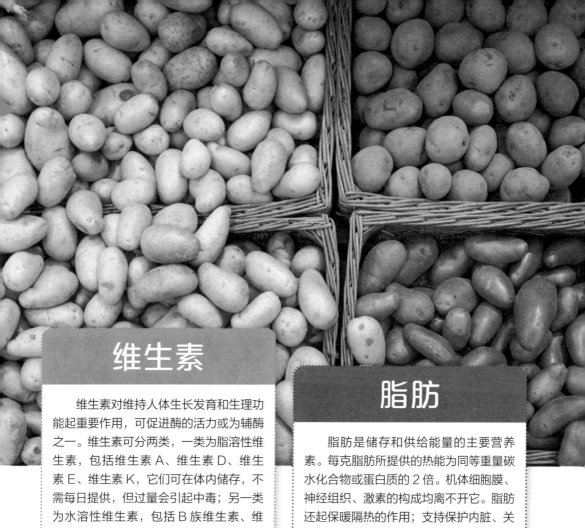

维生素

　　维生素对维持人体生长发育和生理功能起重要作用，可促进酶的活力或为辅酶之一。维生素可分两类，一类为脂溶性维生素，包括维生素 A、维生素 D、维生素 E、维生素 K，它们可在体内储存，不需每日提供，但过量会引起中毒；另一类为水溶性维生素，包括 B 族维生素、维生素 C 等，这一类不在体内储存，需要每日从食物中摄取，由于代谢快不易中毒。维生素 A、维生素 D、B 族维生素、维生素 C、维生素 E、维生素 K 等多种维生素……各司其职，缺一不可。

脂肪

　　脂肪是储存和供给能量的主要营养素。每克脂肪所提供的热能为同等重量碳水化合物或蛋白质的 2 倍。机体细胞膜、神经组织、激素的构成均离不开它。脂肪还起保暖隔热的作用；支持保护内脏、关节、各种组织；促进脂溶性维生素吸收。婴儿每天每千克体重需要 4 克脂肪，动物和植物来源的脂肪均为人体之必需，应搭配摄入。每日脂肪供热应占总热卡的20%~25%。不过薯类食物的脂肪含量均不高，需搭配其他食物同食，均衡营养。

矿物质

　　矿物质是人体主要组成物质，碳、氢、氧、氮约占人体总重量的 96%，钙、磷、钾、钠、氯、镁、硫占 3.95%，其他则为微量元素共 41 种，常被人们提到的有铁、锌、铜、硒、碘等。每种元素均有其重要的、独特的、不可替代的作用，各元素间又有密切相关的联系，在儿童营养学研究中这部分占很大比例。薯类食物中的矿物质含量非常丰富，每日适量食用可以补充人体所需矿物质。

薯类食物属性速览表

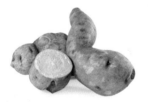 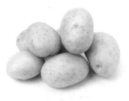 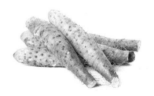

通用名称	甘薯	土豆	山药
别名	山芋、红芋、番薯、红薯、白薯、地瓜、红苕	马铃薯、洋芋、馍馍蛋、地蛋、地豆子	薯药、薯芋、延章、玉延、淮山、山薯
科属	薯蓣科属	茄科茄属	薯蓣科属
性味归经	味甘、性平、无毒；归脾、肾二经	味甘、性平、微凉；归脾、胃、大肠三经	味甘、性平；归脾、肺、肾三经。
分布地	淮海平原、长江流域和东南沿海各省	西南、西北、华北和东北地区	华北、西北及长江流域等地区
养生功效	益气健脾、养阴补肾	健脾和胃、益气调中	健脾补肺、固肾益精

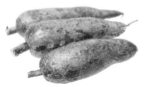 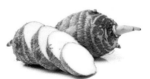 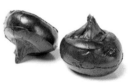

通用名称	木薯	芋头	马蹄
别名	树薯、树番薯	青芋、芋艿	荸荠、水栗、芍、凫茈、乌芋、菩荠、地栗
科属	大戟科木薯属	天南星科芋属	莎草科芋荠属
性味归经	味苦、性寒；归心经	味甘辛、性平，有小毒；归肠、胃二经	味甘、性寒；归肺、胃二经
分布地	淮河、秦岭一线和长江流域以南地区	闽、粤、台及长江和淮河流域	广西、江苏、安徽、浙江、广东等地
养生功效	消肿解毒、健脑明目	补中益胃、消肿止痛	通淋消食、促进代谢

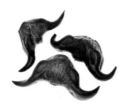
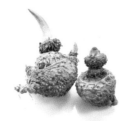
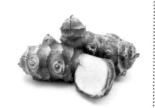

通用名称	菱角	魔芋	洋姜
别名	水栗子、水中落花生、菱实、水菱、灵果	蒟蒻、花杆南星、花杆莲、麻芋子、花伞把	菊芋、五星草、洋羌、番羌、鬼子姜
科属	菱科菱属	天南星科魔芋属	菊科向日葵属
性味归经	味甘涩、性寒凉；归肠、胃二经	味辛、性温、有微毒；归心、脾二经	味甘、微苦、性凉；归脾、胃二经
分布地	长江下游和珠江三角洲地区	云、贵、川，以及陕西南部和湖北西部	各地均有分布
养生功效	清热解毒、补益瘦身	消肿降压、益胃通便	利水消肿、瘦身降糖

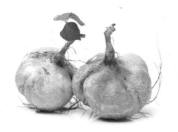
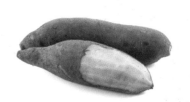

通用名称	豆薯	雪莲果
别名	凉薯、土瓜、沙葛、地瓜、萝沙果	菊薯、亚贡、晶薯、地参果、神果
科属	豆科豆薯	菊科葵花属
性味归经	味甘、性凉；归胃经	味甘、性寒；归心、肠、胃三经
分布地	分布于西南各省	云南、福建、海南、贵州、湖南等地
养生功效	清热去火、解酒降压	清热去火、健胃润肠

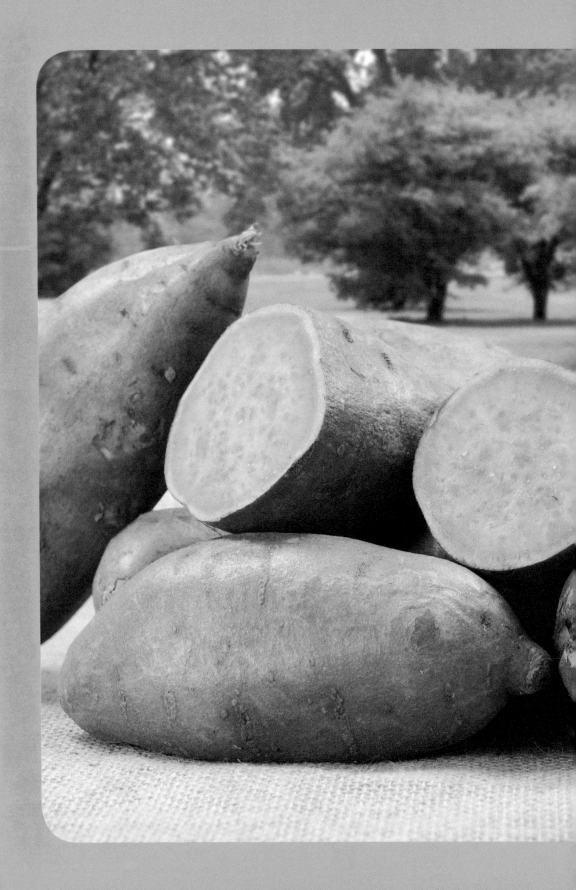

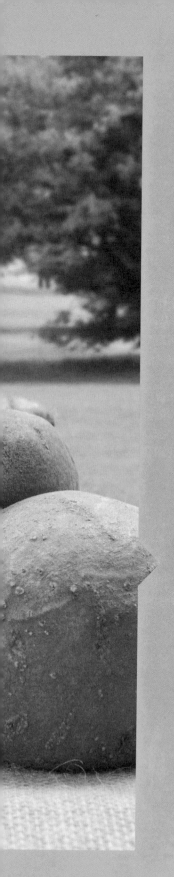

第一章

甘薯

常年便秘不要慌
甘薯本身是药方

甘薯，也叫红薯、地瓜、番薯，品种多样，口味各异，是一种深受人们喜爱的薯类。它富含蛋白质、淀粉、果胶、膳食纤维、维生素及多种矿物质，其含糖 1.5%~5%，具有抗癌、保护心脏，预防肺气肿、便秘、糖尿病的作用，经常食用还有通气、减肥、美容等功效，素有"长寿食品"的美称。

"舶来品"——甘薯

甘薯在民间通常被叫作"番薯"，是一年生草本植物。叶片生长一般为椭圆形，花冠颜色最多的是粉红色、白色、紫色。埋在地下的部分多为椭圆形的块根。甘薯富含蛋白质、淀粉、果胶、膳食纤维、氨基酸、维生素及多种矿物质，有"长寿食品"之誉。

甘薯起源于墨西哥以及从哥伦比亚、厄瓜多尔到秘鲁一带的热带美洲。据记载称："哥伦布初谒西班牙女王时，曾将由新大陆带回的甘薯献给女王。"16世纪初，西班牙已普遍种植甘薯。西班牙水手把甘薯携带至菲律宾的马尼拉和摩鹿加岛，再传至亚洲各地。

甘薯传入中国的时间约在16世纪末叶，明代的《闽书》《农政全书》、清代的《闽政全书》《福州府志》等均有有关记载。清陈世元《金薯传习录》中援引《采录闽侯合志》："按番薯种出海外吕宋。明万历年间闽人陈振龙贸易其地，得藤苗及栽种之法入中国。值闽中旱饥。振龙子经纶白于巡抚金学曾令试为种时，大有收获，可充谷食之半。自是硗确之地遍行栽播。"还说："以得自番国故曰番薯。以金公始种之，故又曰金薯。"

也有史料记载：陈振龙6世孙陈世元及其子陈云，先后以甘薯传种于鄞州（浙江宁波）、胶州、青州（山东省青岛、益都一带）、豫州（河南朱仙镇一带）各地，渐次在浙江各地传播，时为清乾隆二十年前后。以上历史证明甘薯系在16世纪末叶从南洋引入中国福建、广东，而后向长江、黄河流域以及台湾省等地传播。目前中国的甘薯种植面积和总产量均占世界首位。

甘薯在中国分布很广，以淮海平原、长江流域和东南沿海各省最多。全国分为5个薯区：

❶ 北方春薯区。包括辽宁、吉林、河北、陕西北部等地，该区无霜期短，低温来临早，多栽种春薯。

❷ 黄淮流域春夏薯区。属季风暖温带气候，栽种春夏薯均较适宜，种植面积约占全国种植总面积的40%。

❸ 长江流域夏薯区。除青海和川西北高原以外的整个长江流域。

❹ 南方夏秋薯区。北回归线以北，长江流域以南，除种植夏薯外，部分地区还种植秋薯。

❺ 南方秋冬薯区。北回归线以南的沿海陆地和台湾等，夏季高温，主要种植秋、冬薯。

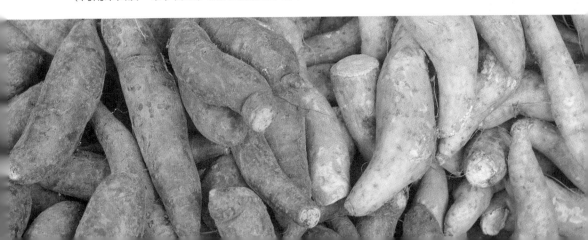

甘薯的家族兄弟

甘薯的种类较多，分类方法也多种多样，其按照用途可分为淀粉加工型、食用型、兼用型、菜用型、色素加工型、饮料型、饲料加工型。

按照薯心颜色的不同又可以分为以下四类：

黄心甘薯

外皮颜色比较淡，呈淡粉色，口感香甜，含有丰富的淀粉、膳食纤维、胡萝卜素、维生素 A、B 族维生素、维生素 C、维生素 E 以及钾、铁、铜、硒、钙等 10 余种微量元素和亚油酸等，营养价值很高，被营养学家们称为营养最均衡的保健食品。适合煮着吃。

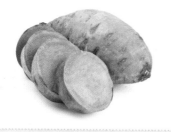

红心甘薯

含水分较多，口感软绵香甜，适合烤着吃。大多数人都爱吃红心甘薯。

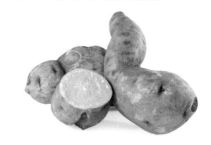

紫心甘薯

是甘薯家族的新成员，又称紫薯。它除了具有普通甘薯的营养成分外，还富含硒元素和花青素。花青素是目前科学界发现的防治疾病、维护人类健康最直接、最有效、最安全的自由基清除剂，其清除自由基的能力是维生素 C 的 20 倍、维生素 E 的 50 倍。近年来，紫薯在国际、国内市场上十分走俏，发展前景非常广阔。

白心甘薯

表皮有白、红等不同的颜色，表面有许多须根，断口有拉丝状黏液，有点像山药。水分含量少，吃起来更面，有点像栗子，适合蒸着吃。

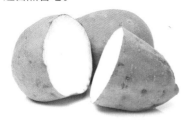

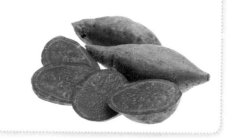

按照品种则又可以分为金玉、红心王 2 号、遗字 138、心香、豫薯 11 号、川山紫、美国黑薯、日本紫薯王等。近些年又陆续开发出巨型甘薯、迷你甘薯、微型甘薯、七彩甘薯、水果甘薯、叶用甘薯等许多新品种。

甘薯的选购与保存

甘薯的选购方法

1. 形状和口味的选择

市场上甘薯常见的有黄瓤甘薯和白瓤甘薯。黄瓤甘薯体形较长，皮呈淡粉色，含糖多，煮熟后瓤呈红黄色，味甜可口；而白瓤甘薯体形比较胖，皮呈深红色或紫红色，含淀粉多，煮熟后瓤呈白色，味道甜而面。可根据个人喜好进行选择。

2. 选择新鲜甘薯

一般要选择外表干净、光滑、形状好、坚硬和发亮的甘薯；发芽、表面凹凸不平的甘薯不要买，那表示已经不新鲜；若甘薯表面上有小黑洞，则说明甘薯内部已经腐烂。

3. 选择容易保存的甘薯

表面有伤的甘薯也不要买，因为不容易保存，容易腐烂。

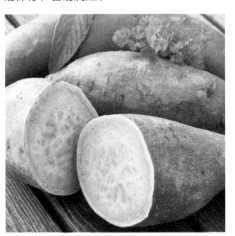

甘薯的保存方法

甘薯是多汁的块根类蔬菜，含水量高（65%~75%），皮薄质嫩，如果贮存不当容易破损，引起病害发生腐烂。

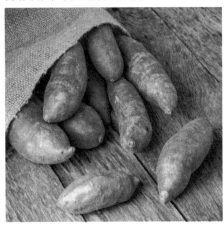

甘薯对温度要求特别严格，存放甘薯最适宜的温度是12~13℃，最低不要低于9℃，最高不要超过15℃。温度过高有利于病菌的繁殖侵害，薯块就不易保存。温度也不能过低，因为甘薯是性喜温暖的作物，低温下抗病力很弱，薯块长期处于9℃以下的环境中就会冻坏腐烂。同时，温度过低，甘薯水分消耗过大，影响质量。

一般贮存量不大时，只要注意不把甘薯碰伤、摔破，用木箱或纸箱装好放在温度比较适宜的地方即可。发现烂甘薯及时取出，以免感染。

甘薯一般是越放越甜，买回来后可以在阴凉干燥处放些日子，等到甘薯里的糖分得到充分积累，煮熟后会格外甜。

养生问答 Q&A

Q 怎么鉴别甘薯粉条?

一看颜色：纯甘薯漏出来的粉条颜色较深，猛一看貌似发黑，粗细均匀。

二用手折：纯甘薯粉条由纯甘薯淀粉制成，晒干以后很脆，用手轻轻一抓就断，而且晒干后不易返潮。

三闻气味：粉条用热水浸泡片刻再嗅其气味，纯甘薯粉条的气味和滋味均正常，无任何异味，水不变色。

Q 甘薯储藏后为什么会变甜?

这是因为甘薯中的淀粉和糖分发生了变化。刚收获的甘薯淀粉含量最高，出粉率也最高，甘薯在较高温度条件下，由于呼吸作用加强，作为呼吸基质的糖类物质消耗增多，薯块经过储藏，淀粉含量下降，而糖分比原来有所提高。随着储藏期的延长和气温下降，薯块呼吸作用逐渐减弱，薯块转化的糖分除一部分被呼吸消耗掉外，另一部被积累起来，因而在冬季存放越久的甘薯，食味越甜。

Q 甘薯长黑斑还能吃吗?

甘薯长了黑斑后是不能食用的。甘薯长斑是受到了黑斑病菌的污染，使表面出现黑褐色斑块。黑斑病菌排出的毒素中含有番薯酮和番薯酮醇，这种毒素会使生甘薯变硬、发苦，用水煮、蒸或用火烤均不能杀灭，进入人体后对肝脏有害。因吃了黑斑甘薯发生急性中毒的患者，会出现呕吐、腹泻等症状，严重者甚至会高热、气急、抽搐。

Q 烤甘薯有哪些危害?

烤甘薯有三大危害，一是煤炭烘烤产生毒素，含有放射性物质和砷等有毒有害物质。食用后会导致慢性砷中毒，严重者会损害消化、呼吸系统。二是制作工具杂乱不一，很可能是化工用品，残留的化学原料可能含有危害人体健康的成分。三是甘薯原料不卫生，不良小贩会把受了黑斑病菌污染的甘薯与好甘薯放在一起烤，而食用黑斑甘薯易引发食物中毒。

Q 甘薯中有没有特殊营养成分?

营养学家发现，甘薯中含有丰富的黏液蛋白（一种多糖和蛋白质的混合物），对人体有着特殊的保护作用，能促进胆固醇的排泄，防止动脉粥样硬化，提高人体的免疫能力。研究人员对 40 多种蔬菜抗癌成分的分析以及抑癌试验，结果在 20 种对肿瘤有明显抑制作用的蔬菜中，甘薯名列榜首。在我国，甘薯也有"土人参"之称。

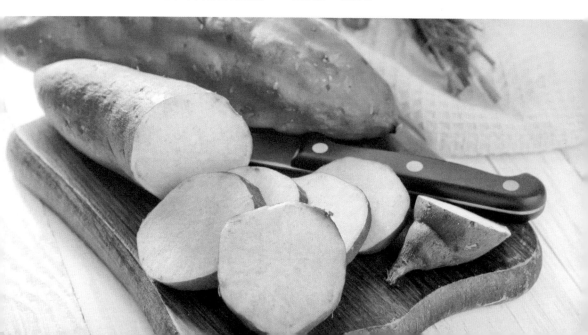

甘薯全身都是宝

益气健脾、养阴补肾

甘薯富含蛋白质、淀粉、果胶、膳食纤维、维生素及多种矿物质，有"长寿食品"之誉。含糖量达到 15%~20%。具有抗癌、保护心脏，预防肺气肿、糖尿病，减肥等功效。主治脾虚气弱，肾阴虚等证。

别名 山芋、红芋、番薯、红薯、白薯、地瓜、红苕。
性味归经 性平、味甘、无毒，归脾、肾二经。
科属分类 薯蓣科属。

叶茎：叶汁涂治湿疹，嫩薯苗叶、蕹菜嫩叶、红糖敷脐部，对肾炎水肿及肝硬化腹水等均有一定疗效。

甘薯皮：甘薯皮含有大量的黄酮类物质，可起到抗氧化、抗衰老、提高免疫力的作用。

藤蔓：藤敷治蛇、狗咬伤；茎蔓富含蛋白质、胡萝卜素、维生素，可通便、预防肠癌。

甘薯（白心）的营养成分表

（每100克的营养成分）

能量	106 千卡
蛋白质	1.4 克
脂肪	0.2 克
碳水化合物	25.2 克
烟酸	0.6 毫克
膳食纤维	1.0 克
维生素 A	37 克
胡萝卜素	220 微克
维生素 B_1	0.07 毫克
维生素 B_2	0.04 毫克
维生素 C	24 毫克
钙	24 毫克
磷	46 毫克
钾	174 毫克

甘薯的养生功效

⊙ 抗癌防癌

甘薯含有独特的生物类黄酮成分，可有效抑制乳腺癌和结肠癌的发生；能提高消化器官的功能，滋补肝肾，也可以有效辅助治疗肝炎和黄疸。

⊙ 延年益寿

甘薯蛋白质质量高，可弥补大米、白面中的营养缺失，经常食用可提高人体对主食中营养的利用率，使人身体健康，延年益寿。

⊙ 预防便秘

甘薯富含膳食纤维，可以促进胃肠蠕动和防止便秘，还可以用来治疗痔疮和肛裂等，

对预防直肠癌和结肠癌也有一定作用。

⊙ 抑制胆固醇

甘薯对人体器官黏膜有特殊的保护作用，可抑制胆固醇的沉积、保持血管弹性，防止肝肾中的结缔组织萎缩，防止胶原病的发生。

⊙ 消脂减肥

甘薯是低热量、低脂肪食品中的佼佼者。其所含的膳食纤维能够促进排泄并不被肠道吸收，从而有效阻止糖类转化为脂肪，所以甘薯是膳食中较为理想的减肥食物。

巧用甘薯治百病

润肠通便方

炒甘薯叶

材料 甘薯叶 250 克，油、盐各适量。

制作

1. 甘薯叶择洗干净，沥干水分，切段备用。
2. 炒锅置火上，入油适量，大火烧热，放入甘薯叶翻炒至熟，加入盐调味，盛出即可。

用法 一次吃完，一天两次。

适用 便秘。甘薯叶中富含各种营养素，有通便、预防肠癌的功效，被誉为"蔬菜皇后"，常食可改善、预防便秘。

双红汤

材料 甘薯 200 克，红枣 30 克。

制作

1. 甘薯去皮，洗净切块；红枣洗净，润透去核。
2. 锅置火上入水，放入甘薯块和红枣，大火煮沸后转小火熬煮至甘薯烂熟即可。

用法 一次适量，一日两次。

适用 便秘。甘薯富含膳食纤维，可促进胃肠蠕动，与红枣合煮食用，对于习惯性便秘有疗效。

补脾健胃方

甘薯面粥

材料 甘薯粉、面粉各 50 克，红糖适量。

制作

1. 将甘薯粉、面粉用冷水调开。
2. 将甘薯面糊放入锅中，加适量水，煮熟成粥。
3. 加适量红糖，空腹吃即可。

用法 一次吃完，一日一次。

适用 脾胃不和、消化不良、食欲不振等症状。具有健脾胃、促消化、振食欲等功效。

甘薯芝麻粥

材料 甘薯 150 克，大米 50 克，芝麻 20 克，白糖适量。

制作

1. 大米泡发，加水煮成粥；芝麻炒香。
2. 甘薯去皮切丁，倒入粥中煮烂，放入白糖，撒芝麻即可。

用法 一次吃完，一日一次。

适用 胃肠不适、消化不良等症。具有促进胃肠蠕动，提高消化吸收率等功效。

防治癌症方

甘薯大米粥

材料 甘薯 250 克，大米 50 克，白糖适量。

制作

1. 甘薯带皮洗净，切块；
2. 将切好的甘薯与大米一起放入锅中，加适量水熬煮，粥成加适量白糖即可。

用法 一次适量，一天两次。

适用 胃癌、宫颈癌、乳腺癌、大肠癌等症。具有防癌抗癌、滋补养身等功效。

甘薯银耳羹

材料 甘薯 80 克，银耳、枸杞子各适量。

制作

1. 银耳泡发撕朵；甘薯去皮切块；枸杞子洗净。
2. 银耳入砂煲煮 20 分钟，加甘薯块煮 15 分钟，放枸杞子稍煮即可。

用法 一次吃完，一日一次。

适用 肝癌、直肠癌等。具有提高抗肿瘤能力的功效。

甘薯饮食宜忌

❌ 甘薯 + 柿子 = 肠胃不适

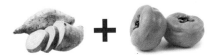

甘薯和柿子不宜在短时间内同时食用，如果食量多的情况下，应该至少相隔 5 个小时以上。如果同时食用，甘薯中的糖分在胃内发酵，会使胃酸分泌增多，和柿子中的鞣质、果胶反应发生沉淀凝聚，产生硬块，量多严重时可使胃肠出血或造成胃溃疡。

✅ 甘薯 + 蔬菜、水果及蛋白质食物 = 营养均衡

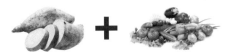

甘薯缺少蛋白质，与蔬菜、水果及蛋白质食物同食才不会导致营养失衡。最重要的是，甘薯最好在午餐这个黄金时段吃。甘薯所含的钙质需要在人体内经过 4~5 个小时进行吸收，而下午的日光照射正好可以促进钙的吸收。

- ✅ 一般人群皆可食用。
- ❌ 甘薯在胃中产生酸，所以胃及十二指肠溃疡及胃酸过多的患者不宜食用。
- ❌ 凉的甘薯易致胃脘不适，不宜食用。
- ❌ 素体脾胃虚寒者，不宜生食。

- ❌ 一次不要吃太多，甘薯含糖量高，吃多了可产生大量胃酸，使人感到"烧心"。此外，甘薯含有一种氧化酶，这种酶容易在人的胃肠道里产生大量二氧化碳气体，如甘薯吃得过多，会使人腹胀、打嗝、放屁。

- ✅ 甘薯一定要蒸熟煮透。一是因为甘薯中淀粉的细胞膜如果不经过高温破坏，难以消化；二是因为甘薯中的"气化酶"不经高温破坏，吃后会产生不适感。

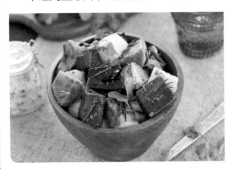

- ❌ 甘薯的加工食品不宜过多食用，因其制作过程中会加入明矾，若过多食用会导致铝在体内蓄积，不利健康。

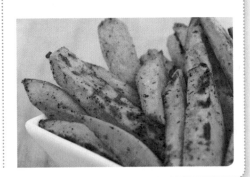

甘薯美食集锦

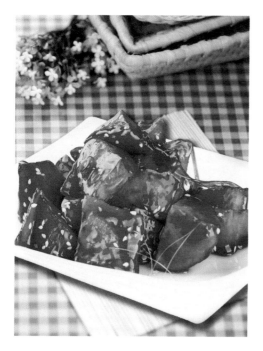

拔丝甘薯

此菜不仅色泽晶亮，外脆里软，而且味道香甜，增加食欲。具有润肺生津、消食益胃、补中和血的作用。

材料 甘薯 500 克，白糖适量，芝麻 30 克，油适量。

制作

1. 甘薯去皮洗净，切块，放入油锅中，炸成浅黄色后捞出待用。
2. 锅中加清水，放入白糖，用手勺不断搅拌。
3. 变黏稠时将炸好的甘薯块放入，翻炒均匀，使糖汁均匀挂在薯块上，撒上芝麻即可。
4. 吃时可先蘸凉水，使包在薯块上的糖变脆，吃起来会香脆，不烫嘴。

人群宜忌 糖尿病患者慎食。

制作指导 做糖稀的时候，火不要太大。

甘薯大米糊

甘薯含有丰富的钾元素，可起到保持心脏健康、维持血压正常及促进胆固醇排泄的作用。

材料 甘薯 80 克，大米 80 克，白糖适量。

制作

1. 甘薯洗净，去皮，切成小块；大米洗净，用清水浸泡 2 个小时。
2. 将甘薯、大米倒入豆浆机中，加水至上、下水位线之间，按下"米糊"键。
3. 米糊煮好后，豆浆机会提示做好，倒入碗中后，加入适量的白糖，即可食用。

人群宜忌 适宜有高胆固醇血症、心脏疾病、脾胃虚弱等病症的人群食用。

制作指导 甘薯块不要太大，否则不好打烂。

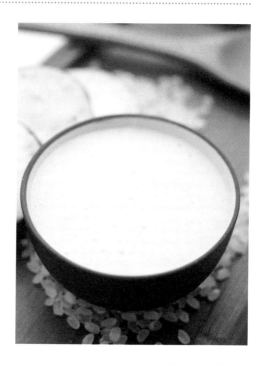

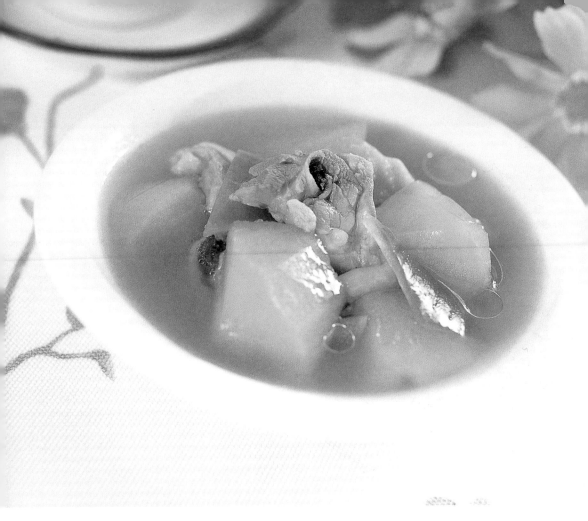

甘薯鸡肉汤

鸡肉中的营养成分非常丰富，且容易被人体吸收，而且还含有对人体生长发育有重要作用的磷脂类，是中国人膳食结构中脂肪和磷脂的重要来源之一。此汤具有强身健体、健脾益胃等功效。

材料

甘薯 250 克，洋葱半个，鸡腿 1 个，番茄酱、月桂叶、胡椒、盐、油、高汤各适量。

人群宜忌

营养不良、脾胃虚弱、疲劳乏力者宜食。

制作指导

切洋葱时，在旁边放一碗清水，可缓解流泪状况。

制作

1. 甘薯去皮，切块；洋葱切薄片；鸡腿切小块，加胡椒、盐腌渍。
2. 起油锅，炒香洋葱，再下鸡腿炒熟。
3. 加甘薯小炒几下，加入月桂叶、高汤、水、番茄酱，煮沸后，转中火续煮至水分减半，下盐及胡椒调味即可。

甘薯

洋葱

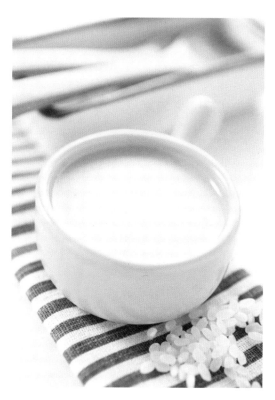

甘薯燕麦米糊

甘薯和燕麦都具有增强肠胃蠕动，促进排便的功能，二者同打为米糊尤其适宜长期便秘者食用。

材料 甘薯80克，生燕麦片80克，盐适量。

制作

1. 甘薯洗净、去皮，切成小块；生燕麦片洗净。
2. 将以上食材全部倒入豆浆机中，加水至上、下水位线之间，按下"米糊"键。
3. 米糊煮好后，豆浆机会提示做好，倒入碗中后，加入适量的盐调味即可。

人群宜忌 适宜老年人、婴幼儿、便秘者、脾胃虚弱者食用。

制作指导 生燕麦片一定要清洗干净，也可事先浸泡，更利于豆浆机打烂。

紫薯荞麦米糊

此款紫薯荞麦米糊不仅具有预防动脉硬化及防止心律失常的作用，同时还有美容养颜、润肠排毒功效。

材料 紫薯50克，荞麦80克，白糖适量。

制作

1. 紫薯洗净，去皮，切成小块；荞麦洗净，用清水浸泡4个小时。
2. 将以上食材全部倒入豆浆机中，加水至上、下水位线之间，按下"米糊"键。
3. 米糊煮好后，豆浆机会提示做好，倒入碗中后，加入适量的白糖，即可食用。

人群宜忌 适宜老年人、婴幼儿、儿童、脾胃虚弱者食用。

制作指导 荞麦泡至发软再倒入豆浆机。

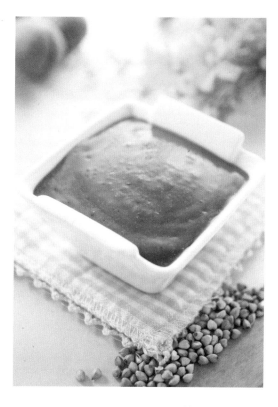

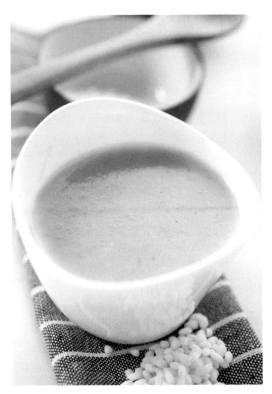

甘薯米糊

甘薯含有大量食用纤维，可起到润肠通便、清理肠道垃圾的作用。

材料 甘薯50克，大米20克，糯米20克，白糖适量。

制作

1. 大米、糯米分别洗净，用清水浸泡2个小时；甘薯洗净，去皮，切成小块。
2. 将大米、糯米、甘薯倒入豆浆机中，加水至上、下水位线之间，按下"米糊"键。
3. 煮好后，豆浆机会提示做好；将米糊倒入碗中后，加入白糖调味即可。

人群宜忌 本品适宜便秘者食用。

制作指导 白糖起到调味的作用，给老年人和婴幼儿食用不可过量。

甘薯小米粥

小米味甘咸，有清热解渴、健脾除湿、和胃安眠、滋阴养血等作用。甘薯含有丰富的赖氨酸，两者搭配不但可以得到更为全面的营养补充，更具有补血补钙、健胃益脾、安神等功效。

材料 甘薯100克，小米50克，糯米30克，白糖适量。

制作

1. 将小米、糯米淘洗干净，并浸泡30分钟。
2. 甘薯去皮洗净，切块，用水浸泡备用。
3. 把浸泡好的甘薯、小米和糯米放入锅中，加适量清水煮熟后，加入白糖调味即可。

人群宜忌 适宜有脾胃虚弱、贫血阴虚、心慌失眠等病症的人食用。

制作指导 可依据个人口味不添加糯米，全部使用小米煮制。

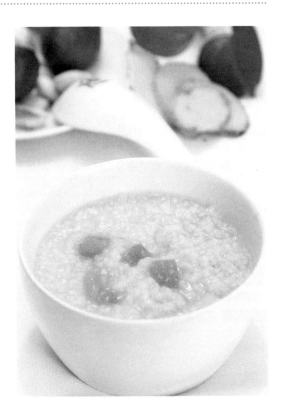

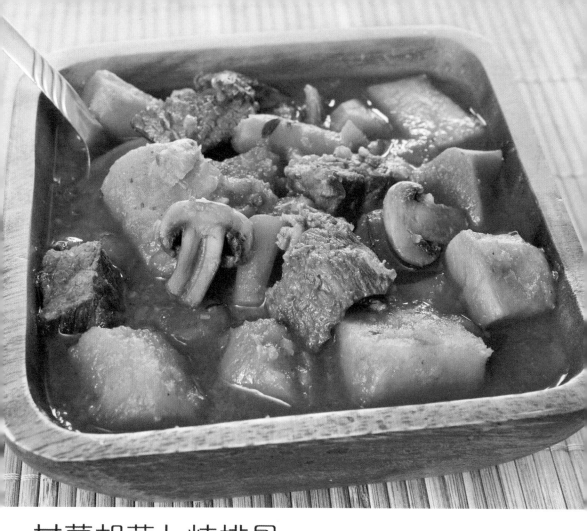

甘薯胡萝卜炖排骨

甘薯、胡萝卜和排骨搭配可促进人体新陈代谢，还具有养肾强身、缓解疲劳的功效。

材料

胡萝卜 300 克，香菇 15
克，甘薯 200 克，排骨
350 克，盐、生姜各适量。

人群宜忌

适宜有胃肠不适、便秘、
乏力等病症的人群食用。

制作指导

香菇在水中浸泡片刻，有
助于去除泥沙，口感更佳。

制作

1. 排骨洗净剁块，入沸水汆烫，撇去浮沫后捞出，沥水备用；
   生姜洗净切片。
2. 胡萝卜、甘薯去皮切块；香菇切两半。
3. 取出砂锅，加清水煮沸，放入排骨、甘薯、胡萝卜和姜片，
   大火煮 15 分钟。
4. 转小火炖 1 个小时左右，将香菇倒入，煮 15 分钟，加盐搅
   匀即可。

香菇

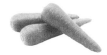

胡萝卜

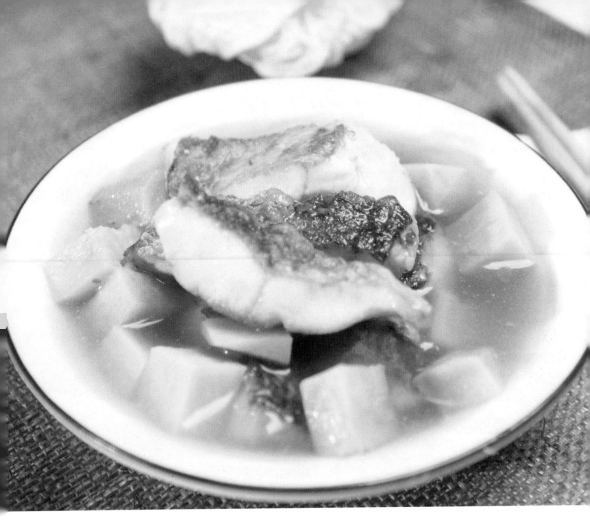

甘薯乌鱼汤

乌鱼肉味道鲜美，营养丰富，非常适合身体虚弱的人群服用，常食可强身健体。此汤具有提神健脑、补益气血、健胃益脾等功效。

材料

乌鱼 500 克，盐 3 克，食用油、鸡精各适量，甘薯 200 克。

人群宜忌

适宜有气血两亏、脾胃不适、体虚无力等症状的人服用。

制作指导

腌渍鱼肉时，可用双手抓揉鱼肉 10 分钟左右，入味更佳。

制作

1. 乌鱼洗净，切块；甘薯去皮，洗净切块。
2. 鱼块放入碗中，撒上盐抹匀腌至入味。
3. 炒锅倒油加热，下入鱼块煎熟后捞起。
4. 将甘薯、鱼块同放电饭煲，加水用煲汤档煲至跳档后加盐和鸡精调味即可。

甘薯　　　　**乌鱼**

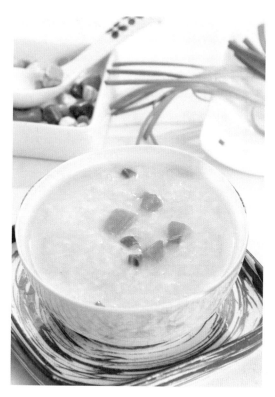

玉米甘薯粥

甘薯含有膳食纤维、胡萝卜素等多种营养成分。玉米所富含的"全能营养"适合各个年龄段的人群食用。两者搭配具有安神、降压降糖等功效。

材料 甘薯100克，大米80克，玉米20克，盐、葱花各适量。

制作

1. 大米清洗干净，浸泡30分钟；甘薯清洗干净，去皮，切块。
2. 锅置火上，注入适量清水，放入大米、玉米、甘薯煮沸。
3. 待粥成，加入盐调味，撒上葱花即可。

人群宜忌 适宜有脾胃虚弱、高血压、焦虑等病症的人群食用。

制作指导 甘薯去皮后浸泡在清水里，等到要用的时候再拿出来，可以保证甘薯颜色不变。

甘薯粥

甘薯含有丰富的维生素和矿物质，常食此粥不仅能增强抵抗力，还具有健脾养胃、益气通乳的功效。

材料 甘薯50克，大米100克，白糖适量。

制作

1. 甘薯洗净，将其连皮切成小块；大米淘洗干净，用清水浸泡30分钟，捞出沥水，备用。
2. 锅置火上，入水适量，下入大米、甘薯块，大火煮沸后转小火共煮成稀粥。
3. 粥将成时，加白糖调味即可。

人群宜忌 适宜有大便干结带血、便秘、肥胖、湿热黄疸等病症的人群食用。

制作指导 可以依据个人喜好把大米换成小米、糯米等食材。

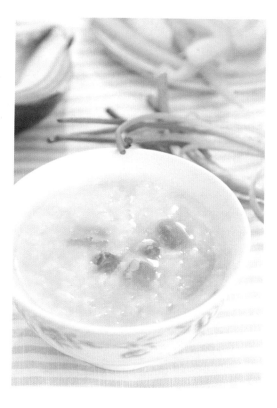

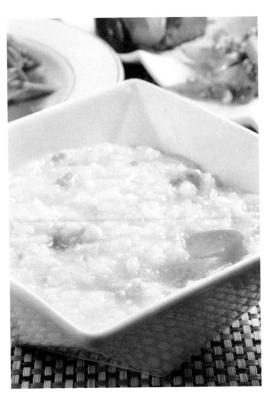

南瓜甘薯玉米粥

此粥非常适合儿童食用，不仅味道甜美，而且营养丰富，具有润肺利尿、养胃去积的功效。

材料 甘薯 100 克，南瓜 50 克，玉米面 30 克，红糖适量。

制作

1. 将玉米面放入碗中，加适量水调匀。
2. 甘薯、南瓜分别去皮洗净，切丁。
3. 锅置火上，加水，将甘薯、南瓜和调匀的玉米面糊倒入锅中，一起煮熟。
4. 加入适量红糖调味即可。

人群宜忌 适宜有脾胃不适、小便黄赤、肺热等病症的人群食用。

制作指导 据个人口味，红糖可换成盐。

苹果甘薯粥

此粥香甜味美，营养丰富，适合幼儿和老年人食用，具有润肠通便、健胃消食等功效。

材料 甘薯 250 克，糙米 30 克，苹果 1 个，葱花适量。

制作

1. 甘薯、苹果分别洗净，切块；糙米淘洗干净，浸泡 30 分钟。
2. 将锅置于火上，加适量清水，放入甘薯块与糙米，用中火熬煮。
3. 将熟时放入苹果块煮至粥浓稠，撒上葱花即可。

人群宜忌 适宜幼儿、老年人及有食欲不振、大便不畅、胃肠不适等病症的人食用。

制作指导 可将糙米换成其他的米，味道一样甜美。

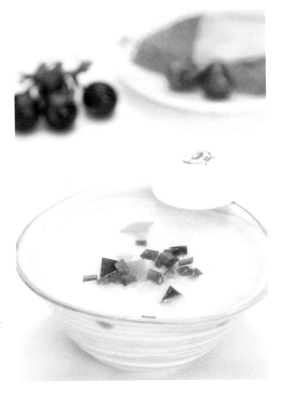

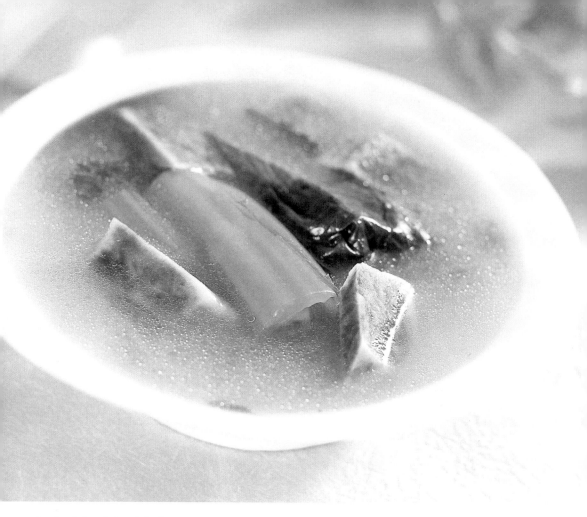

甘薯芥菜汤

甘薯富含膳食纤维和果胶，有润肠通便的作用。此汤具有健脾养胃、降糖减肥等功效。

材料

甘薯、大芥菜各200克，盐适量。

人群宜忌

适宜有肥胖症、糖尿病、肌肤无光泽属阴虚有热病症的人群食用。

制作指导

芥菜叶与叶柄不可同时放入，避免芥菜叶过熟而影响口感。

制作

1. 甘薯洗净不去皮，切成小块；大芥菜洗净，切开叶与叶柄。
2. 甘薯放锅内，加清水适量，煮沸后放芥菜叶柄，待甘薯煮熟，放芥菜叶，继续煮3分钟，加盐调味即可。

甘薯

大芥菜

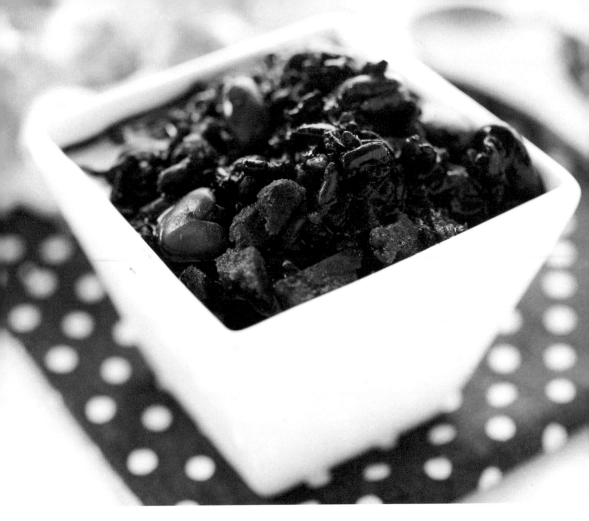

紫薯红豆粥

紫薯可起到清除体内自由基及防癌抗衰老的作用；红豆、紫米可美容补血，三者同煮为粥抗衰效果更佳。

材料

紫薯 50 克，红豆 30 克，紫米 30 克，白糖适量。

人群宜忌

适宜老年人、婴幼儿、女性、脾胃虚弱者食用。

制作指导

注意食材的下锅顺序，切不可将所有食材全部放在一起煮，容易夹生。

制作

1. 紫米、红豆分别洗净，用清水浸泡 2 个小时；紫薯洗净，去皮，切成小块。

2. 注水入锅，大火烧开，下紫米、红豆同煮至滚沸后加入紫薯块同煮，边煮边适当翻搅。

3. 待紫薯煮至滚沸，加入白糖搅拌至溶化后，倒入碗中，即可食用。

紫薯

红豆

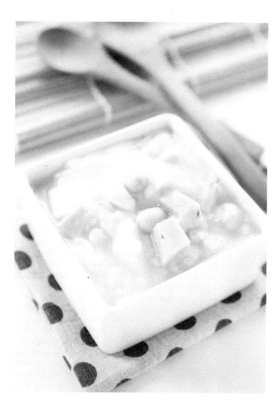

甘薯山药糯米粥

此粥不仅有甘薯的软甜，糯米的黏香，山药的清香，还有护心健脾、强肾补虚、防癌瘦身等养生功效。

材料 甘薯、山药各150克，糯米100克，黄豆适量。

制作

1. 山药、甘薯去皮洗净，切块；黄豆、糯米洗净，用水浸泡30分钟左右。
2. 将黄豆、糯米放入锅中，加适量清水煮5~10分钟后，放入山药同煮5分钟，加入甘薯。
3. 转小火熬煮至粥成即可。

人群宜忌 适宜有体虚无力、糖尿病、脾胃不适、肥胖等病症的人食用。

制作指导 糯米也可换成其他的米。

清炒甘薯丝

甘薯含大量黏多糖类物质，可降低胆固醇和血压。甘薯还富含膳食纤维，可促进胃肠蠕动，防治便秘。此菜具有补虚益气、润肠通便、降脂降压的功效。

材料 甘薯200克，盐3克，葱花、油、鸡精各适量。

制作

1. 甘薯去皮，洗净，切丝备用。
2. 锅置于火上放油，待油热之后，放入甘薯丝炒至八成熟，加盐、鸡精炒匀。
3. 待熟后装盘，撒上葱花即可。

人群宜忌 适宜有体虚乏力、便秘、高脂血症、高血压、冠心病等病症的人食用。

制作指导 如果是老年人食用，甘薯丝最好炒至全熟。

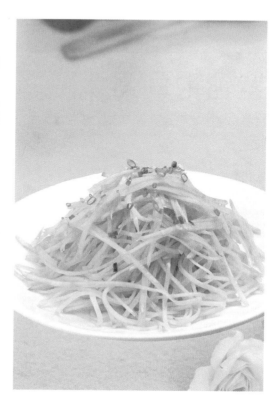

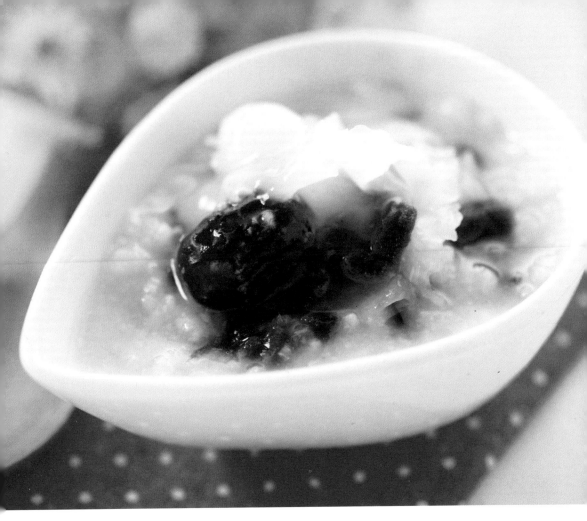

紫薯银耳粥

此款紫薯银耳粥除具有润肠通便的功效外，还具有抗癌防癌、延缓衰老、美肤润肤的功效。

材料
紫薯 100 克，银耳 3 朵，红枣 5 颗，大米 20 克，冰糖适量。

人群宜忌
适宜老年人、爱美女性、脾胃虚弱者食用。

制作指导
银耳提前用温水泡发口感最佳。

制作
1. 大米浸泡 30 分钟捞出沥干水分；紫薯去皮切块；银耳泡发，去蒂撕朵；红枣泡开去核。
2. 锅注入适量清水烧开，放入大米、紫薯、银耳、红枣，大火煮沸。
3. 转小火熬至粥稠，加冰糖煮至溶化，将粥倒入碗中即可。

银耳

红枣

干锅甘薯片

甘薯有降低血中胆固醇和血压的作用，可防治高血压、高脂血症和动脉硬化等症。本品具有健脾补虚、开胃消食、润肠通便、降压降脂的功效。

材料

甘薯500克，红椒20克，蒜苗15克，盐、鸡精各2克，老抽、红油、油、水淀粉各适量。

人群宜忌

适宜有体虚便秘、食欲不振、高脂血症、高血压等病症的人食用。

制作指导

甘薯要选择类似纺锤形、表面坚硬且透着光泽的。

制作

1. 甘薯去皮洗净，切片备用；红椒去蒂洗净，切圈；蒜苗洗净，切段。

2. 锅置火上，下油烧热，放入甘薯滑炒片刻，加盐、鸡精、红椒、老抽、红油炒匀。

3. 甘薯快熟时，放入蒜苗略炒，加适量水淀粉勾芡，盛入干锅中用小火烧熟即可。

红椒

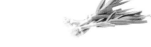

蒜苗

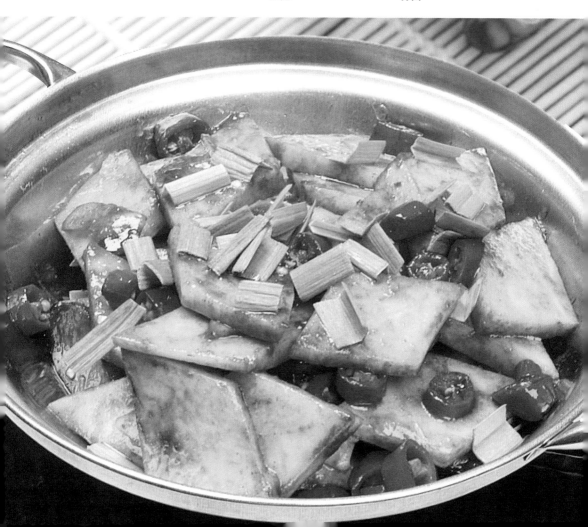

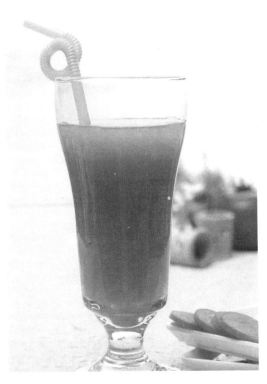

胡萝卜甘薯西芹汁

甘薯不但营养均衡，而且具有改善亚健康、减肥、健美和抗癌等作用。西芹营养丰富，其含有的芹菜油，具有降血压、镇静、健胃、利尿等功效。

材料 胡萝卜 70 克，甘薯 50 克，蜂蜜10 毫升，西芹 25 克，冰水 200 毫升。

制作

1. 将甘薯洗净，去皮，煮熟；胡萝卜洗净，切小块；西芹洗净，切适当大小块。
2. 将所有材料放入榨汁机一起搅打成汁，滤出果肉即可。

人群宜忌 提神健脑，适合儿童、女性、老年人饮用。

制作指导 加入柠檬，味道会更好。

甘薯胡萝卜桃子汁

吃甘薯不仅不会发胖，相反能够减肥、健美。桃子有补益气血、养阴生津的作用，两者搭配营养更为丰富。

材料 桃子 1/2 个，胡萝卜 50 克，甘薯50 克，牛奶 200 毫升。

制作

1. 胡萝卜洗净，去皮；桃子洗净，去皮，去核；甘薯洗净，切块，焯水。
2. 将胡萝卜、桃子切块，与甘薯、牛奶一起榨汁即可。

人群宜忌 防癌抗癌，适合女性饮用。

制作指导 桃子用盐水浸泡，能更好去掉表面的绒毛，此外，加入香蕉，味道会更好。

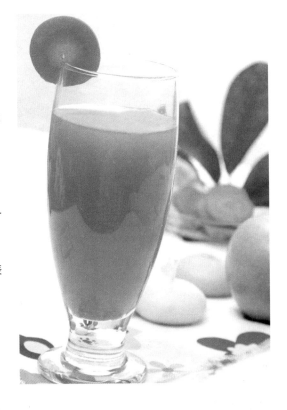

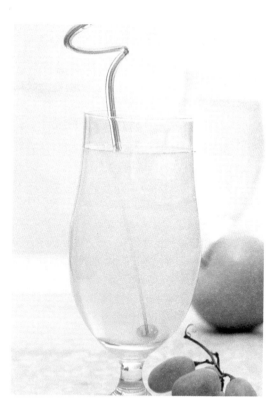

甘薯苹果葡萄汁

甘薯属碱性食品，常吃甘薯有利于人体的酸碱平衡。葡萄被誉为世界四大水果之首，营养丰富。

材料 甘薯 140 克，苹果 1/4 个，葡萄 60 克，蜂蜜 10 毫升。

制作

1. 将苹果去皮，去子，切块；甘薯去皮，洗净，切块，入沸水中焯烫；葡萄去籽。
2. 将所有材料放入榨汁机一起搅打成汁，滤出果肉留汁即可饮用。

人群宜忌 适合女性饮用。

制作指导 表皮呈褐色或有黑色斑点的甘薯不能吃，此外，加入西瓜，味道会更好。

胡萝卜甘薯牛奶

甘薯含有丰富的糖质、维生素和矿物质、食物纤维，搭配牛奶中的蛋白质，营养更为丰富。

材料 胡萝卜70克，甘薯1个，核桃仁1克，牛奶250毫升，蜂蜜10毫升，熟芝麻10克。

制作

1. 将胡萝卜洗净，去皮，切成块；甘薯洗净，去皮，切小块，均入沸水焯烫。
2. 将所有材料放入榨汁机，一起搅打成汁即可。

人群宜忌 适合孕产妇饮用。

制作指导 甘薯也可以用紫薯代替，加入山药，味道会更好。

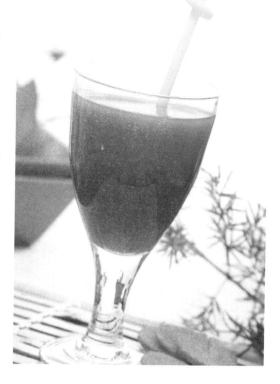

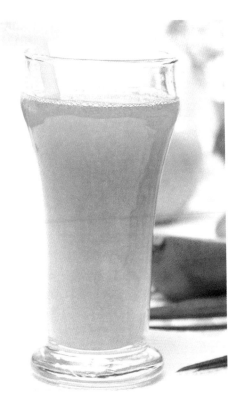

甘薯叶苹果汁

甘薯叶营养丰富，富含的类胡萝卜素比普通胡萝卜高3倍，苹果中含的多酚及黄酮类天然化学抗氧化物质，可以减少肺癌的发生，预防铅中毒。

材料 甘薯叶 50 克，苹果 1/4 个，冷开水 300 毫升，蜂蜜适量。

制作

1. 将甘薯叶洗净；苹果去皮，去核，切成 4~5 块。
2. 用甘薯叶包裹苹果，放入榨汁机内，加入冷开水，搅打成汁，加蜂蜜调匀即可。

人群宜忌 防癌抗癌，适合老年人饮用。

制作指导 榨汁前要将甘薯叶浸泡 30 分钟，此外，加入盐，味道会更好。

甘薯叶柳橙汁

橙子能增加毛细血管的弹性。苹果可有效降低血中胆固醇。甘薯叶有显著的降血压效果。所以高血压患者经常食用本品，可改善全身症状。

材料 甘薯叶 50 克，苹果、柳橙各 1/2 个，冷开水 300 毫升，冰块适量。

制作

1. 将甘薯叶洗净；苹果、柳橙去皮去核，切成块。
2. 用甘薯叶包裹苹果、柳橙，一起放入榨汁机内，加入冷开水，搅打成汁，滤出果汁，倒入杯中。
3. 加入冰块即可。

人群宜忌 适宜有高血压、高胆固醇血症等病症的人群饮用。

制作指导 甘薯叶要选用新鲜的，先浸泡 30 分钟之后再使用。

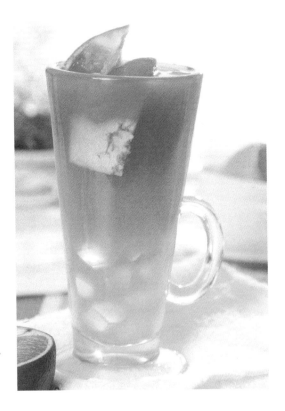

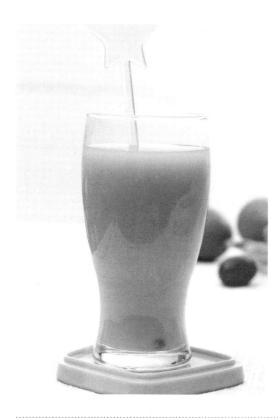

木瓜甘薯汁

甘薯含有十几种微量元素，营养价值很高，木瓜的果实富含多种氨基酸及钙、铁等，还含有木瓜蛋白酶、番木瓜碱等。

材料 木瓜 1/2 个，甘薯 1 个，柠檬汁 20 毫升，牛奶 200 毫升，蜂蜜 10 毫升。

制作

1. 将木瓜去皮，切适当大小块；甘薯煮熟，压成泥。
2. 将所有材料放入榨汁机一起搅打成汁，滤出果肉即可。

人群宜忌 美白护肤，适合女性饮用。

制作指导 买回的木瓜要先放一两天，味道更佳，本品也可加入冰块饮用。

甘薯奶昔

甘薯奶昔富含纤维质和碳水化合物，能提供大量的钙质，促进人体的吸收。

材料 甘薯 200 克，鲜奶 100 毫升。

制作

1. 将煮熟的甘薯去皮，切成小块。
2. 在果汁机内加入甘薯和鲜奶，搅打均匀。
3. 把甘薯奶昔倒入杯中即可。

人群宜忌 增强免疫力，适合老年人饮用。

制作指导 加入冰沙，味道会更好。

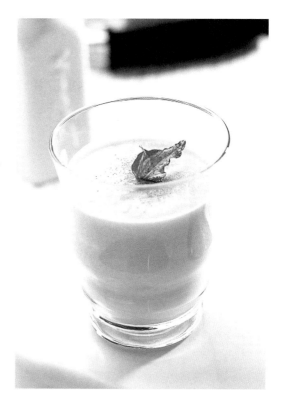

菠萝汁煮甘薯

此菜口感香甜，非常适合肥胖患者、老年人食用，具有促消化、健身、瘦身等功效。

材料 甘薯150克，胡萝卜50克，黄油、菠萝汁、盐各适量。

制作

1. 甘薯、胡萝卜分别洗净，切碎。
2. 将切好的甘薯、胡萝卜放入锅中，加少量清水煮软。
3. 再加入菠萝汁和黄油，中小火煮至汁液收尽为止。
4. 加入盐调味即可。

人群宜忌 适宜有消化不良、身热心烦、肥胖等病症的人群食用。

制作指导 依据个人喜好，可将菠萝汁换成其他酸甜口味的果汁。

甘薯炖羊肉

羊肉既能御风寒，又可补身体，对人体具有很高的滋补作用。与甘薯搭配炖煮具有益气强身、补肾壮骨、健脾益胃等功效。

材料 羊肉、甘薯各300克，盐、姜、葱、料酒各适量。

制作

1. 先将羊肉、甘薯洗净，切块。
2. 将羊肉、甘薯放入瓦锅内，加盐、姜、葱、料酒及适量清水。
3. 瓦锅置于有水的铁锅内，隔水炖1个小时至羊肉熟烂即成。

人群宜忌 适宜有体虚怕冷、腰膝酸软、肠胃不适、肾亏阳虚等病症的人食用。

制作指导 羊肉和葱、姜、料酒一同烹制，可以很好地去除羊肉本身的膻味。

甘薯粉丝炖鱼头

鱼头中富含鱼鳞脂和脑灵素，有助于健脑，丝瓜富含维生素，有凉血通络、清热解毒的作用。两者与甘薯搭配具有提神健脑、清热凉血的功效。

材料 丝瓜400克，胖头鱼头1个，甘薯粉丝100克，生姜3片，料酒8毫升，鸡精、蚝油、橘皮、油、白糖、白醋、葱末、盐各适量。

制作

1. 将鱼头洗净后，对半切开；丝瓜洗净后去皮和头尾，切成片状。
2. 锅倒油烧热，爆香姜片，然后放入鱼头，煎至金黄色，倒入一点蚝油。
3. 锅中加入适量清水，放入甘薯粉丝，大火烧开，倒入白糖、料酒和橘皮。
4. 水复开后倒入丝瓜片，煮3分钟左右，放入鸡精、白醋、盐和葱末调味即可。

人群宜忌 适宜内热烦渴、体虚乏力者食用。

玉米粒炒甘薯

玉米粒含有丰富的蛋白质、玉米油、糖类和维生素。与甘薯搭配具有调中和胃、降血脂、益气生津等功效。

材料 甘薯300克，玉米粒100克，青椒粒30克，高汤300毫升，枸杞子、盐、鸡精、胡椒粉、油、水淀粉各适量。

制作

1. 甘薯去皮洗净，切小丁；玉米粒洗净，焯水后待用；枸杞子洗净泡发。
2. 将甘薯丁放入油锅炸至表皮硬结，捞出沥干油，把青椒粒和玉米粒放入锅中略炒，放甘薯丁翻炒，加入高汤、盐、鸡精、胡椒粉调味。
3. 炒熟下枸杞子勾匀，水淀粉勾芡即可。

人群宜忌 适宜有气虚、高脂血症、胃肠不适、小便不利等病症的人食用。

制作指导 炸甘薯丁的时候油温不宜过高，表面微微变色即可。

橙汁甘薯糊

此糊具有微甜、微酸的味道，橙汁中含有大量的维生素，具有促消化、润肠的作用，与甘薯搭配具有通便消食的功效。

材料 甘薯 50 克，甜橙 1 个。

制作

1. 甘薯洗净后，带皮蒸熟，取中间部分。
2. 将甘薯放在过滤网勺中，下边放碗；用小勺或刮板边刮捻边加开水，最后取碗中薯泥，弃掉滤勺中的粗纤维。
3. 把过滤好的甘薯泥煮至黏稠状。
4. 甜橙洗净去皮，切块，放榨汁机中榨汁。
5. 榨好的橙汁倒入甘薯糊，搅匀即可。

人群宜忌 适宜胃肠不适、便秘者食用。

制作指导 薯泥中的粗纤维去除不净会影响最终的口感。

甘薯炒乳瓜

此菜清脆爽口，特别适合暑热伤津、上火者食用。具有清热去火、生津止痒等功效。

材料 甘薯 350 克，嫩黄瓜 150 克，油、香菜叶、葱、蒜、盐、鸡精各适量。

制作

1. 将甘薯、嫩黄瓜分别洗净，切块；蒜洗净，用刀拍碎；葱洗净切段。
2. 锅中放油放入蒜末、葱段爆香。
3. 将甘薯块倒入锅中，煸炒五分熟时放入嫩黄瓜炒匀，加水和盐、鸡精调味，汤汁收干后撒上香菜叶即可。

人群宜忌 适宜有皮肤干痒、咽喉肿痛、口干烦渴等病症的人食用。

制作指导 嫩黄瓜具有清热去火的功效，越嫩口感越好。

甘薯生菜沙拉

此菜具有清热生津、促消化、润肺凉血等功效。

材料 洋葱、西红柿、青柠檬、生菜、黄瓜、甘薯各 10 克，孜然少许，橄榄油、盐、醋、沙拉酱各适量。

制作

1. 西红柿洗净，切成小瓣；黄瓜洗净，切成长条；生菜叶洗净，撕成小块；洋葱洗净，切成小块；甘薯洗净，切成片；青柠檬洗净，切薄片。
2. 取一干净大杯，放入以上所有食材。
3. 加入橄榄油、盐和醋，拌匀，撒上孜然。
4. 食用前淋上沙拉酱拌匀，即可。

人群宜忌 适宜有暑热伤津、食欲不振、口干烦渴、肺燥血热等病症的人群食用。

制作指导 西红柿表面划十字刀，放沸水氽烫片刻就能很快把皮剥下来。

蒜蓉甘薯叶

甘薯叶营养丰富，口感爽脆，大蒜具有消炎杀菌、清热的功效，两者搭配食用具有消食、杀虫、杀毒、除风邪等功效。

材料 嫩甘薯叶 300 克，大蒜 20 克，盐、黄酒、味精、油、鲜汤、香油各适量。

制作

1. 将甘薯叶茎洗净，放入锅中焯水后捞出，用凉水冲凉后切段；大蒜剥皮捣蓉。
2. 取部分蒜蓉放入油锅爆香，加入嫩甘薯叶茎翻炒，加入鲜汤、盐、黄酒入味，放入味精、香油，撒上剩余的蒜蓉拌匀即可。

人群宜忌 适宜有痈疽肿毒、泄泻、蛔虫、饮食积滞等病症的人群食用。

制作指导 甘薯叶茎焯水要快速，时间太长会影响它爽脆的口感。

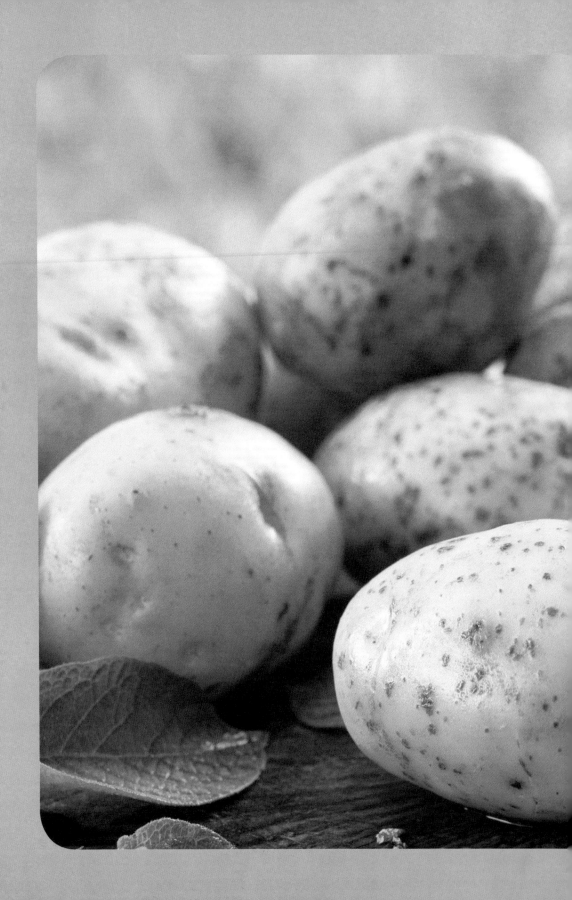

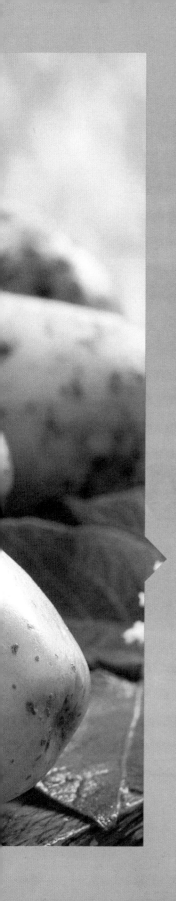

第二章

土豆

肠胃虚弱怎么办
常食土豆显疗效

土豆，也叫马铃薯，其营养成分非常全面，营养结构也比较合理，唯一不足的是蛋白质、钙和维生素 A 的含量稍低，但可用全脂牛奶来补充。土豆块茎水分多、脂肪少、单位体积的热量相对较低，所含维生素 C 是苹果的 4 倍左右，B 族维生素是苹果的 4 倍，矿物质是苹果的几倍至几十倍不等，可称之为"十全十美的食物"。

"十全十美的食物"——土豆

土豆是中国五大主食之一，其营养价值高、适应性强、丰产性好，是全世界第三大重要的粮食作物，仅次于小麦和玉米。土豆属于块茎繁殖，性平味甘，可入药，治胃痛、痄肋、痈肿等疾病。

土豆的原产地是南美洲安第斯山脉的秘鲁和智利一带。安第斯山脉3800米之上的的的喀喀湖区可能是土豆最早被栽培出来的地方。大约7000年前，一支印第安部落由东部迁徙到高寒的安第斯山脉，在的的喀喀湖区附近落地生根，以狩猎和采集为生，他们最早发现并食用了野生的土豆。

16世纪中期，土豆被一个西班牙殖民者从南美洲带到欧洲。那时人们仅仅是欣赏它的美丽花朵，把它当作装饰品。

1586年，英国人在加勒比海击败了西班牙人，从南美搜集烟草等植物种子，把土豆带到英国，英国的气候非常适合土豆的生长，其易于管理，且产量高于其他谷物。

后来一位叫安·奥巴曼奇的法国农学家在长期观察和亲身实践中发现，土豆不仅能吃，还可以做面包等食物。从此，法国农民便开始大面积种植土豆。

1650年，土豆已经成为爱尔兰的主要粮食作物，并开始在欧洲广泛种植。

1719年土豆由爱尔兰移民带到美国，开始在美国种植。

19世纪初期，俄罗斯的彼得大帝游历欧洲时，以重金买了一袋土豆，种在宫廷的花园里，后来逐渐发展到民间种植。

土豆传入中国只有300多年的历史。土豆产量高，营养丰富，对环境的适应性非常强，现已遍布世界各地，热带和亚热带国家甚至在冬季或凉爽季节也可种植并获得较高产量。世界上土豆主要的生产国有俄罗斯、波兰、中国、美国。土豆是内蒙古自治区乌兰察布市特产，"乌兰察布土豆"是中国地理的标志产品。中国食品工业协会曾授予乌兰察布市"中国土豆之都"的称号。甘肃定西市安定区被中国农业部命名为"中国土豆之乡"，甘肃省定西市渭源县也被农业部命名为"中国土豆良种之乡"；河南开封、郑州等地也有大面积土豆种植。

在中国，土豆的主产区是西南、西北、华北和东北地区，其中甘肃定西是中国乃至世界上土豆最佳适种区之一。

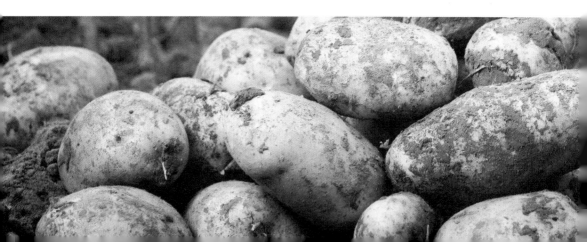

土豆的家族兄弟

土豆在原产地就有几百个品种，在世界各地又不断地培育出新的品种。目前全世界有上千个品种，我国也已选育出几百个新品种。

根据土豆的用途，可将其分为四类：烘烤土豆、水煮土豆、通用土豆和新土豆。

烘烤土豆

这是一种专门为了烘烤质量而培植的土豆，最适合烘烤、做土豆泥、炸土豆条！

烘烤土豆的淀粉含量较高，是直链淀粉；质地比较干，烘烤后比较轻而蓬松，捣碎后比较轻、滑腻而有乳脂感，实际上也是唯一的一种用于做炸土豆条的土豆。

烘烤土豆的外观一般是长形、皮粗糙而似软木塞表面，一般以袋装出售。其中在北美市场见得最多也是最出名的烘烤土豆叫 Russet。

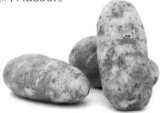

水煮土豆

水煮土豆的水分和糖分较高，但淀粉含量较低，而且是支链淀粉。正是由于这种支链淀粉结构，使得这种土豆的胶黏性较好，在水煮时仍能成块，所以适合做汤和炖菜。

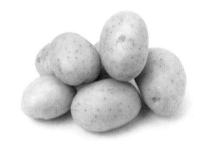

新土豆

新土豆不是指刚挖的土豆，而是指未完全成熟、个儿比较小、一般在土豆皮还没长成熟时就收获的土豆。由于还没成熟，新土豆在处理过程中往往部分掉脱了皮或薄皮是翘起来的。很多种类的土豆都有新土豆，尤以红色土豆为多。

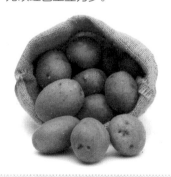

通用土豆

通用土豆介于前两者中间，这是在市场上见得最多的土豆了。通用土豆的水分比烘烤土豆高，水煮仍能成块。顾名思义，通用土豆有水煮、油炸、烘烤、做汤等多种用途。

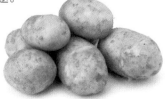

土豆的选购与保存

土豆的选购方法

1. 选择圆形没有破皮的土豆

土豆要选没有破皮的，尽量选圆的，越圆的越好削。表皮光滑的土豆比较紧实、脆，适合炒土豆丝。

2. 选择干皮、无芽土豆

选土豆一定要选皮干的，不要有水泡的，不然保存时间短，口感也不好。

3. 不好的土豆不要买

绝对不能买小而不均匀、有损伤或虫蛀孔洞、萎蔫变软，发芽或变绿、混有较多的虫害、伤残土豆以及有腐烂气味的土豆，否则对人体有害。

4. 土豆的颜色要新鲜

颜色不新鲜的土豆不要买，特别是黑色类似淤青的土豆；而冻伤或腐烂的土豆，肉色多变成灰色或有黑斑，水分收缩，应该扔掉。

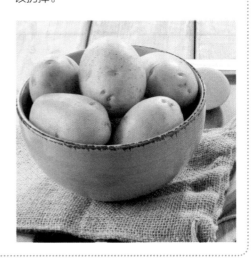

土豆的保存方法

土豆是家里的常见菜，许多人喜欢买一些存放在家里，以便日常食用。虽然与绿叶菜相比，土豆不会打蔫、腐烂，但存放不好也会发芽变质甚至生出毒素。

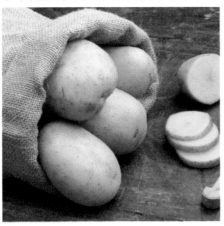

事实上，储存土豆的关键在于控制温度。土豆的适宜贮藏温度为3～5℃，相对湿度90%左右。

所以，应把土豆放在背阴的低温处，切忌放在塑料袋里保存，以免发芽。土豆发芽后，芽孔周围就会含有大量的有毒龙葵素，这是一种神经毒素，会抑制呼吸中枢。

因此，可以用透气的网袋把土豆归置在一起，放在家里背光的通风处，也可以在屋角放些沙，以保持温度和干燥。土豆不可堆大堆，还要随时去除病、烂的不良薯块。此外，土豆不能与甘薯存放在一起，否则容易长芽。

养生问答 Q&A

Q 大土豆好还是小土豆好？

总体上看，50~150 克的土豆为普通商品消费的主流大小，一般小于 50 克的土豆往往生长发育不充分，内含物较少；超过 150 克的土豆，由于中心髓部较大，品质较差，有些过大的土豆还易出现空心。家庭消费选择大土豆还是小土豆需要根据烹饪方法选择，如果是蒸煮烧食，宜选择 50~100 克中等大小的土豆，如果是炒食或者凉拌，选择 100~150 克的大土豆为宜。土豆的大小还与品种有关，一些特色品种一般都不大，挑选时可从外观、手感上把握，一般外形圆润、手感较沉的土豆较好。有些做特殊烹饪的土豆则可选择 25~50 克的小土豆，如西南地区做炕土豆，则以小土豆为好。

Q 土豆为何会发甜？

土豆在冰箱贮藏，取出后马上食用会有发甜的口感，这是因为低温贮藏会导致土豆中的淀粉分解成糖。可将土豆取出后在室温下放置 1~2 天，使糖分很快通过呼吸消耗掉。

Q 土豆去皮和切块后为何会变褐色？

土豆中含有大量酚类物质，在空气中极易氧化，酚类物质氧化后就是褐色。但这种物质极易溶于水，所以去皮土豆和切过的土豆，在烹饪之前应用清水漂洗一下再用。

Q 什么是彩色土豆？

彩色土豆是指一类皮色或者肉色为红色到紫色的土豆品种的总称，这类品种除了含有土豆常规的营养成分外，还含有一类叫花色素苷的物质，花色素苷是天然抗氧化物质的重要来源之一。研究认为，食用彩色土豆能显著降低一些疾病的发病率，能有效抵抗前列腺癌和乳腺癌的发生。为了保护彩色土豆的营养，最好带皮蒸食，也可用陶土罐煮汤，最好不要用铁锅炒食。

Q 吃土豆会不会发胖？

在相当长的时间里，人们一直都认为土豆是容易导致发胖的食品。其实，体重增加的最根本原因是人体摄入的热量超过了消耗的热量，而土豆是一种单位质量热量很低的食物，因此，吃土豆可以避免人们摄入过多的热量，是非常理想的控制体重的食物。一些吃土豆发胖的人，是因为烹饪土豆放入了过多的油，或者经常吃油炸土豆食品造成的。

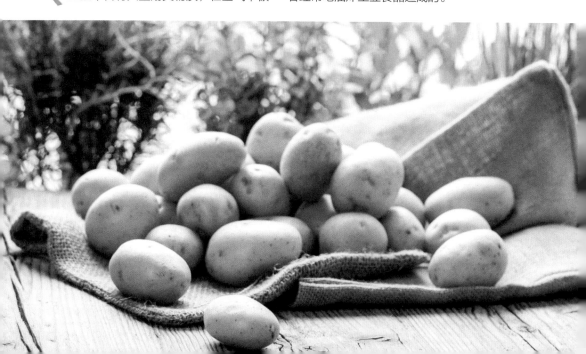

土豆与养生

土豆全身都是宝

健脾和胃、益气调中

土豆可用来辅助治疗胃痛、痈肿、湿疹、烫伤，是和胃健中药和解毒消肿药。对脾胃虚弱、消化不良、大便不畅的患者效果显著。此外，土豆对调解消化不良有特效，是胃病和心脏病患者的良药及优质保健品。土豆富有营养，还是抗衰老的食物之一。

别名 马铃薯、洋芋、馍馍蛋、地蛋、地豆子。

性味归经 性平、微凉，味甘；归脾、胃、大肠经。

科属分类 茄科茄属。

土豆茎叶：茎叶有毒，长了绿芽或表皮变绿了的土豆也不能吃，尤其是儿童。

土豆皮：性甘平，有清热解毒，健脾和胃，利湿止痒和消炎止痛的作用。但口感不好，一般都用来清洗污垢。

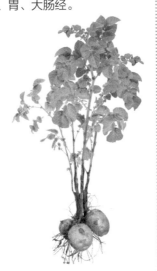

土豆的营养成分表

（每100克的营养成分）

能量	77 千卡
钙	8 毫克
磷	40 毫克
铁	0.8 毫克
维生素 B_1	0.08 毫克
维生素 B_2	0.04 毫克
烟酸	1.1 毫克
蛋白质	77 毫克
脂肪	0.2 克
碳水化合物	17.2 克
膳食纤维	0.7 克
胡萝卜素	30 微克
维生素 C	27 毫克
钾	342 毫克

土豆的养生功效

⊙ 抗衰老

土豆含有丰富的 B 族维生素及大量的优质膳食纤维，还含有微量元素、蛋白质、脂肪和优质淀粉等营养素，能够抗衰老。

⊙ 消脂减肥

土豆含有碳水化合物，但是其含量仅是同等重量大米的 1/4 左右。土豆中的淀粉是一种抗性淀粉，具有缩小脂肪细胞的作用。同时，土豆脂肪含量低。

土豆是非常好的高钾低钠食品，很适合水肿型肥胖者食用，加上其钾含量丰富，几乎是蔬菜中最高的，所以还具有瘦腿的功效。

此外，土豆是一种碱性素菜，有利于体内酸碱平衡，调整体质。此外，土豆还含有多种维生素以及抗氧化成分，能帮助减轻体重。

⊙ 预防糖尿病、中风

土豆中富含蛋白质、维生素和微量元素，热能较低。土豆中的淀粉被人体吸收后，不会导致血糖升高，在预防糖尿病方面有一定的作用。土豆中含有钾元素，常食用富含钾元素的食物，有助于降低中风的概率，医学专家证实，每百克土豆中含有 342 毫克的钾，因此常食用土豆可降低中风的概率。

巧用土豆治百病

美白嫩肤方

土豆美白面膜（外用）

材料 土豆1个，牛奶3大匙，面粉适量。

制作

1. 把土豆洗净，去皮切块，置于榨汁机中，榨取汁液；
2. 土豆汁、牛奶、面粉一同倒在面膜碗中；
3. 用搅拌筷充分搅拌，调和成稀薄适中、易于敷用的面膜糊状，待用。

用法 一天一次，一次用完。

适用 面黄、皮肤干燥等症。土豆中的淀粉能保持皮肤弹性，延缓衰老。

熟土豆面膜（外用）

材料 土豆1个，燕麦粉少许。

制作

1. 土豆去皮洗净。
2. 放入锅中煮熟，取出捣烂后放入少许燕麦粉。
3. 然后敷在脸上20分钟左右，用温水洗净即可。

用法 一天一次，一次用完。

适用 皮肤干燥、皱纹等症。此方不仅能消除疲惫感，而且还能舒展皱纹。

养胃健体方

土豆汁

材料 土豆1个（发芽的不要）。

制作

1. 土豆去皮洗净，切丁。
2. 土豆丁放入搅拌机，加清水研磨。
3. 杯口放一层纱布，然后倒出。
4. 取出过滤好的土豆汁直接服用即可。

用法 一天一次，一次喝完。

适用 十二指肠溃疡、疼痛、慢性胃疼等症。本方可迅速吸收和排毒，令食欲增加。

土豆果汁（外用）

材料 土豆20克，樱桃8克，苹果8克。

制作

1. 将土豆洗净，去皮切丁；樱桃和苹果分别洗净，将苹果去皮和核，切成丁。
2. 取出榨汁机，将土豆丁、苹果丁和樱桃倒入，可以添加少许冷开水，榨汁饮用。

用法 一日一次，一次一杯。

适用 头晕目眩、四肢乏力等症。此方具有安神益气、补虚等功效。

润肠瘦身方

土豆莲藕汁

材料 鲜土豆100g，鲜莲藕100g。

制作

1. 将土豆和莲藕分别去皮洗净，切小块。
2. 然后将其捣碎；取出一块干净的纱布，包住土豆末和莲藕末，用力挤压，取汁服用。

用法 一日一次，一次服完。

适用 慢性便秘、内热伤津等症。此方具有清热解毒、润燥通便之功效。

土豆生姜膏（外用）

材料 土豆30g，生姜3片。

制作

1. 土豆洗净沥干，去皮切丁。
2. 生姜片冲洗干净，剁碎，和土豆丁放在一起，捣碎，然后敷在关节疼痛处即可。

用法 一日两次，一次适量。

适用 膝关节痛、牙疼等症。土豆有消肿、止痛的作用，可以用在各种皮肤外伤等部位。此方具有消肿化淤、止痛等功效。

土豆饮食宜忌

搭配宜忌

❌ **土豆 + 柿子 = 难消化 不易排出**

 +

✅ **土豆 + 牛肉 = 保护胃黏膜**

 +

✅ **土豆 + 豆角 = 促消化，除胀满**

 +

✅ **土豆 + 芹菜 = 降血压，防便秘**

 +

人群宜忌

✅ 肥胖者可每天多吃土豆以减少脂肪的摄入，使多余脂肪渐渐代谢掉，而且不必担心吃土豆营养单纯，有损健康。如果把土豆作为主食，每日坚持有一餐只吃土豆，对减去多余脂肪会很有效。

❌ 土豆中含有生物碱，存得越久土豆生物碱含量越高。过多食用存放很久的土豆，会影响胎儿正常发育，所以，孕妈妈不可食用存放时间过长以及已经发芽的土豆，要选择新鲜的土豆烹饪。

制作食用宜忌

✅ 通常可把切好的土豆片、土豆丝放入水中，去掉多余的淀粉以便烹调，但不要泡得太久，以避免水溶性维生素的流失。

✅ 土豆含有一些有毒的生物碱，主要是茄碱和毛壳霉碱，但一般经过170℃的高温烹调，有毒物质就会分解。

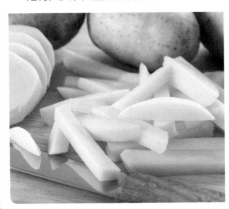

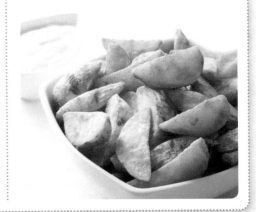

土豆美食集锦

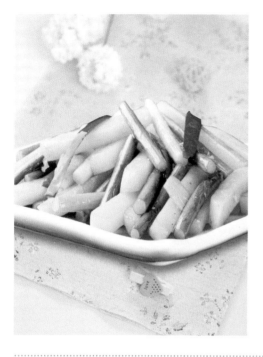

蒜薹炒土豆

蒜薹所含的维生素 C 具有明显的降血脂及预防冠心病和动脉硬化的作用。此菜具有润肠通便、降脂益胃等功效。

材料 蒜薹100克，土豆150克，姜片、葱段、红椒丝、盐、鸡精、料酒、水淀粉、油各适量。

制作

1. 蒜薹切段，土豆去皮切条；油锅烧至四成热，倒蒜薹，滑油片刻捞出；倒入土豆，炸至米黄色捞出。
2. 锅留底油，放入姜片、红椒、葱段爆香。倒入土豆、蒜薹，加盐、鸡精、料酒，翻炒至熟透，加水，用水淀粉勾芡，翻炒至入味，盛出即可。

人群宜忌 适宜有胃肠不适、便秘、高脂血症、肥胖等病症的人群食用。

家常土豆片

土豆所含的膳食纤维细嫩，对胃肠黏膜无刺激作用，有解痛或减少胃酸分泌的作用。此菜具有调中和胃的功效。

材料 土豆300克，青椒片、红椒片、芹菜段各10克，水淀粉10毫升，食用油30毫升，姜片、蒜末、葱白各少许，盐、干辣椒、鸡精、豆瓣酱各适量。

制作

1. 土豆去皮切片，倒入开水锅，焯煮片刻。
2. 油锅爆香姜、蒜、葱、青椒、红椒、干辣椒，倒入土豆片，炒熟，加鸡精、盐、豆瓣酱，倒入芹菜段炒匀，加水淀粉勾芡。
3. 炒好的土豆片盛入盘内即可食用。

人群宜忌 适宜有胃酸过多、胃部不适等症的人群食用。

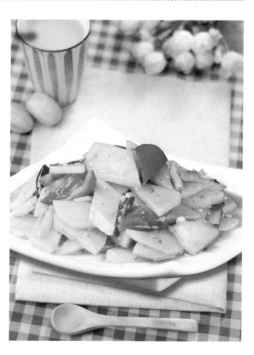

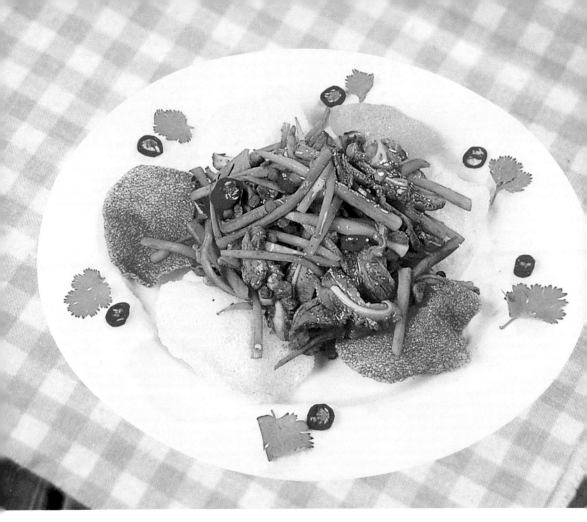

土豆炒脆骨

猪脆骨营养价值丰富，可为幼儿和老年人提供钙质和胶原蛋白。此菜具有保肝护肾、强身健骨、增强免疫力等功效。

材料

猪脆骨 300 克，土豆丝 100 克，鸡蛋清、红椒圈各 40 克，葱花 10 克，盐、白糖、味精、嫩肉粉、虾片、生抽、香菜各适量。

人群宜忌

肾虚乏力、腰膝酸软、免疫力低下者宜食。

制作指导

猪脆骨可以先腌渍 30 分钟再下锅，更加入味。

制作

1. 虾片入锅炸好后摆盘；土豆丝焯水；猪脆骨洗净，切片，放入碗中，加入生抽、盐、嫩肉粉、白糖、味精、鸡蛋清拌匀。
2. 油锅烧热，下猪脆骨炸至表面较硬，加入土豆丝、部分红椒圈拌炒，装盘撒上葱花，用香菜叶和红椒圈摆盘装饰即可。

土豆

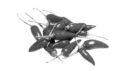

红椒

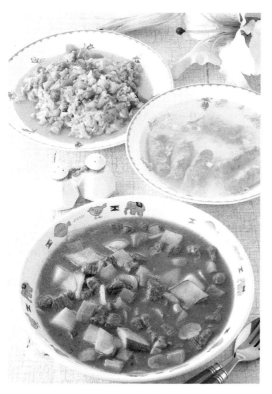

咖喱土豆牛肉丁

牛肉中含有大量蛋白质，具有滋补身体的作用；与洋葱同食具有强筋骨、促消化、补气血、增记忆等功效。

材料 牛肉 150 克，土豆丁 100 克，胡萝卜丁、洋葱丁各 75 克，蘑菇 4 个，小黄瓜 20 克，咖喱粉 10 克，盐、高汤、米酒、番茄酱、水淀粉、香油、油各适量。

制作

1. 牛肉洗净切小块，余烫；蘑菇、小黄瓜分别洗干净，切成片；土豆丁、胡萝卜丁放入开水中焯烫捞出；锅入油烧热，放入小黄瓜、蘑菇略炸，捞出，沥油。
2. 锅留油，放入咖喱粉小火炒香，加入牛肉和洋葱拌炒均匀，再加入土豆、胡萝卜、蘑菇、小黄瓜及高汤、盐、米酒、番茄酱，小火煮 10 分钟，加入水淀粉勾芡，淋上香油即可。

人群宜忌 适宜食欲不振、消化不良者食用。

土豆葱花粥

葱有舒张血管、促进血液循环的作用，与土豆搭配有和胃健脾、预防高血压和阿尔茨海默病、降低胆固醇等功效。

材料 土豆 30 克，大米 100 克，盐 2 克，葱少许。

制作

1. 土豆去皮洗净，切块；大米泡发洗净；葱洗净，切花。
2. 锅置火上，注水后，放入大米煮至米粒绽开。
3. 放入土豆，用小火煮至粥成，调入盐，撒上葱花即可。

人群宜忌 适宜有高血压、脾胃不适、高脂血症人群食用。

制作指导 可以将大米换成糯米，口感更佳黏香。

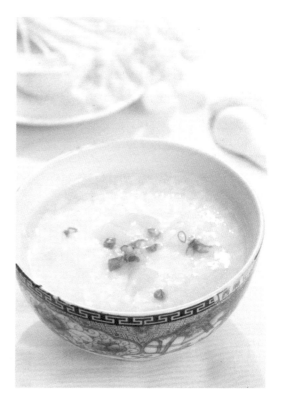

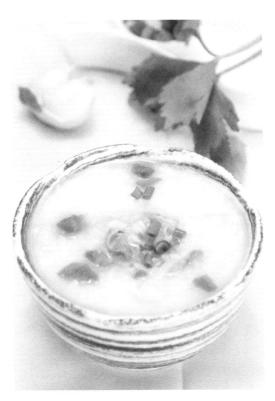

土豆羊肉粥

土豆有和胃、健脾、预防高血压等功效。羊肉有益气、强筋骨等效用。此粥具有和胃健脾、滋补壮阳等疗效。

材料 大米 120 克，土豆、羊肉、胡萝卜、盐、料酒、葱花各适量。

制作

1. 大米浸泡 30 分钟；土豆、胡萝卜分别去皮洗净切块；羊肉洗净切块。
2. 锅内加水，下大米、土豆、羊肉、胡萝卜，大火煮沸转小火熬煮至粥黏稠。
3. 加料酒、盐、葱花，稍煮，即可盛碗。

人群宜忌 适宜腰膝酸软、脾胃不适者食用。

制作指导 羊肉可以先用料酒腌渍，以去除膻味。

土豆牛肉丸汤

扁豆高钾低钠，经常食用有利于保护心脑血管，调节血压。此汤具有消暑清热、益气强身、调节脾胃等功效。

材料 土豆、胡萝卜、扁豆各 200 克，牛肉 400 克，盐、鸡精、淀粉各适量。

制作

1. 牛肉洗净，剁成肉末；胡萝卜、土豆分别去皮，洗净切块；扁豆洗净切段。
2. 牛肉末中加盐和淀粉，拌匀搓成丸子。
3. 炒锅倒水加热，下胡萝卜焯水后捞出。
4. 将处理好的原料放入电饭煲，加水调至煲汤档，煮好后加盐和鸡精调味即可。

人群宜忌 适宜有脾胃不适、消化不良、体虚无力、暑热伤津等病症的人食用。

制作指导 可用绞肉机将牛肉直接打成肉末，但是口感没有用刀剁的好。

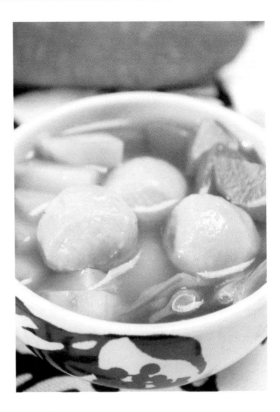

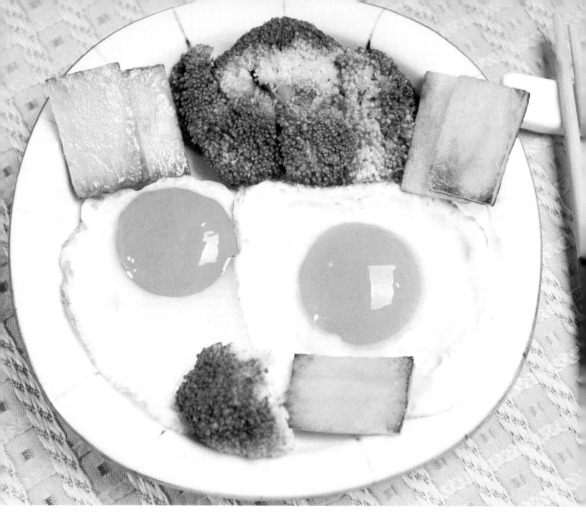

土豆嫩煎蛋

土豆中的蛋白质比大豆还接近动物蛋白，并且含脂肪量很少，每日坚持一餐只吃土豆，对减去多余脂肪会很有效。本品具有排毒瘦身、消脂减肥的功效。

材料

土豆、西蓝花各 100 克，鸡蛋 2 个，盐 3 克，油适量。

人群宜忌

比较适宜有肥胖症的人群食用。

制作指导

西蓝花不易清洗，可在盐水中浸泡 20 分钟，起到杀菌的作用。

制作

1. 土豆洗净切片，用盐在土豆片上抹匀；西蓝花洗净掰成小朵。
2. 西蓝花下入烧沸的盐水中焯熟后捞出。
3. 锅中入油烧热，将土豆片、鸡蛋分别煎熟后摆盘，最后放上西蓝花即可。

西蓝花

土豆

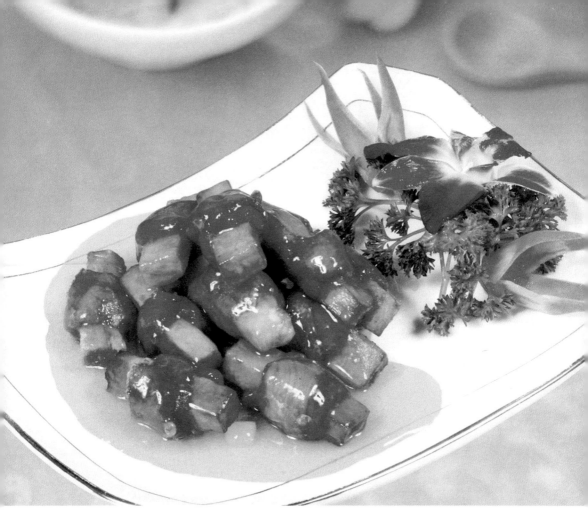

瘦肉土豆条

土豆含有丰富的膳食纤维、胶质类等容积性排便物质，具有通便的作用。与猪肉搭配具有开胃消食、益气生津等功效。

材料

猪瘦肉、土豆各 200 克，淀粉 30 克，老抽 10 毫升，盐、味精、油各适量。

人群宜忌

适宜有食欲不振、胃肠不适、四肢无力、肥胖等病症的人食用。

制作指导

炸制的过程中注意控制油温，时间不宜过长，否则会把肉炸老，影响口感。

制作

1. 瘦肉洗净，切成薄片；土豆去皮洗净，切成长条。
2. 用瘦肉裹住土豆条，连接处用淀粉粘住，入油锅炸至金黄色，捞出沥油，盛盘。油锅烧热，将老抽、盐、味精炒匀，淋在瘦肉土豆条上即可。

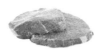

猪瘦肉

土豆

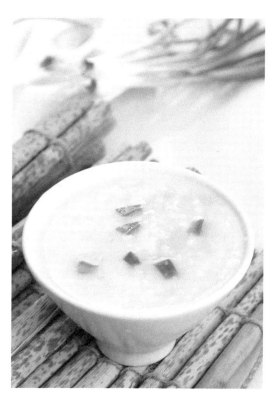

土豆芦荟粥

土豆中含有丰富的营养物质，与芦荟、大米合熬为粥，有降血糖、杀菌抗炎、美容护发等功效。

材料 大米90~100克，土豆30克，芦荟、盐各适量。

制作

1. 大米淘洗干净，用清水浸泡30分钟，捞出沥干水分，备用；土豆去皮，清洗干净后切片；芦荟洗净，去皮切片。

2. 锅置火上，注入适量清水，加入大米、土豆、芦荟，大火煮沸后，转小火熬煮至粥将熟时加入盐调味即可。

人群宜忌 适宜血糖高者、皮肤粗糙者食用。

制作指导 本粥的特点是清淡，所以注意盐不要放太多。

土豆胡萝卜炖牛肉

牛肉与胡萝卜中富含多种营养成分，都有着滋补身体的作用。同时与土豆搭配具有清热生津、补气养血、强身健骨、补肾强精等功效。

材料 牛肉500克，土豆200克，胡萝卜、洋葱各50克，盐、胡椒粉、香菜各适量。

制作

1. 牛肉洗净切片，放入碗中，撒上适量盐拌匀腌至入味；胡萝卜、洋葱分别洗净切块；土豆洗净去皮，切块。

2. 炒锅倒水烧热，下入胡萝卜焯水后捞出沥干。

3. 将以上原料一起放入电饭煲中，加适量水，用煲汤档煮至跳档后，加盐和胡椒粉调味，撒入香菜即可。

人群宜忌 适宜有体弱乏力、胃肠不适、气血两亏、营养不良等病症的人食用。

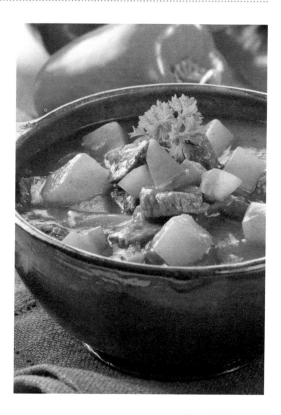

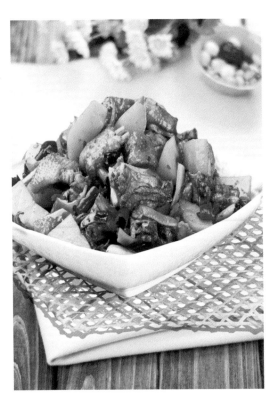

大盘鸡

鸡肉的营养相当丰富，与土豆搭配具有强身健体、健脾益胃、增强免疫力等功效。

材料 光鸡 750 克，土豆 300 克，生姜片 15 克，青椒 30 克，干辣椒 7 克，桂皮、八角、花椒、葱段、蒜末各少许，盐、蚝油、糖色、啤酒、油各适量。

制作

1. 青椒洗净切片；土豆去皮洗净，切块；光鸡洗净斩块；用油起锅，放入鸡块炒断生，入糖色炒匀；放入姜、葱段、八角、蒜末、干辣椒、花椒、桂皮翻炒。
2. 倒入适量啤酒和土豆块拌匀，加盖焖至鸡肉和土豆熟透，加盐、蚝油调味。
3. 大火收汁，放入青椒片炒熟，撒入剩余葱段拌匀即可出盘。

人群宜忌 适宜有免疫力低下、脾胃不适、胃肠炎等病症的人食用。

香菇烧土豆

土豆含有大量淀粉以及蛋白质、B 族维生素等，能促进脾胃的消化功能，可预防心血管疾病等。

材料 土豆 300 克，鲜香菇 30 克，姜、蒜、香菜、葱各少许，盐、水淀粉、料酒、鸡精、蚝油、生抽、油各适量。

制作

1. 土豆去皮洗净，切块；香菇洗净，切块；姜、葱、蒜洗净分别切片、切段、切末。
2. 土豆放油锅炸至金黄捞出。
3. 锅留底油，爆香姜片、蒜末、葱段。
4. 倒入香菇炒匀，加入料酒炒香；然后加入土豆炒匀，加适量清水，放盐、鸡精、蚝油、生抽炒匀，加盖，小火焖至熟软，加水淀粉拌炒匀，盛盘放入香菜即可。

人群宜忌 适宜有血管硬化、心血管疾病、消化不良等病症的人群食用。

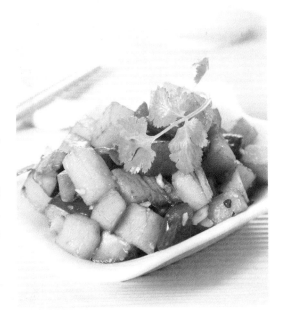

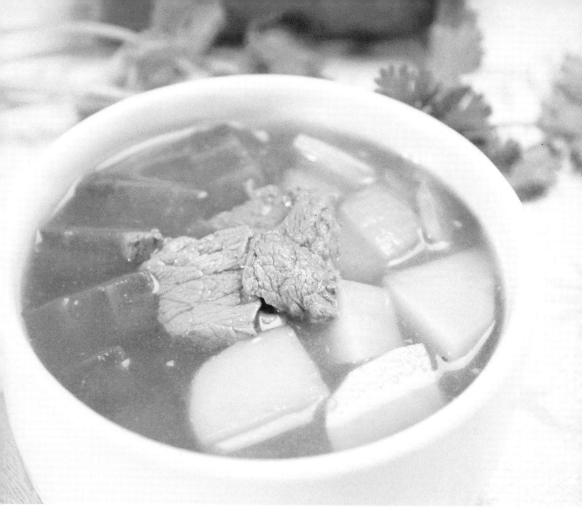

椰子土豆牛肉汤

椰子生津止渴、利尿消肿，常作为解暑热、止口渴、清肺胃热、润肠、平肝火之用。
此汤可保肝护肾、清肺润肠。

材料

牛肉 500 克，椰子肉、土豆各 200 克，胡萝卜、洋葱各 50 克，盐、胡椒粉各适量。

人群宜忌

适宜男性食用，注意大便清泄及体内热盛的人不宜常吃椰子。

制作指导

牛肉要事先焯水去除血水和杂质。

制作

1. 牛肉切片，加盐腌渍；椰子肉、胡萝卜、洋葱切块；土豆洗净去皮，切块。
2. 炒锅倒水烧热，下入胡萝卜焯水后捞出沥干。
3. 将以上原料一起放入电饭煲中，加适量水，用煲汤档煮至跳档后，加盐和胡椒粉调味即可。

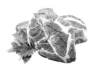

牛肉

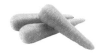

胡萝卜

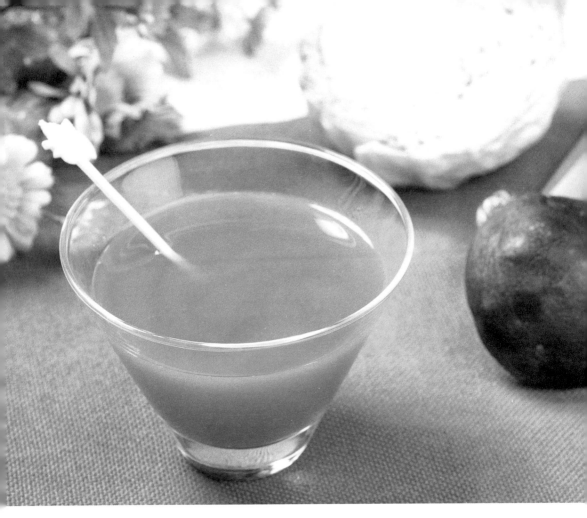

五色蔬菜汁

本品包含 5 种蔬菜的营养，还具有开胃消食的功效。

材料

芹菜、包菜、胡萝卜、土豆各 30 克，香菇 1 朵，蜂蜜 15 毫升。

人群宜忌

适宜孕产妇饮用。

制作指导

食材一定要焯至熟透方可榨汁，加入少许盐，味道会更好。

制作

1. 芹菜、包菜、胡萝卜、土豆、香菇分别洗干净。
2. 将上述材料用水焯熟后捞起沥干。
3. 将全部材料倒入搅拌机内，加水搅打成汁。

芹菜

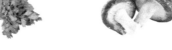

香菇

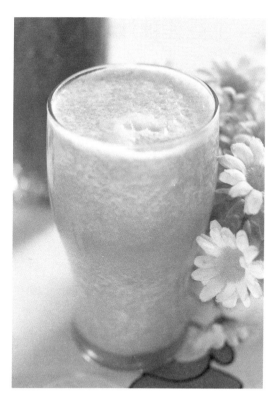

土豆胡萝卜汁

胡萝卜素转变成维生素 A，有助于增强机体的免疫功能，在预防上皮细胞癌变的过程中具有重要作用。常饮具有排毒瘦身、明目养肝的功效。

材料 土豆 40 克，胡萝卜 10 克，凉开水 350 毫升，糙米饭 30 克，白糖适量。

制作

1. 土豆洗净后去皮，切丝，氽烫捞起，以冰水浸泡。
2. 胡萝卜洗净，切块。将土豆、胡萝卜、糙米饭与白糖倒入果汁机中，加 350 毫升凉开水搅打成汁。

人群宜忌 适宜有肥胖症、视力下降、肝病等病症的人群饮用。

制作指导 土豆要焯熟，不然口感会发涩。

包菜土豆汁

包菜中含有丰富的维生素 C，能强化免疫细胞，对抗感冒病毒，增强免疫力。

材料 包菜 50 克，土豆 1 个，南瓜 50 克，牛奶 200 毫升，冰水 50 毫升，蜂蜜 5 毫升。

制作

1. 将土豆洗净，去皮，切块；南瓜去子，切成块，与土豆一起焯一下水；包菜洗净后切块。
2. 将所有材料放入榨汁机一起搅打成汁，滤出果肉即可。

人群宜忌 适宜儿童饮用。

制作指导 南瓜和土豆最好焯熟后再榨汁，加入香蕉，味道会更好。

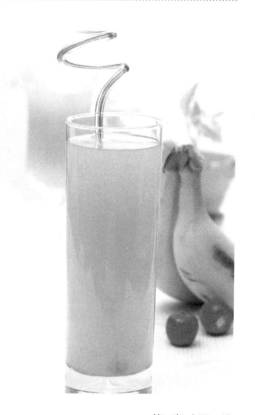

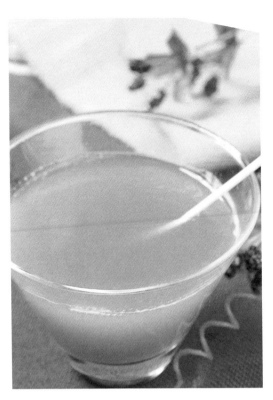

土豆莲藕汁

本品具有降低血糖的功效。藕含有淀粉、蛋白质、天门冬素、维生素C以及氧化酶成分，含糖量也很高，生吃鲜藕能清热除烦、解渴止呕。

材料 土豆80克，莲藕80克，蜂蜜20毫升，冰块少许。

制作

1. 土豆及莲藕洗净，均去皮煮熟，待凉后切小块。
2. 将上述材料和蜂蜜、冰块放入搅拌机中，高速搅打40秒即可。

人群宜忌 适宜女性饮用。

制作指导 莲藕要用清水反复冲洗，以免有泥沙残留，加入芹菜，味道会更好。

醋熘土豆丝

本品能起到保持血管弹性、排钠保钾、降低血液中胆固醇水平的作用，对高血压、动脉硬化有一定的食疗作用。具有开胃消食、健胃和中、解毒消肿的功效。

材料 土豆3个，青椒、红甜椒各1个，盐、醋、鸡精、油各适量。

制作

1. 将土豆削皮，用水冲洗干净，切丝备用；青椒、红甜椒去蒂、籽，均洗干净，切丝。
2. 油锅烧热，放入青椒丝、红甜椒丝炝锅，然后放入土豆丝翻炒均匀。
3. 加入盐、醋、鸡精，炒匀即可出锅装盘。

人群宜忌 适宜有食欲不振、高血压等病症的人食用。

制作指导 土豆炒至八成熟即可，口感爽脆。

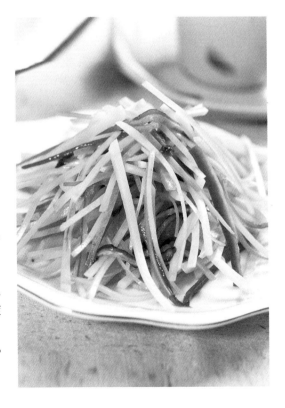

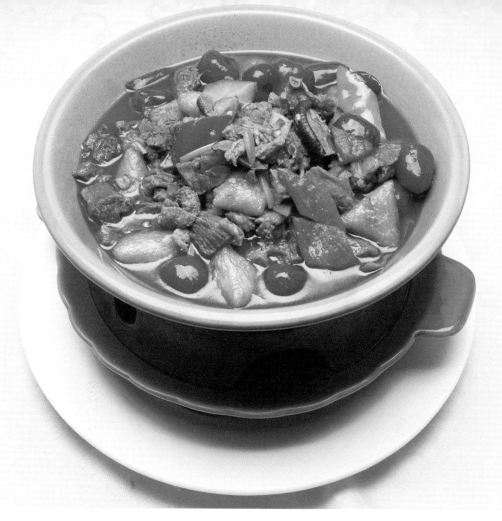

西红柿土豆排骨汤

西红柿中富含大量的维生素，具有护肤美容、消食益胃的作用；排骨具有滋养身体、益气强身等疗效。两者与土豆搭配具有润肺养胃、美容祛斑、益气健体等功效。

材料

土豆1个，猪排骨200克，西红柿2个，青椒、红甜椒各1个，圣女果、香菇、姜末、葱段、盐、胡椒粉、油各适量。

人群宜忌

适宜有脾胃不适、消化不良等病症的人群食用。

制作指导

排骨要事先泡在水里去血，换两至三次水即可。

制作

1. 土豆洗净切块；排骨洗净剁块；西红柿洗净切块；青椒、红甜椒去蒂、籽，洗净，切片；圣女果洗净；香菇洗净，切块。

2. 葱段、姜末入油锅爆炒至香，放入土豆、西红柿、青椒、甜椒、香菇翻炒，盛出备用。

3. 锅中加入水，放入排骨，煮开，转小火炖，加入土豆、西红柿、青椒、红甜椒、香菇、圣女果，小火炖30分钟。

4. 放入盐和胡椒粉调味即可。

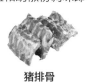

猪排骨

西红柿

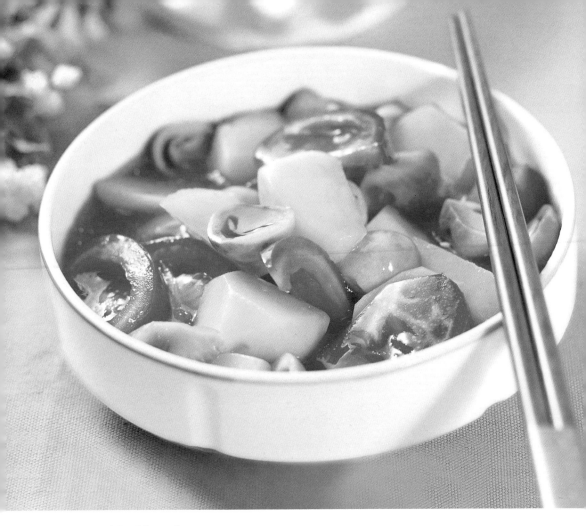

草菇焖土豆

草菇营养丰富，味道鲜美，富含氨基酸，与西红柿、土豆搭配，具有补中益气、促进血液循环、消食健脾等功效。

材料

土豆1000克，草菇50克，番茄酱100克，盐3克，油、胡椒粉、葱白、西红柿各适量。

人群宜忌

适宜体质虚弱、消化不良、高血压等患者食用。

制作指导

草菇要先用清水浸泡，再清洗干净。

制作

1. 土豆洗净切片；草菇洗净切片；西红柿洗净切滚刀块；葱白洗净切丝。
2. 葱爆香，加入土豆片、西红柿和草菇、番茄酱一起炒2分钟。
3. 加入水煮至八成熟时放盐、胡椒粉调味即可。

草菇

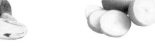

土豆

地三鲜

土豆含丰富的维生素 A，对胃肠疾病患者有较好的食疗效果。此菜具有健脾和胃、益气调中等功效。

材料

土豆、茄子各 100 克，青椒、红甜椒各 15 克，盐、味精、白糖各 3 克，姜片、蒜末、葱段、蚝油、豆瓣酱、水淀粉、油各适量。

人群宜忌

适宜脾胃虚弱、消化不良等人群食用。

制作指导

清洗青椒后，要迅速用肥皂洗手。

制作

1. 青椒、红甜椒洗净切开，去籽切块；洗净去皮的土豆切块；将已去皮的茄子切丁。
2. 油锅烧至四成热倒入土豆，炸至金黄色捞出；倒入茄子炸至金黄色捞出。
3. 爆香姜片、蒜末、葱段；倒入土豆，加水、盐、味精、白糖、蚝油炒匀，加豆瓣酱，中火稍煮，放茄子、青椒、红甜椒。
4. 加水淀粉勾芡，快速翻炒匀即可。

茄子

青椒

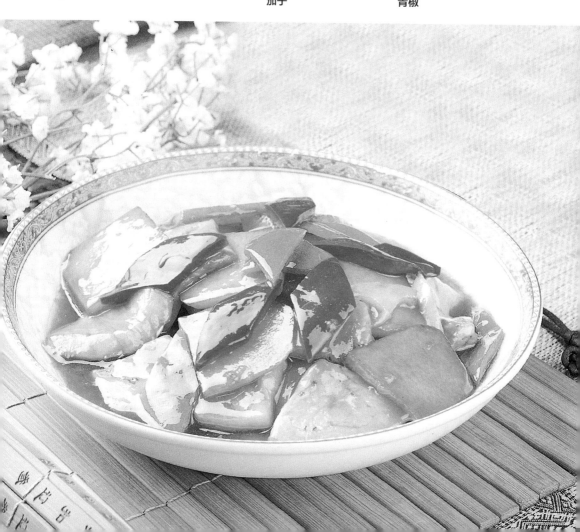

土豆炖羊肉

羊肉具有滋补益气、强身补虚的作用，与土豆搭配具有温脾胃、益气、强筋骨、减体重等功效。

材料

土豆 300 克，羊肉 500 克，姜、料酒、老抽、盐、白糖、白胡椒碎、葱、蒜、油各适量。

人群宜忌

适宜肾亏阳痿、脾胃不适、气血两亏、肥胖者，病、产后身体虚亏者食用。

制作指导

清洗羊肉时加点醋，可以有效去除羊肉的膻味儿。

制作

1. 将羊肉切块，放入水中浸泡；土豆洗净去皮切块；葱部分切片，余下切段；姜、蒜洗净切片。
2. 锅中加入油置于火上，油热后加入葱、姜、蒜炒香，然后放入沥过水的羊肉。
3. 加入料酒、老抽、糖、盐调味，炒至肉熟。
4. 羊肉炒熟后，放入土豆，加清水没过土豆。煮沸后加入白胡椒碎，转中火炖 30~45 分钟，撒入葱段即可。

羊肉

姜

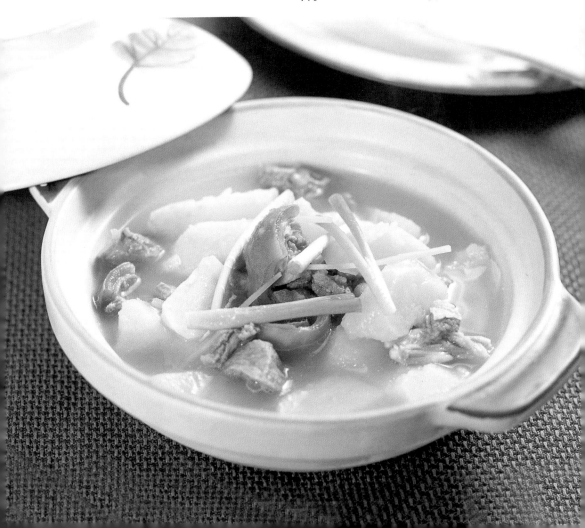

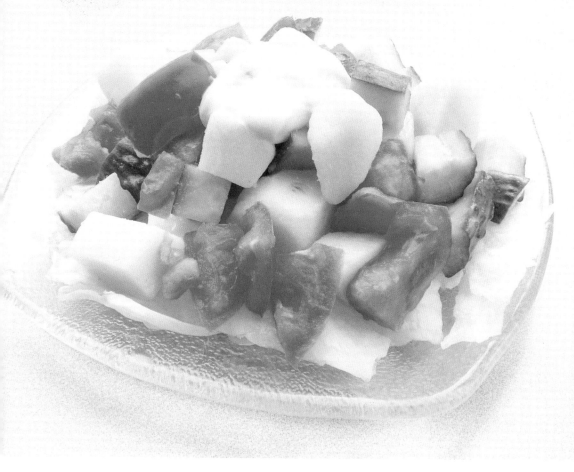

蔬菜沙拉

黄瓜中所含的葡萄糖苷、果糖等不参与通常的糖代谢，故糖尿病患者以黄瓜代替淀粉类食物充饥，血糖非但不会升高，甚至会降低。本品具有延缓衰老、降低血糖的功效。

材料

黄瓜 300 克，西红柿 50 克，土豆 50 克，白菜叶少许，沙拉酱适量。

人群宜忌

本品适宜中老年人食用。

制作指导

可放些水果，口感更佳。

制作

1. 黄瓜洗净，切块；土豆去皮洗净，切块，用沸水汆熟；西红柿洗净，切块；白菜叶洗净，铺在盘底。
2. 将黄瓜块、土豆块、西红柿块放入盘中，淋上沙拉酱，拌匀即可。

黄瓜

白菜

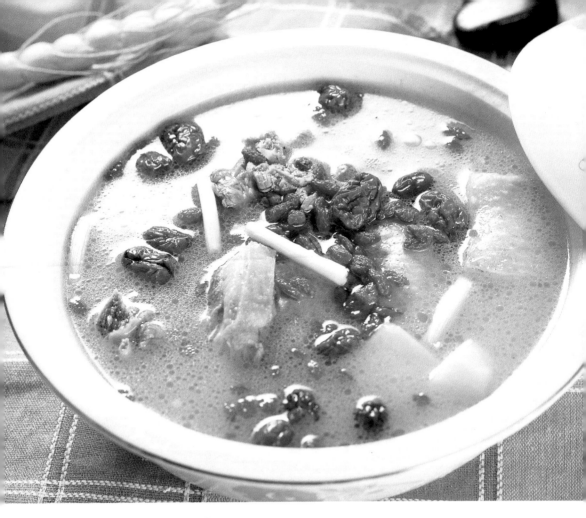

土豆炖鸡肉

鸡肉中含有丰富的维生素、蛋白质等多种营养素，而且消化率高，很容易被人体吸收利用，有增强体力、强壮身体的作用，与土豆搭配具有安神利尿、强身补虚、美容养颜等功效。

材料

土豆 300 克，鸡肉 500 克，枸杞子、红枣各 15 克，葱段、蒜末、姜末、料酒、油、盐、鸡精、味精、老抽各适量。

人群宜忌

体虚无力、皮肤暗黄、小便不利者宜食。

制作指导

鸡肉要用开水焯一下。

制作

1. 鸡肉洗净切块；土豆洗净去皮切块；枸杞子、红枣，润透，备用。
2. 锅中放油，放入鸡肉煸炒至鸡肉变色，加入料酒、老抽翻炒。
3. 锅中加入热水，将鸡肉放入锅中，加入蒜末、姜末，大火煮沸，转至小火炖 20 分钟。
4. 将切好的土豆和枸杞子、红枣放入锅中，继续炖 10 分钟。
5. 出锅时加入盐、鸡精、味精调味，撒入葱段即可。

鸡肉

枸杞子

土豆丁肉末炒饭

大米中含有人体所需的多种营养素，能益脾胃，除烦渴，而猪肉具有滋补身体的功效。与土豆搭配具有健脾开胃、明目安神、增强体质等功效。

材料

大米200克，土豆50克，瘦肉40克，胡萝卜30克，盐、葱花、油各适量。

人群宜忌

适宜有脾胃不适、心烦肺燥、营养不良等病症的人群食用。

制作指导

大米蒸的时候不要太湿，太黏不利于最后的炒制。

制作

1. 大米洗净，高压锅中加入适量清水，放入大米蒸熟。
2. 胡萝卜洗净，切粒；土豆去皮洗净，切小粒；瘦肉洗净切成肉末。
3. 油烧热后，倒入瘦肉、胡萝卜、土豆丁翻炒。
4. 半熟时倒入米饭，炒至米粒分开，加盐调味，盛出撒上葱花即可。

大米

土豆

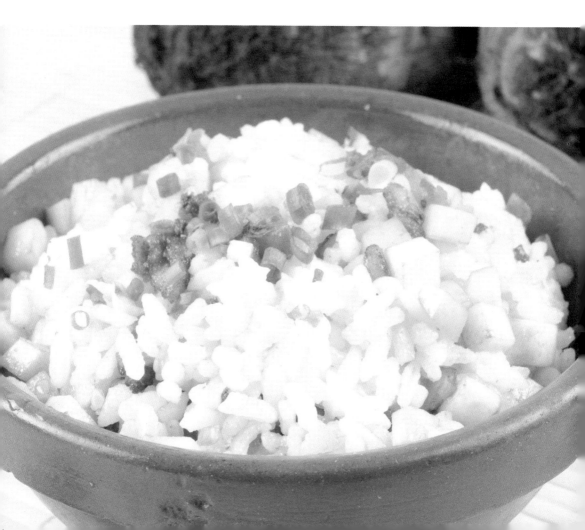

凉拌土豆

土豆中含有丰富的膳食纤维，有助于促进胃肠蠕动，疏通肠道。具有润肠通便、排毒降压的功效。

材料 土豆2个，盐适量，醋6毫升，老抽6毫升。

制作

1. 土豆去皮，切成片状备用。
2. 锅置火上，倒入清水大火煮沸，将土豆片倒入，煮开后撒入少量的盐，大约5分钟后将土豆片捞出，放入盘中。
3. 盐、醋、老抽倒入碗中做成酱汁备用。
4. 将土豆片蘸酱汁即可食用，还可以根据自己的口味放少量的辣椒酱食用。

人群宜忌 适宜有便秘、胃肠不适、高血压等病症的人群食用。

制作指导 给老年人和孩子吃的时候，可将土豆片煮成软糯的口感。

土豆瘦肉汤

土豆的营养成分非常全面，含有禾谷类粮食所没有的胡萝卜素和抗坏血酸，具有助发育、促消化、润肠胃等功效。

材料 土豆200克，胡萝卜200克，瘦肉100克，香菜10克，小葱5克，盐4克，味精2克。

制作

1. 胡萝卜和土豆去皮，切成小块备用。
2. 瘦肉切成块，汆烫，捞出沥干水分。
3. 香菜和小葱剁碎，汤锅置于火上，加水煮沸后倒入瘦肉块和葱末。
4. 煮沸后倒入胡萝卜和土豆，转小火炖至熟，起锅前加盐和味精，撒香菜末即可。

人群宜忌 适宜有消化不良、食欲不振、发育不良等病症的人群食用。

制作指导 肉片快速汆烫，避免肉质过老、过柴。

土豆鹌鹑蛋粥

鹌鹑蛋对贫血、营养不良、神经衰弱等症有调补作用。土豆低热量、高蛋白，是理想的减肥食物，土豆、鹌鹑蛋、大米合煮成粥既能减肥又能补充营养。

材料 土豆150克，鹌鹑蛋4个，大米100克，盐适量。

制作

1. 土豆去皮，洗净切成小块；大米淘洗干净，用水浸泡30分钟备用。
2. 锅置火上，加适量水，放入大米大火煮沸后转小火熬煮至粥五成熟时加入土豆块，小火续煮至粥熟。
3. 打入鹌鹑蛋，搅匀煮开，加盐调味即可。

人群宜忌 适宜有肥胖、营养不良、气虚无力等病症的人群食用。

制作指导 注意发青土豆不宜食用。

罗宋汤

此汤富含膳食纤维，有助于促进胃肠蠕动，帮助消化，还有减肥的作用。

材料 土豆块、胡萝卜块各100克，卷心菜300克，西红柿块、洋葱丝、奶油各80克，牛肉200克，西芹丁、香肠片、胡椒粉、面粉、盐、番茄酱、油各适量。

制作

1. 牛肉洗净后切丁，入锅，加适量水，大火煮沸后去浮沫，改小火熬3个小时。
2. 取炒锅放入油和奶油，烧热后倒入土豆块，翻炒至外熟时倒入香肠和其他蔬菜。
3. 放番茄酱和盐煸炒2分钟左右，趁热把所有蔬菜倒入牛肉汤中，小火熬制。
4. 另起锅烧热后，倒入适量面粉，炒至发黄，倒入牛肉汤里，搅匀熬20分钟，放入胡椒粉即可。

人群宜忌 适宜胃肠不适者食用。

核桃土豆豆奶

核桃 80% 的脂肪为不饱和脂肪酸，有"养生之宝"的美誉。红豆具有解毒利尿的作用，两者与土豆搭配具有提神健脑、健脾益胃等功效。

材料 核桃仁 25 克，土豆、红豆各 40 克，牛奶、白糖各适量。

制作

1. 将红豆洗净，放水中浸泡 6 个小时；核桃仁洗净；土豆去皮洗净，切小块。
2. 将上述准备好的材料均放入豆浆机中，添水搅打成豆浆，然后煮沸过滤。
3. 放入温热的牛奶，加入适量白糖，拌匀即可。

人群宜忌 适宜有腹泻、水肿、高血压、胃肠不适、记忆力减退、肥胖等病症的人群饮用。

制作指导 打成浆之后一定要煮熟并过滤残渣后才能饮用。

鸡胗炖土豆

此汤味道鲜美，经常喝能增强身体抵抗力，能醒脑提神，缓解身体酸痛感和疲劳感。

材料 鸡胗100克，土豆250克，葱、姜、蒜、八角、干辣椒、十三香、料酒、盐、油各适量。

制作

1. 鸡胗切成 2 厘米左右的块状；土豆去皮切成方块；葱、姜、蒜切好。
2. 油烧热，爆香葱、姜、蒜，加鸡胗、土豆块、干辣椒、八角和十三香一起翻炒。
3. 倒入料酒，翻炒 1 分钟，加水用大火烧开，改小火炖煮 40 分钟左右。
4. 待土豆和鸡胗煮熟，加入盐调味即可。

人群宜忌 适宜有乏力、体虚、免疫力低下等病症的人群食用。

制作指导 鸡胗买回来后反复仔细清洗，并用刀刮去内层残留的黄色杂质。

糙米土豆粥

土豆淀粉在体内被缓慢吸收，不会导致血糖过高，可用作糖尿病患者的食疗品。本品具有润肠通便、健胃利脾等功效。

材料 糙米 30 克，土豆 50 克，盐适量。

制作

1. 糙米淘洗干净，用清水浸泡 30 分钟；土豆洗净切块。
2. 锅中注入适量清水，加入糙米、土豆，大火煮沸后转小火熬煮 40 分钟。
3. 粥将熟时加入盐，煮沸即可。

人群宜忌 适宜有糖尿病、便秘、脾胃虚弱等病症的人群食用。

制作指导 糙米也可用其他米代替，最好是粗粮。

五色拌菜

此菜清香爽口，是夏日人们常食的一款凉菜，具有促消化、振食欲、清燥热等功效。

材料 绿豆芽、豌豆苗、香干、土豆、甜椒各 100 克，盐、生抽、香油各适量。

制作

1. 绿豆芽、豌豆苗均洗净；香干洗净切条。
2. 土豆去皮洗净切丝；甜椒洗净切丝。
3. 将以上材料入沸水中焯熟后，捞出沥干，加盐、生抽、香油拌匀，装盘即可。

人群宜忌 适宜有食欲不振、消化不良、热暑伤津等病症的人群食用。

制作指导 喜欢吃辣的人可将甜椒换成辣椒，非常解暑开胃。

虾仁土豆煮干丝

此菜不仅味道鲜美，营养丰富，而且还具有强身健体、提神醒脑等功效。

材料 白豆干 400 克，土豆 200 克，虾仁 100 克，鸡汤 500 毫升，红椒、青菜、盐、姜、胡椒粉、油各适量。

制作

1. 白豆干洗净切丝；土豆洗净切丝；姜、红椒洗净切丝；青菜洗净。
2. 锅内放油烧热，加入豆干丝、姜丝稍翻炒一下；加入鸡汤、土豆丝、红椒丝、虾仁，煮开后转小火煮 15 分钟；加入几片青菜，再煮 2 分钟出锅。
3. 出锅前，撒入少许盐和胡椒粉调味。

人群宜忌 适宜有体弱乏力、萎靡不振、记忆力减退等病症的人群食用。

制作指导 没有鸡汤可用别的汤或者浓汤宝代替。

豆皮卷

此菜不仅有消暑去热、润肺温胃的作用，还具有瘦身、去火、生津等功效。

材料 黄瓜、土豆、葱、香菜、红椒各 60 克，豆腐皮、盐、味精、香油各适量。

制作

1. 黄瓜、土豆、葱、红椒分别洗净后切丝；香菜洗净切末。
2. 将土豆丝、红椒丝分别入沸水中焯水，土豆丝与黄瓜丝、葱丝、香菜末、盐、味精、香油同拌。
3. 将拌好的材料分别用豆腐皮卷好装盘，撒上红椒丝即可。

人群宜忌 适宜有暑热伤津、大便干结、上火引起面红目赤等病症的人群食用。

制作指导 给老年人和幼儿食用，豆腐皮先用热水烫一下，会变更软。

花菜冬瓜沙拉

冬瓜含有多种维生素和人体所必需的微量元素，但因冬瓜性寒，故久病不愈者与阴虚火旺、脾胃虚寒者慎食。此菜具有除烦止渴、祛湿解暑等功效。

材料 土豆 200 克，冬瓜 30 克，花菜 20 克，胡萝卜 15 克，卷心菜 10 克，红提干、橄榄油、盐、醋各适量。

制作

1. 冬瓜去皮切成丁；胡萝卜切成丁；土豆去皮洗净，切成丁；三者分别焯熟后捞出；花菜切成小块；卷心菜撕成小块。
2. 取盘，放入以上所有食材，加入橄榄油、盐和醋拌匀，放上红提干即可。

人群宜忌 适宜有心胸烦热、大便干结、脾胃不适等病症的人群食用。

制作指导 花菜和卷心菜都要在清水中浸泡 20 分钟才能清洗干净。

土豆香芹沙拉

香芹的叶片含有多种植物挥发油，土豆富含维生素及大量的优质膳食纤维。香芹叶、土豆搭配食用具有清热解毒等功效。

材料 土豆 200 克，香芹 20 克，橄榄油、醋、盐各适量。

制作

1. 土豆去皮洗净，切块；香芹洗净，切碎。
2. 锅中倒适量清水烧开，放入土豆，煮熟后捞出。
3. 将土豆盛入碗中，加入橄榄油、醋、盐拌匀。
4. 撒上香芹碎即成。

人群宜忌 适宜有胃肠不适、面红目赤、体虚乏力等病症的人群食用。

制作指导 不习惯生食香芹的人，可将香芹用热水焯熟。

洋葱土豆沙拉

洋葱富含维生素、矿物质及纤维质等营养素，与土豆搭配具有增食欲、促消化、健脾胃、杀毒等作用。

材料 洋葱 20 克，土豆 50 克，芹菜叶、红椒、奶油、沙拉酱各适量。

制作

1. 取部分洋葱切成丁，余下洋葱切条。
2. 红椒去籽，切块；芹菜叶切成段。
3. 土豆去皮洗净，切成丁。
4. 锅中加适量清水烧开，倒入土豆煮熟。
5. 将煮好的土豆捞出，加奶油拌匀。
6. 放上洋葱条，摆上红椒和芹菜叶，倒入土豆，放上洋葱丁，浇上沙拉酱即可。

人群宜忌 适宜有消化不良、胃肠不适、头痛、鼻塞等病症的人群食用。

制作指导 沙拉酱和奶油依个人喜好适量添加，也可用番茄酱代替。

田园沙拉

土豆含有多种维生素以及抗氧化的多酚类成分，与黄瓜搭配具有清热瘦身的功效。

材料 土豆 120 克，黄瓜 50 克，樱桃萝卜、西洋菜嫩苗各 10 克，沙拉酱、橙汁、盐、白糖、黑胡椒碎各适量。

制作

1. 土豆削皮，切条入锅煮至熟软；黄瓜切块；樱桃萝卜切片；西洋菜嫩苗洗净。
2. 取一小碗，倒入橙汁、盐、白糖，调匀，土豆、黄瓜放入瓷盆，倒入沙拉酱及调好的橙汁拌匀，再放入樱桃萝卜和西洋菜嫩苗，撒上少许黑胡椒碎即可。

人群宜忌 适宜有肥胖、肺燥、便秘等病症的人群食用。

制作指导 没有樱桃萝卜的，可用胡萝卜或白萝卜代替。

小棠菜黄瓜沙拉

小棠菜富含维生素和矿物质，与黄瓜、土豆和樱桃萝卜搭配具有清热生津、通便美容等功效。

材料 小棠菜 60 克，黄瓜 70 克，土豆、樱桃萝卜各 20 克，色拉油、盐、花椒粉、葱花各适量。

制作

1. 小棠菜洗净，入沸水中略加焯水；黄瓜、樱桃萝卜均洗净，切片；土豆洗净，去皮，切块煮熟，备用。
2. 将以上食材均放入盘中。
3. 取小碟，倒入色拉油、盐、花椒粉拌匀。
4. 将调好的汁淋在食材上，拌匀，撒上葱花即可。

人群宜忌 适宜有溃疡、皮肤粗糙、肺热、口干、便秘等病症的人群食用。

制作指导 土豆切块适中，一定要煮熟，否则口感发涩。

烤土豆片沙拉

土豆是富含钾、锌、铁的食物，其所含的钾元素可预防脑血管疾病，与西红柿、生菜搭配具有生津、益气、温胃等功效。

材料 土豆 80 克，西红柿、生菜、沙拉酱各适量。

制作

1. 土豆洗净，削皮，切成片；西红柿洗净，对半切开；生菜洗净，控干水分备用。
2. 将土豆片放入预热好的烤箱中烤约 3 分钟，取出备用。
3. 再将切好的西红柿放入烤箱，以 160℃的炉温，烤约 3 分钟后取出。
4. 将生菜铺在碗中，再放入烤好的土豆片和西红柿，待食用时，拌入沙拉酱即可。

人群宜忌 适宜有胃肠不适、消化不良、痈肿、湿疹等病症的人群食用。

制作指导 土豆片进烤箱前要把水分控干。

脆皮土豆泥

金黄色的土豆泥颜色鲜艳，口感香脆糯软，尤其适合老年人食用。具有增强免疫力、调脾胃、宽肠等功效。

材料 土豆 150 克，面粉 100 克，白糖 25 克，油适量。

制作

1. 土豆洗净，放入锅中煮熟后去皮，捣成土豆泥，用手捏成扁圆形。
2. 面粉、白糖加水调匀成面糊，均匀裹在土豆泥上。
3. 油锅置火上，烧至七成热，下入土豆泥，炸至金黄色后捞出，沥干油分即可。

人群宜忌 适宜有免疫力低下、便秘、胃肠虚弱等病症的人群食用。

制作指导 土豆切块后更易煮熟，用刀面直接挤压即可成泥。

干焙土豆饼

土豆饼色泽金黄、口感焦脆，适合儿童食用，具有开胃消食、瘦身温胃等功效。

材料 土豆 50 克，面粉 80 克，盐、香油、味精、油各适量。

制作

1. 土豆去皮洗净切丝；面粉用清水调匀，再放入土豆丝、盐、香油、味精拌匀。
2. 锅内注油烧热，用大勺将拌好的土豆丝轻轻地放入油锅中，煎成饼状。
3. 待煎至金黄色完全熟时，起锅，切成三角形，装入盘中即可。

人群宜忌 适宜有食欲不振、肥胖等病症的人群食用。

制作指导 土豆饼不要摊得过厚，否则不易煎熟。

香辣薯条

辣椒强烈的香辣味能刺激唾液和胃液的分泌，增加食欲，促进肠道蠕动，与土豆同炒成菜肴，可帮助消化，具有开胃消食、瘦身温胃等功效。

材料 土豆 100 克，白芝麻、青椒、盐、味精、油、干辣椒各适量。

制作

1. 土豆去皮洗净后切条，下入油锅中炸至金黄色后取出；干辣椒洗净，切段；青椒洗净切丝。
2. 锅中入油烧热，放入干辣椒炒香，再放入土豆条、青椒丝、白芝麻炒匀。
3. 炒至熟后，放入盐、味精调味，即可装盘。

人群宜忌 适宜有消化不良、食欲不振等病症的人群食用。

制作指导 喜欢酸辣的人可加适量的醋。

鲜蔬菜浓汤

此汤不仅味道鲜美，还具有调理胃肠、促进排泄、延缓衰老等功效。

材料 西红柿 1 个，黄豆芽 120 克，土豆 70 克，包菜 240 克，洋葱 50 克，党参 12 克，盐、胡椒粉各适量。

制作

1. 西红柿入沸水滚一下，去外皮，切片；黄豆芽洗净备用。
2. 土豆、包菜、洋葱洗净，切块。
3. 党参先放入瓦煲，加适量水熬成高汤，去渣留汤。
4. 将做法 1、2 的材料放进高汤锅中，煮沸后以小火慢熬，熬至汤呈浓稠状，加盐调味，并撒上胡椒粉。

人群宜忌 适宜有血虚、心悸、失眠、头晕目眩等病症的人群食用。

制作指导 可加适量浓汤宝，味道更加鲜美。

西红柿土豆脊骨汤

西红柿具有美白皮肤、生津养颜的功效，土豆可清理肠道，温中补益，猪脊骨能为人体提供热量和营养，三者一起煲成汤食用，具有健脾开胃、助消化之效。

材料 西红柿 250 克，土豆 300 克，猪脊骨 600 克，蜜枣 5 颗，盐 5 克。

制作

1. 西红柿去蒂，切块；土豆去皮，切块；猪脊骨斩件，氽水。
2. 瓦煲加水煮沸，加以上材料和蜜枣煲沸后续煲 3 个小时，加盐调味。

人群宜忌 适宜有胃口欠佳、胃胀疼痛等病症的人群食用。

制作指导 忌食发芽、皮色转绿的土豆。

胡萝卜土豆排骨汤

胡萝卜对保护视力、促进儿童生长发育效果显著，排骨可为人体提供大量钙质，二者同食有很好的补益作用，本品可补充钙质，促进生长。

材料 胡萝卜、土豆各 100 克，排骨 300 克，盐、香油、胡椒粉各少许。

制作

1. 排骨敲断，氽去血水；胡萝卜、土豆去皮切段。
2. 炖锅里加适量水，放入排骨烧开，煮数分钟后再放入胡萝卜、土豆，用大火烧开后改小火炖至骨头肉烂熟，放入盐、香油、胡椒粉调味即可。

人群宜忌 适宜生长发育期的青少年食用。

制作指导 排骨一定要敲断，否则汤的营养要大打折扣。

黄芪洋葱土豆汤

此汤不仅具有补充体力、强身健骨的作用，还具有生津敛汗、止咳润肺、益气补虚等功效。

材料 五味子 10 克，黄芪 10 克，胡萝卜、牛肉各 100 克，洋葱、土豆各 200 克，西红柿 250 克，盐、番茄酱各适量。

制作

1. 将五味子、黄芪洗净，放入纱布袋中扎紧；牛肉切小块，用热水氽烫后洗净；洋葱、胡萝卜、土豆分别洗净后切块；在西红柿尾端轻划"十"字，用热水氽烫，再冲冷水，剥皮后切块，备用。
2. 以上材料一起放入锅中，加水 2000 毫升，大火煮沸后转小火煮至熟透，最后调味即可。

人群宜忌 适宜有气虚乏力、阳气虚弱、肺虚喘咳、盗汗等病症的人群食用。

制作指导 牛肉用热水氽烫可去除肉本身的杂质和血水。

口蘑炒土豆片

土豆含糖类、蛋白质、脂肪、维生素和多种矿物质，具有和胃调中、益气健脾、强身益肾、活血消肿等功效。

材料 口蘑 120 克，土豆 150 克，青椒、胡萝卜各 30 克，油、盐、水淀粉、鸡精、香油各适量。

制作

1. 土豆去皮洗净，切片；口蘑洗净切片；青椒、胡萝卜洗净切块。
2. 土豆片倒入油锅，加入口蘑同炒。
3. 倒入青椒片、胡萝卜片翻炒均匀。
4. 加盐、鸡精炒匀调味。
5. 用水淀粉勾芡后淋少许香油。
6. 快速拌炒匀盛出即可。

人群宜忌 适宜有便秘、神疲乏力、慢性胃痛、关节疼痛、皮肤湿疹等病症的人群食用。

制作指导 水发口蘑要泡在温水里 1 个小时左右，然后用手顺着一个方向旋搅 10 分钟左右，才能清洗干净。

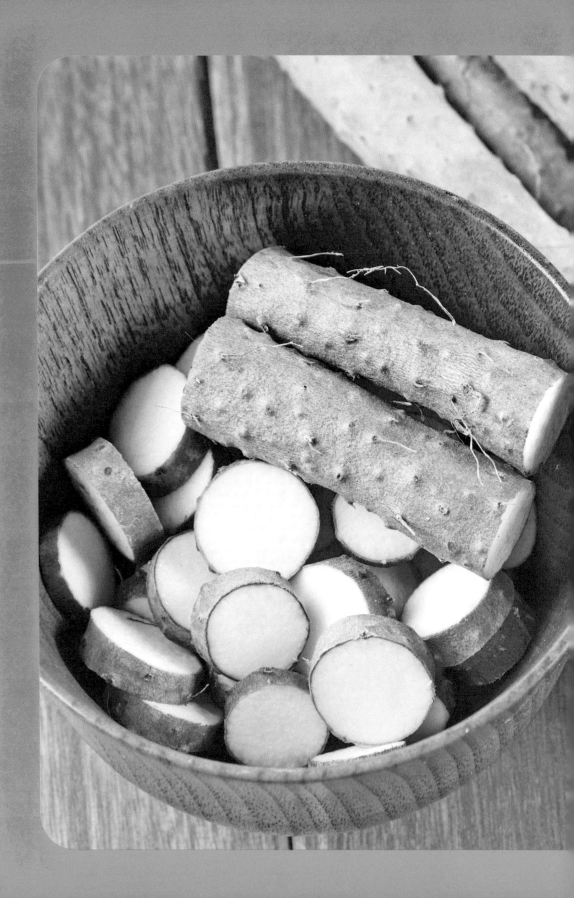

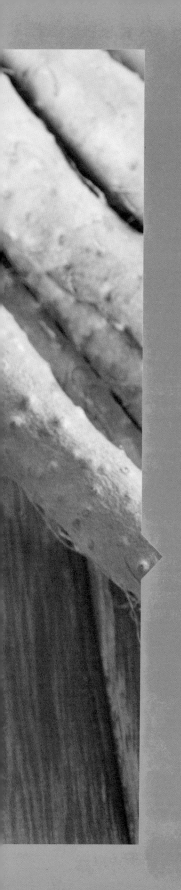

第三章

山药

山药滋补功效好
日常生活离不了

山药又称薯蓣，营养价值、药用价值都不可小觑，其富含淀粉、糖、蛋白质、维生素、氨基酸等多种营养成分，具有很强的健脾、益肾、养肺之功效，是一种食药两用的上等佳品。而且山药适应性强，丰产性好，耐贮耐运，久煮不糊，风味独特，更是人们冬季进补的最佳食材之一。

"冬令佳品"——山药

山药又称薯蓣,是一种极为常见的食材。山药含有丰富的蛋白质、碳水化合物、钙、磷、铁、胡萝卜素及维生素等营养成分,补而不腻,香而不燥是山药的特性。历代医家盛赞山药为"理虚之要药"。

山药是我们日常生活里常见的一种食物,山药并不只是在中国种植,它是世界上最古老的食物、药物之一。公元5000年前,非洲人已经开始种植和食用山药了。日本、朝鲜及其他温带及亚热带、热带地区也有种植。

山药在我国的原产地是河南焦作,现山药产地分布于华北、西北及长江流域的江西、湖南等地区。山东、河北、山西及中南、西南等地区也有栽培。栽培者称家山药,野生的称野山药;中药材称淮山、淮山药、怀山药等。因其营养丰富,一直被视为物美价廉的补虚佳品,既可作主粮,又可作蔬菜,还可以制成糖葫芦之类的甜品。

山药史载于《神农本草经》,并被列为上品。山药原名"薯蓣",在我国已有相当悠久的历史,《山海经》中就提到,"景山,北望少泽,其草多薯蓣"。在周朝时期(约公元前11世纪)山药已有种植。据史料记载,从公元前734年薯蓣作为贡品进献周王室起,一

直到清朝末年,山药始终都被选为贡品供皇室食用,被誉为"国药之宝"。考古发现,敦煌石窟中就有应用薯蓣的记载。汉代张仲景的《伤寒杂病论》中列有薯蓣丸,以之命名,可见山药在药方中的重要性。

说到山药的历史就不得不说江南珍品——南阳山药。宋代大诗人陈达叟在《玉廷赞》中,有这样一段话:"山有灵药,绿如仙方,削数片玉,清白花香。"说的就是山药中的佳品——南阳山药。出江西省瑞昌市往西约20里地,越过绵延的山乡之路,绕过美丽的龙源水库,沿着新修的水泥乡道上山,便是南阳山药基地之一——罗城山。这里历经数千年风雨的侵蚀,石灰岩风化形成的母质土为南阳山药的生长提供了特殊的土壤。南阳罗城山一带种植山药的历史十分悠久,据明朝隆庆年间的《瑞昌县志》记载,瑞昌山药距今已有500年以上的历史,而南阳罗城山,当时便是江西瑞昌重要的山药产地之一。

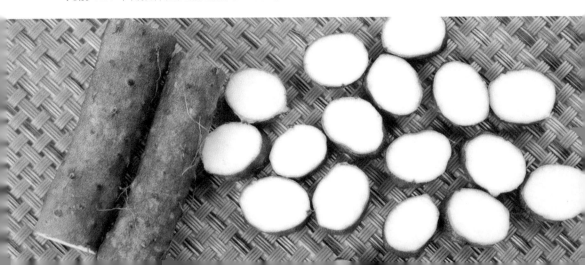

山药的家族兄弟

山药的主要品种有毛张细毛山药、长山细毛山药、怀山药、淮山药、凤山药、细长毛山药、麻山药、铁棍山药等。山药从肉质分有水山药和绵山药两大类；从外形上分有长山药、扁山药、圆山药三种。长山药是我们比较常见的，如麻山药、大和长芋山药、铁棍山药、水山药等圆柱形品种。

铁棍山药

也称怀山药，是品质最好的长山药，但是这个品种产量特别低，亩产 2000 多斤，山药长得细长。产自河南焦作一带的山药才是真正的怀山药。焦作的温县、博爱、武陟、沁阳等地属古怀庆府，其气候、地理、土质得天独厚，孕育出他处难以仿效的"怀山药"。怀山药多用来蒸食、煲汤、做粥，或是制作各种甜品都很适合。

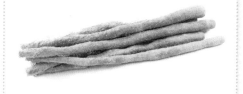

细毛山药

细毛山药是山东济宁地区的一个地方性品种，比其他山药口感更为脆嫩，用来炒菜非常合适。

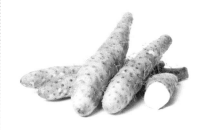

水山药

水山药以江苏北部盛产，又叫"华籽山药"，新品种叫"九斤黄"。其产量非常高，不结山药豆，含水量较高，含淀粉量少。一般炖或煮食时口感较差，多用作炒食或生食，比较爽脆可口。

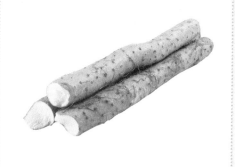

麻山药

麻山药在河北的种植面积很大，外形比铁棍山药、细毛山药要粗。一般亩产4000 斤左右，根毛比较密。表皮不光滑。吃起来口感带一点点麻，但是很面，适合蒸、炖或是煮粥。在我国大部分地区都有出售，但因外形难看价格不高。

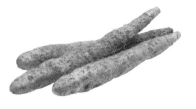

山药的选购与保存

山药的选购方法

1. 要挑外观洁净健康、没有霉斑的

表面有异常斑点的山药绝对不能买，因为这可能已经感染过病害，这样的山药不能食用。

2. 看山药的根须

根须多的，往往比较新鲜；根须少的，储存得当就可以食用，而且，由于水分散发比较多，口感可能更干更面。

3. 看形状

有的山药，长得形状比较奇特，甚至出现分叉，看起来像一个手掌。其实，这样的山药并不影响食用，只是在它生长的时候，尖端碰到了硬物如石块等，它就会避开石块，继续向其他方向生长，是完全可以吃的。不过要注意山药断面应带有黏液，外皮无损伤。

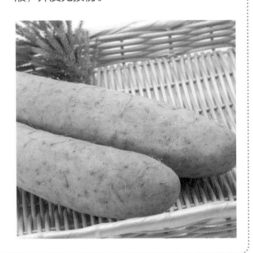

山药的保存方法

由于山药含有大量的黏液和淀粉，如果受潮则易变软发黏，两个星期左右就会发霉，皮色变黄，并最易生虫，故在贮藏过程中应防止湿气的侵入。其具体方法是：宜用木箱包装，箱内用牛皮纸铺垫，箱角衬以刨花或木丝，然后将山药排列整齐装入，上面同样盖纸，钉箱密封，置于通风、凉爽、干燥处。其贮藏处应稍垫高，离墙堆放，以利通风透气；梅雨季节之前，应开箱曝晒，这样就可以安全度夏；春末至秋初，应每个星期检查一次，如发现轻微的霉点，可在阳光下摊晒，再用刷子、纱布或锉刀除去霉斑，然后以山药粉拌之，晒干（如太阳过烈，可在山药上面遮盖薄纸，以免晒裂发黄）。

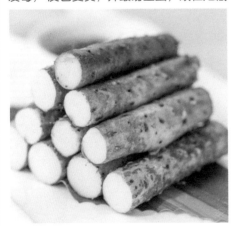

养生问答 Q&A

Q 如何识别铁棍山药?

一看"体形":铁棍山药是山药中比较细的一种。由于市场上对铁棍山药的品质要求比较严格,因此,采摘下来的铁棍山药都比较顺直,粗细较均匀,头尾的粗细差别不大,且一头一尾的直径都要超过一角钱硬币的直径。与它长相类似的山药,同等长度的话,往往可以看出比较明显的一头粗、一头细。

二看颜色:铁棍山药的外皮呈土褐色,比起和它长相稍有些类似的河北山药,颜色要稍深一些。将铁棍山药蒸熟,可以见到里面的山药肉质地细腻,且颜色微微发黄;而看起来相似的假铁棍山药,肉质洁白、质地也稍稍疏松一些。

三比肉质:铁棍山药的肉质比较细腻紧实,这才有了"铁棍"山药之称。由于结构紧实,因此在制作成熟以后,口感才会绵密细腻、又沙又面,这也正是人们喜爱它的原因。肉质该怎么判断呢?取一根山药,用一只手轻拿山药的中央位置,轻轻地上下晃动,山药两头也会随之轻微晃动,但不会断成两段,这样的山药,就是铁棍山药。普通的山药由于含水分大,质地比较脆,轻轻一晃就会断裂。

四看尾端:除了注意山药两头的直径粗细外,还要看一下山药的尾端的形状。铁棍山药的尾端形状浑圆,其他品种的山药尾端则偏尖。

五比口感:蒸熟的铁棍山药,口感绵密,又干又面又甜。其他的山药,吃起来口感要疏松一些,感觉有些"水",没有那么面,味道也稍稍有些麻。

Q 山药吃得越多越好吗?

山药并不是吃得越多越好。山药具有滋阴补肾的功效,适量食用可以提高人体免疫力,但如果食用过量的话,有时会造成性激素分泌过多,引发面部痤疮等内分泌失调疾病。山药属于补益食品,又有收敛作用,所以有湿热寒邪、患便秘的人更不宜多食,所以,山药虽好也不能过量食用。

Q 山药豆发芽能吃吗?

山药豆和山药是同一植物所生,具有较高的营养价值。但是储存久了也像土豆一样会发芽。发芽的山药豆究竟能不能吃,很多人都说不清楚。事实上,山药豆发芽就不能吃了。虽然山药豆即使发芽了也不含龙葵素,但山药豆一旦发芽,就要开始生根。在这个过程中山药豆的营养物质在生长激素的作用下开始发生物质转化,营养价值开始下降,胃肠承受能力较弱者,吃了发芽的山药豆容易出现腹泻的现象。所以山药豆发芽后应该尽量避免食用。

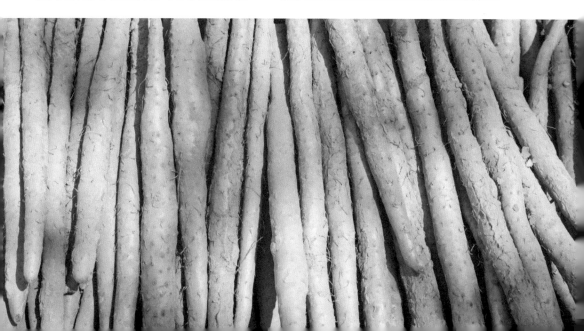

山药与养生

山药全身都是宝

健脾补肺、固肾益精

中医认为，山药具有健脾胃、益肺肾、补虚羸等多种功效，并且对肺虚咳嗽、脾虚泄泻、肾虚遗精、带下及小便频繁等症，都有一定的疗补作用。《本草求真》也有记载："入滋阴药中宜生用，入补脾肺药宜炒黄用。"

别名 薯蓣、怀山药、淮山药、土薯、山薯、玉延。
性味归经 性平，味甘；归脾、肺、肾经。
科属分类 薯蓣科属。

山药叶：山药的嫩茎叶具有益气补脾，美容养颜的功效，可以炒食，但口感不佳，有点涩。

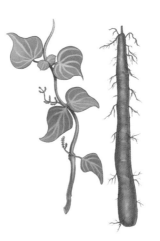

山药豆：味甘、性平，归脾、肺、肾三经，可养肺益阴，补肾固精。口感滑润，香味醇厚，炖鱼炖肉、煮熟后炒鸡均为配菜佳品，用山药豆做成丸子更佳。

山药的营养成分表

（每100克的营养成分）

能量	57 千卡
钾	213 毫克
磷	34 毫克
镁	20 毫克
胡萝卜素	20 微克
钠	18.6 毫克
钙	16 毫克
碳水化合物	12.4 克
维生素 C	5 毫克
维生素 A	3 微克
蛋白质	1.9 克
膳食纤维	0.8 克
硒	0.55 微克
铁	0.3 毫克
烟酸	0.3 毫克

山药的养生功效

○ 帮助消化

山药含有淀粉酶、多酚氧化酶等物质，有利于脾胃消化吸收功能，是一味平补脾胃的药食两用之品。不论脾阳亏或胃阴虚，皆可食用。临床上常与胃肠饮同用治脾胃虚弱、食少体倦、泄泻等病症。

○ 滋补虚损

山药含有多种营养素，有强健机体，滋肾益精的作用。大凡肾亏遗精，妇女白带多、小便频数等症，皆可服之。

○ 益肺止咳

山药含有皂苷、黏液质，有润滑，滋润的作用，故可益肺气，养肺阴，治疗肺虚痰嗽久咳之症。

○ 降低血糖

山药含有黏液蛋白、维生素和微量元素，在降血糖方面有一定的疗效，有助于消除血管壁上的血脂沉淀，对预防心血管疾病和糖尿病很有益处。

○ 延年益寿

山药具有滋补细胞、强化内分泌、补益强壮、增强机体造血功能等作用，可诱生干扰素，改善机体免疫功能，提高抗病能力等，对延缓衰老有着重要作用。

巧用山药治百病

山药面

材料 山药粉1500克，面粉300克，鸡蛋、豆粉、猪油、葱、姜、盐、味精各适量。

制作

1. 面粉、山药粉、豆粉和鸡蛋调匀，加水和盐，揉成面团，擀成薄面片，切成条。
2. 锅内加水，放葱、姜煮沸，下入面条煮熟，放入少许盐、味精、猪油调味即可。

用法 一天一次，一次适量。

适用 脾气虚弱、久泻久痢等症。具有健脾益胃、强肾补精等功效。

山药膏

材料 山药12克，山茱萸、熟地、茯苓、泽泻、怀牛膝、车前子、太子参、炒白术各6克，冰糖适量。

制作

1. 将所有药材洗净，沥干，研末，用水浸12个小时，煎煮3次，分别滤出药液。
2. 将3次药液合并，小火煎浓缩，再加入冰糖调匀收膏。

用法 一天三次，一次8克，开水冲服。

适用 气阴不足症。具有补肾养虚的功效。

山药大米粥

材料 山药50克，大米100克。

制作

1. 山药和大米淘洗干净。
2. 将洗好的食材放入锅中加清水，先以大火煮沸，继以小火煎煮20~30分钟，以米熟为度。

用法 一天两次。

适用 脾胃虚弱、纳少、肺肾亏虚等症。具有补脾养胃、补肾益肺等功效。

山药甜羹

材料 山药400克，白糖200克，淀粉100克，油适量。

制作

1. 山药去皮洗净，切片，浸泡水中。
2. 山药沥干，沾满淀粉，放热油锅炸好。
3. 锅内留油，放白糖，充分变稀后，放炸好的山药片，翻炒匀关火即可。

用法 一次一碗，一天一次。

适用 脾胃虚弱等症。有调理脾胃的功效。

山药红枣汤

材料 山药30克，红枣10颗，紫荆皮9克。

制作

1. 山药去皮洗净，切块；红枣洗净泡发。
2. 将处理好的山药、红枣与紫荆皮一起用水煎服。

用法 一日一剂，分三次服用。

适用 再生障碍性贫血、跌打损伤等症。具有益气补血、消肿止痛等功效。

山药天花粉汤

材料 山药、天花粉各30克。

制作

1. 山药洗净去皮，切块。
2. 将切好的山药与天花粉一同煎汤。

用法 一次服完，一日两次。

适用 贫血、脾胃不适等症。具有补脾、健胃、生血等功效。

山药饮食宜忌

搭配宜忌

❌ 山药 + 油菜 = 同食会降低食疗功效

 +

✅ 山药 + 蜂蜜 = 健脾补肾，抗衰益寿

 +

❌ 山药 + 柿子 = 胃胀，腹痛，呕吐

✅ 山药 + 莲子 = 健脾补肾，抗衰益寿

 +

人群宜忌

✅ 脾虚腹泻者。山药健脾厚肠，能够增强胃肠的活力，促进消化吸收，同时，还能减少腹泻，使人排便正常。长久腹泻者，每天早上坚持喝一碗山药粥，一个月左右腹泻便会得到改善。

✅ 肾亏者。山药中含有多种营养素，有强健机体，滋肾益精的作用。对于男士肾亏遗精，妇女白带多、小便频数等症，都可以通过吃山药来治疗。

❌ 便秘者少食。山药中含有丰富的淀粉，大便干燥、便秘者最好少吃，待这些症状缓解后可以再食用山药。

制作食用宜忌

✅ 山药切片后需立即浸泡在盐水中，以防止氧化发黑。新鲜山药切开时会有黏液，极易滑刀伤手，可以先用清水加少许醋洗，这样可减少黏液。

✅ 山药质地细腻，味道香甜，不过，山药皮容易导致皮肤过敏，所以要削皮后食用。注意削完山药的手不要乱碰，马上多洗几遍手，要不然就会抓哪儿哪儿痒。

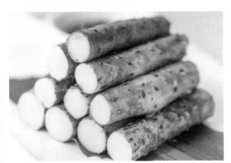

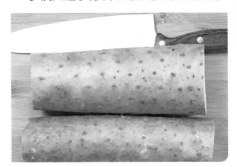

山药美食集锦

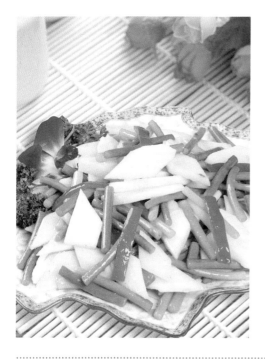

蒜薹炒山药

本品含有丰富的膳食纤维，可刺激大肠排便，调治便秘，预防痔疮的发生。另外还有抗菌消炎等作用。

材料 山药 200 克，蒜薹 200 克，盐 3 克，红椒、油各适量。

制作

1. 将山药去皮洗净，斜切成片；蒜薹洗净，切段；红椒洗净切丝。
2. 热锅下油，放入蒜薹段和山药片翻炒至八成熟，加入红椒丝翻炒至熟，调入盐炒匀即可。

人群宜忌 本品适宜有便秘、痤疮等病症的人群食用。

制作指导 给山药去皮时最好戴上橡胶手套，否则会引起皮肤瘙痒。

山药银耳汁

银耳味甘、淡，性平，无毒，既有补脾开胃的功效，又有益气清肠、滋阴润肺的作用，和山药搭配有排毒瘦身的功效。

材料 银耳 70 克，山药 20 克，鲜百合 20 克，冰块少许。

制作

1. 银耳用水泡至软，用水煮滚后再煮 30 分钟，捞起，放凉；山药洗净，去皮，切块；百合洗净，焯烫。
2. 将银耳、山药与百合倒入搅拌机中，加适量水搅打成汁，加冰块。

人群宜忌 适合女性饮用。

制作指导 银耳最好用温水泡发，加入枸杞子，味道会更好。

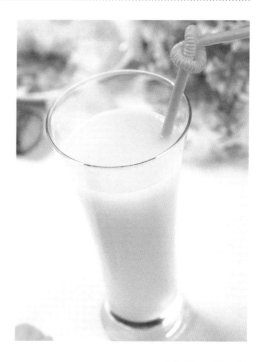

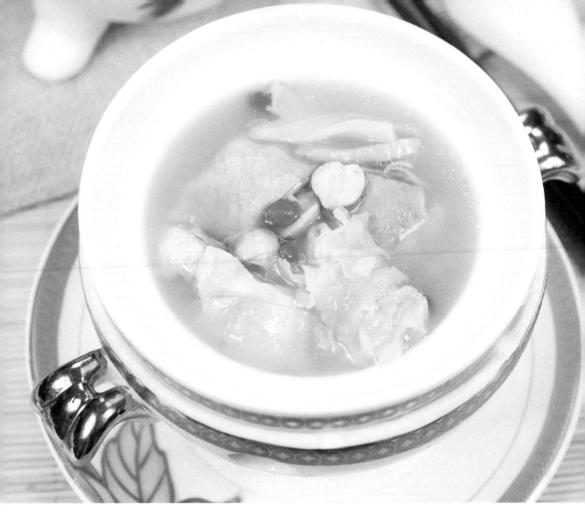

银耳山药莲子鸡汤

本品具有补脾开胃、滋阴润肺等功效。

材料

鸡肉400克，银耳20克，山药20克，莲子20克，枸杞子10克，盐、鸡精各适量。

人群宜忌

适宜体质虚弱、头晕耳鸣、面色萎黄、胃阴亏虚所致的胃痛者、白带清稀过多者食用。

制作指导

莲子对半切开，用牙签很容易将莲子心去除。

制作

1. 鸡肉切块，余水；银耳泡发洗净，撕小块；山药洗净，切片；莲子洗净，对半切开，去莲子心；枸杞子洗净。
2. 炖锅中分别放入鸡肉、银耳、山药、莲子、枸杞子，大火炖至莲子变软。
3. 加入盐和鸡精即可。

鸡肉

山药

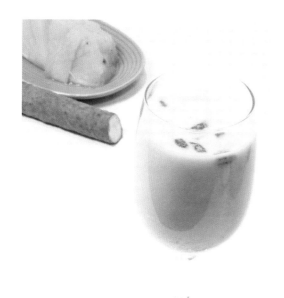

山药菠萝汁

本品具有降低血脂的功效。

材料 山药 35 克，菠萝 50 克，枸杞子 30 克，蜂蜜、冰决各适量。

制作

1. 山药去皮，洗净切块备用；菠萝去皮，洗净，切块；枸杞子冲洗，备用。
2. 将山药、菠萝和枸杞子倒入果汁机中榨汁，再加蜂蜜、冰决拌匀即可。

人群宜忌 适合老年人饮用。

制作指导 山药可以用开水焯一下再搅拌，加胡萝卜，味道会更好。

山药橘子苹果汁

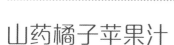

苹果含有丰富的维生素C，橘子中钙质、蛋白质、B族维生素的含量是其他水果的数倍，本品具有排毒瘦身的功效。

材料 山药、橘子、菠萝、苹果、杏仁各适量，冰水 100 毫升，牛奶 200 毫升。

制作

1. 将山药、菠萝去皮，橘子去皮，去核，苹果去核，洗净后均以适当大小切块。
2. 将所有材料放入榨汁机一起搅打成汁，滤出果肉即可。

人群宜忌 适合女性饮用。

制作指导 要选购洁净、无畸形或分枝、根须少的山药，加入盐，味道会更好。

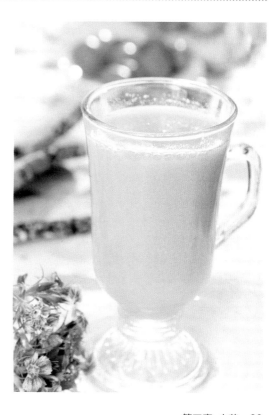

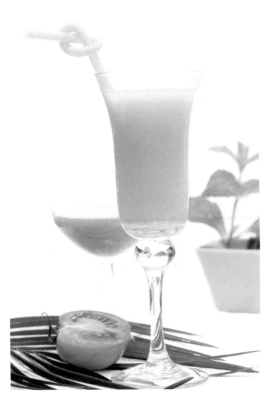

猕猴桃山药汁

猕猴桃含有优良的膳食纤维和丰富的抗氧化物质，能够起到清热降火、润燥通便的作用，和山药搭配是消暑解渴的佳品。

材料 山药 250 克，猕猴桃 2 个，菠萝 250 克，冷开水 500 毫升，蜂蜜适量。

制作

1. 将山药、菠萝、猕猴桃洗净，去皮，切块。
2. 先将冷开水倒入榨汁机中，再将其他材料放入，榨成汁，调入蜂蜜即可。

人群宜忌 适合男性饮用。糖尿病患者饮之不可过量。

制作指导 加入香菇，味道会更好。

白果扣山药

白果有抗过敏、抗衰老、抗微生物的作用，和山药搭配具有润肺平喘、健脾补肾等功效。

材料 白果150克，山药200克，木瓜1个，白糖适量。

制作

1. 山药洗净去皮，切段；木瓜洗净切成瓣。
2. 白果浸泡在温水中。将山药放在盘底，撒少许白糖；然后把木瓜扣在山药上，最后将白果放在最上面，撒上少许白糖。
3. 将摆放好的盘子放在蒸笼上，大火焖蒸，蒸好后取出，撒上白糖即可。

人群宜忌 适宜有汗多黏腻、肢体沉重、身体困倦、胸闷、面色淡黄而暗、舌苔偏厚腻等病症的人群食用。

制作指导 白糖可依据个人口味添加，也可用蜂蜜代替。

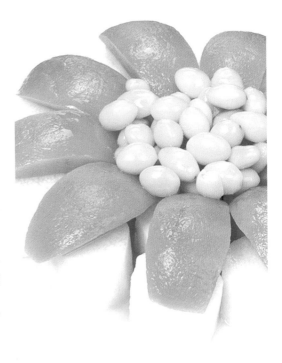

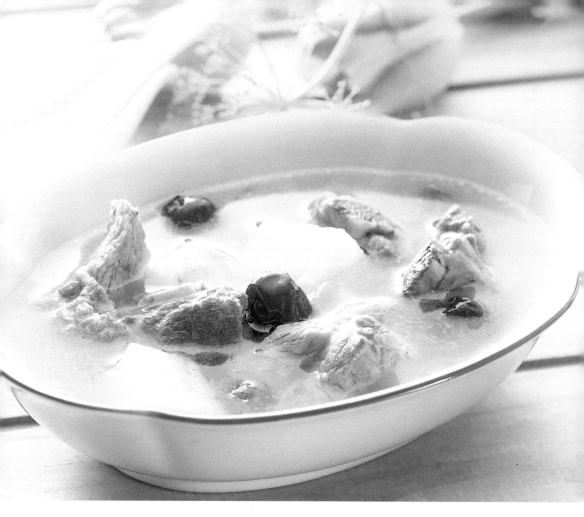

山药红枣排骨汤

本品具有健脾胃、益肺肾、补益气等功效。

材料

山药块 300 克，红枣 10 颗，小排骨 250 克，盐 5 克。

人群宜忌

适宜脾气虚所见的食欲不振、消化不良、神疲乏力、面色萎黄、便稀腹泻、消化性溃疡、慢性萎缩性胃炎等症。

制作指导

排骨要氽烫至起沫，去除血水和杂质。

制作

1. 红枣以清水泡软，洗净，去核，备用。
2. 小排骨洗净，入沸水中氽烫，捞出沥水，备用。
3. 将山药块、红枣、小排骨分别放进煮锅，加适量的水，大火烧开后转小火炖约 30 分钟，加盐调味即可。

山药

红枣

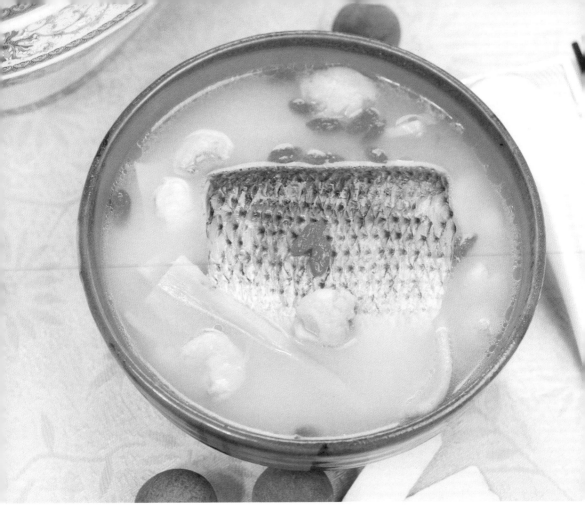

山药桂圆乌鱼汤

本品具有补气养虚、健脾益胃、安神养血等功效。

材料

乌鱼 300 克，桂圆肉适量，山药 200 克，枸杞子 15 克，盐 5 克。

人群宜忌

适宜心悸失眠、产后病后体虚、脾胃气虚、营养不良、食欲不振者食用。感冒、阴虚燥热者慎食。

制作指导

乌鱼处理干净后，可以在鱼身上抹一点盐，腌几分钟，肉质更紧实。

制作

1. 乌鱼处理干净，切块，入沸水中汆去血水；山药、桂圆肉均洗净；枸杞子洗净泡发。
2. 将以上材料放入汤锅中，以大火煮沸后改小火慢炖 1 个小时，加盐即可。

山药

枸杞子

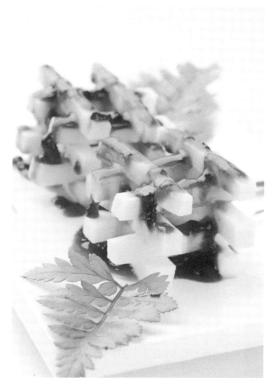

蓝莓山药

蓝莓含有丰富的营养成分，它不仅具有良好的营养保健作用，还可以防止脑神经老化、强心、抗癌、软化血管、增强人机体免疫力等。

材料 山药 200 克，蓝莓酱适量。

制作

1. 山药去皮先切段，再切成小条。
2. 锅中入适量清水大火煮沸后放入山药条，煮 2 分钟。
3. 将焯好的山药过凉水后码入盘中。
4. 蓝莓酱加少许凉白开水稀释，淋在山药条上即可。

人群宜忌 一般人群皆可食用。

制作指导 也可以将山药蒸熟后碾成山药泥，淋上蓝莓汁，口感一样美味。

玉米须山药蛤蜊汤

本汤具有补虚、敛汗、养血等功效。

材料 玉米须 15 克，生姜 10 克，山药 60 克，蛤蜊 200 克，红枣 10 颗，盐适量。

制作

1. 用清水静养蛤蜊 1~2 天，经常换水以漂去沙泥；山药去皮切块；生姜切片。
2. 玉米须、山药、蛤蜊、生姜、红枣洗净。
3. 以上材料放入瓦锅内，加清水适量，大火煮沸后，小火煮 2 个小时，加盐即可。

人群宜忌 适宜小儿盗汗、自汗等症者食用。此汤上火发炎患者不宜食用，无汗而烦躁或虚脱汗出者忌用。

制作指导 玉米须用清水冲洗一遍即可，不用多次冲洗。

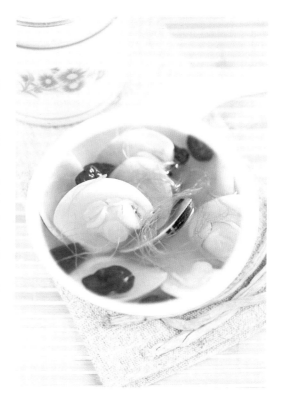

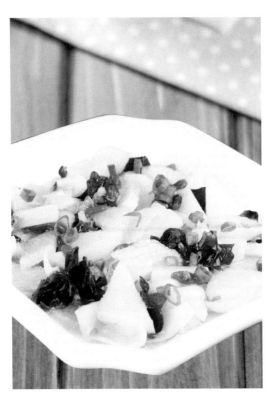

百合蒸山药

山药所含的黏液蛋白有降低血糖的作用，可用于治疗糖尿病，是糖尿病患者的食疗佳品。此菜具有润肺生津、养颜美容等功效。

材料 山药 200 克，水发木耳 50 克，鲜百合 30 克，枸杞子 1 克，葱花少许，盐 4 克，料酒 3 毫升，蚝油 3 毫升，鸡精 2 克，淀粉、香油、油各适量。

制作
1. 山药去皮洗净，切成片；木耳洗净切成小块。
2. 木耳、山药、百合、枸杞子，加蚝油、盐、鸡精、料酒、淀粉、香油拌匀。
3. 拌好的材料放入蒸锅蒸至熟透，取出，撒上葱花，再浇上少许熟油即成。

人群宜忌 适宜皮肤暗黄者食用。

制作指导 如果切完山药皮肤瘙痒，可将手放在大米里反复地搓，能缓解瘙痒感。

椰盅山药乌鸡汤

此汤不仅味道鲜美，营养丰富，还具有降脂降压、滋补养身、补肾抗老等功效。

材料 乌鸡 300 克，女贞子 15 克，椰子 1 个，板栗、山药各 100 克，枸杞子 10 克，盐、鸡精各适量。

制作
1. 乌鸡斩件氽水；板栗去壳；山药切成块；枸杞子、女贞子洗净。
2. 椰子倒出椰汁，留壳备用。
3. 将乌鸡、女贞子、板栗、山药、枸杞子放入锅中，加椰汁慢炖 2 个小时，调入盐和鸡精，盛入椰盅即可。

人群宜忌 适宜肝肾不足、腰膝酸软、须发早白、高脂血症、高血压等症患者。

制作指导 在椰子底部找到一个凹进去的洞，拿一把螺丝刀，沿这个洞往里挖，很容易打开椰子得到完整的壳。

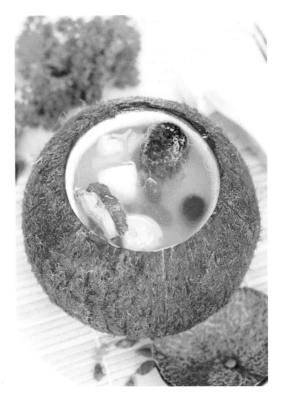

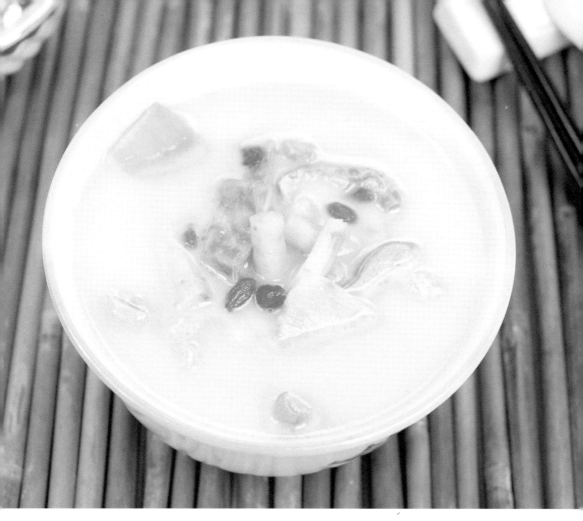

党参山药猪肚汤

山药具有健脾益胃、养肺气、益肾精、聪耳明目、长志安神、延年益寿的功效。党参能够补肾益气。枸杞子能够补气养血。因此本品有补身体、益肠胃等功效。

材料

猪肚 150 克，党参、山药各 20 克，黄芪 5 克，枸杞子、盐、姜片各适量。

人群宜忌

脾胃不适、肾虚精亏、气虚无力、贫血者宜食。

制作指导

清洗猪肚要先用盐擦洗，在清洗过程中再用一些醋，经过盐和醋的作用，可以去除表皮的污物。

制作

1. 猪肚、党参、山药、黄芪、枸杞子洗净。
2. 锅中注水烧开，放入猪肚汆透。
3. 将以上所有材料和姜片放入砂煲内，加清水淹过食材，大火煲沸后改小火煲 2.5 个小时，调入盐即可。

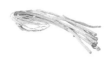

猪肚　　　　　　**党参**

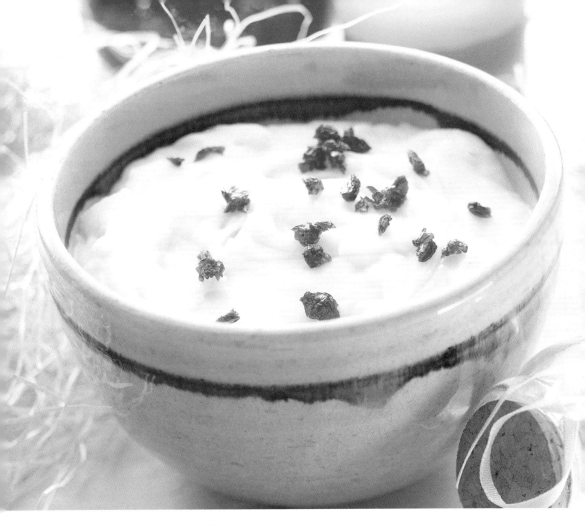

山药杏仁糊

苦杏仁中含有苦杏仁苷，且富含脂肪油，有镇咳、平喘润肠通便之功效，与山药搭配具有补中益气、温中润肺的功效。

材料
山药粉 10 克，杏仁粉 5 克，鲜奶 200 毫升，白糖、红提干各少许。

人群宜忌
适宜有肺虚久咳、脾虚体弱、体虚、便秘等病症的人群食用。肺结核、慢性肠炎、干咳无痰患者慎食。

制作指导
熬制过程中要注意火候，防止煳锅。

制作
1. 将牛奶倒入锅中以小火煮，倒入山药粉与杏仁粉，并加白糖调味，边煮边搅拌，以免烧焦粘锅。
2. 煮至汤汁呈糊状，盛出撒上红提干即可。

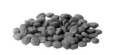

杏仁

鲜奶

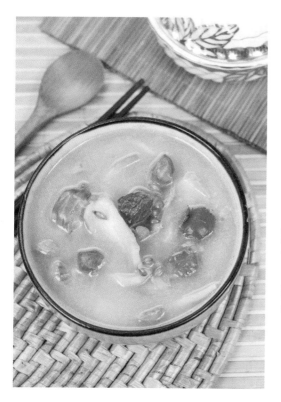

山药麦芽鸡汤

本品具有疏肝醒脾、退乳除胀等功效。

材料 鸡肉 200 克，山药 300 克，麦芽、神曲各适量，蜜枣 20 克，盐 4 克，鸡精 3 克。

制作

1. 鸡肉切块氽水；山药洗净，去皮，切块；麦芽淘洗干净，浸泡。
2. 锅中放入鸡肉、山药、麦芽、神曲、蜜枣，小火慢炖 1 个小时左右。
3. 然后放入盐、鸡精稍煮即可。

人群宜忌 适宜脾胃气虚所见的神疲乏力、食欲不振、食积腹胀、慢性萎缩性胃炎、胃癌等症患者。

制作指导 想要鸡肉更入味，可提前 30 分钟进行腌渍。

山药绿豆汤

山药含有大量的黏液蛋白、维生素及微量元素，有助于阻止血脂在血管壁的沉淀；绿豆有清热解毒的作用。两者搭配具有利尿消肿、降压降脂、祛热止渴等功效。

材料 山药、绿豆各 100 克，白糖适量。

制作

1. 绿豆泡发，沥干水分后放入锅中，加入清水，以大火煮沸，再转小火续煮 40 分钟至绿豆完全软烂，加入白糖搅拌至溶化后熄火；山药去皮，洗净，切小丁。
2. 另外准备一锅滚水，放入山药丁煮熟后捞起，与绿豆汤混合即可食用。

人群宜忌 适宜高血压、高脂血症、高胆固醇血症、糖尿病、动脉硬化、冠心病等症患者。

制作指导 可以用冰糖来代替白糖。

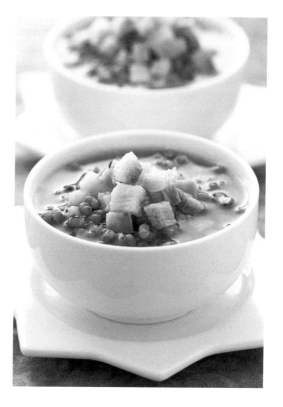

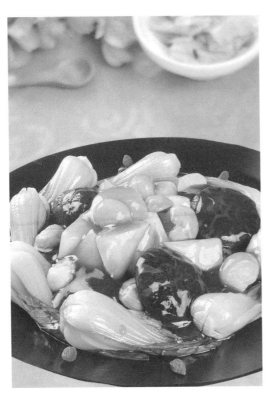

香菇板栗烧山药

此菜不仅口感滑嫩爽口，而且富含营养，具有开胃消食、降压生津、祛热补虚等功效。

材料 山药 150 克，香菇 100 克，板栗、油菜各 50 克，枸杞子、盐、水淀粉、味精、油各适量。

制作

1. 山药洗净切块；香菇洗净；板栗去壳洗净；油菜洗净。
2. 板栗煮熟；油菜过水烫熟，摆盘备用。
3. 热锅下油，放入山药、香菇、板栗爆炒，调入盐、味精，用水淀粉收汁，装盘，以枸杞子装饰即可。

人群宜忌 适宜消化不良、厌食、高血压、内热烦渴等症患者。

制作指导 用盐水煮板栗，板栗壳会更容易脱落。

银耳山药羹

银耳可滋阴润燥、清热泻火，还能降压降脂；山药可益气补虚、降低血压。两者搭配同食，具有降压降脂、补气清火的功效。

材料 山药 200 克，银耳 30 克，白糖 15 克，水淀粉 10 毫升。

制作

1. 山药去皮，洗净，切小丁；银耳洗净，用水泡 2 个小时至软，然后去硬蒂，切细末。
2. 砂锅洗净，将山药、银耳放入锅中，倒入适量水煮开。
3. 加入白糖调味，再加入水淀粉勾薄芡，搅拌均匀。

人群宜忌 适宜内热干渴、高血压、体虚无力等症患者。

制作指导 用冰糖代替白糖效果更佳。

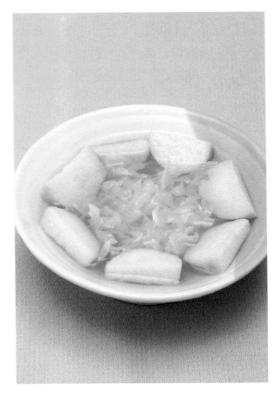

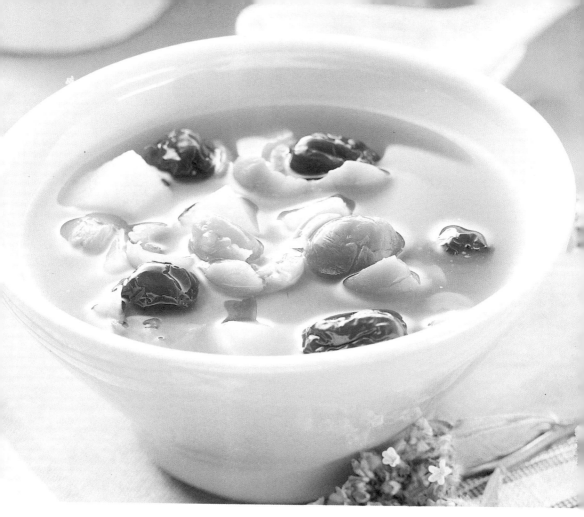

桂圆山药红枣汤

本品具有健胃消食、补气养血、安神醒脑等功效。

材料
红枣6克，桂圆肉80克，冰糖适量，山药150克。

人群宜忌
适宜有胃虚食少、气血不足、神经衰弱、健忘、失眠、惊悸、心悸怔忡、食欲不振等病症的人群食用。

制作指导
桂圆属温补类，容易生内热，因此少年及体壮者少食为宜。

制作
1. 山药去皮、洗净，切成块；红枣、桂圆肉洗净；锅中加入适量水，以大火煮开。
2. 水煮开后加山药、红枣。
3. 待山药熟透、红枣松软，将桂圆肉剥散加入，待桂圆的香甜味渗入汤中即可熄火，可酌加冰糖提味。

红枣　　　　　　　冰糖

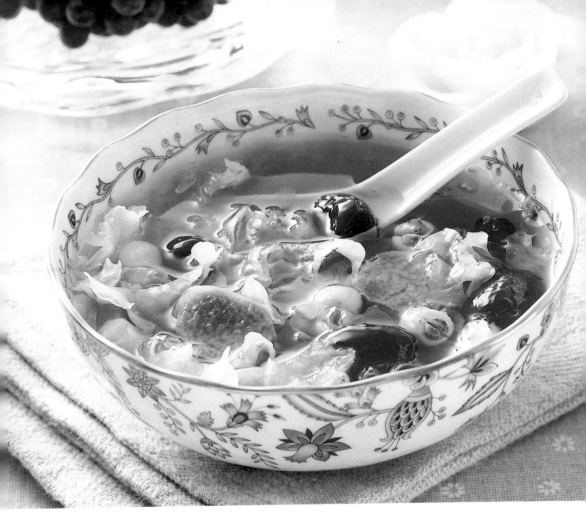

莲子山药芡实甜汤

本品具有健脾消食、安神养颜、降压安神等功效。

材料

银耳100克，莲子20克，芡实30克，山药100克，红枣6颗，冰糖适量。

人群宜忌

适宜脾虚久泻、食欲不振、皮肤干燥粗糙、心烦失眠、体质虚弱、高血压等症患者。痰湿中阻、食积腹胀者应慎食。

制作指导

银耳泡发后要去掉尾部呈淡黄色的部分。

制作

1. 银耳洗净，泡发。
2. 红枣用刀划几个口；山药洗净，去皮，切块。
3. 银耳、莲子、芡实、红枣放入锅中，加水煮约20分钟，待莲子、银耳煮软，将山药放入一起煮，加冰糖调味即可。

银耳

莲子

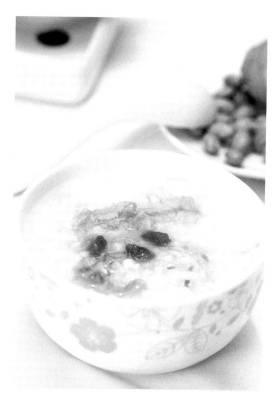

山药薏米白菜粥

薏米的营养价值很高，易消化吸收，煮粥、做汤均可。此粥具有化湿祛痰、健脾和胃的功效，非常适合痰湿逆阻型的高血压患者食用。

材料 大米 70 克，白菜 30 克，山药、薏米各 20 克，盐、枸杞子各适量。

制作

1. 大米、薏米均洗净泡发；山药洗净，去皮切块；白菜洗净，切丝。
2. 锅置火上，倒入清水，放入大米、薏米、山药，以大火煮开。
3. 加入白菜和枸杞子煮至浓稠状，调入盐拌匀即可。

人群宜忌 适宜高血压、脾胃不适、痰多湿热等症患者。

制作指导 喜欢黏粥的人可以用糯米来代替大米。

猪腰山药薏米粥

此粥具有利水渗湿、补肾强腰、增强机体免疫力的功效。

材料 猪腰 100 克，山药 80 克，薏米 50 克，糯米 120 克，盐 3 克，味精 2 克，葱花、香油各适量。

制作

1. 猪腰收拾干净，切花刀；山药去皮后洗净，切块；薏米、糯米淘净，浸泡好。
2. 锅置火上，加水，下入薏米、糯米，大火煮沸后放入山药，转中火煮 30 分钟。
3. 改小火，放入猪腰，待熟后调入适量的盐和味精，再淋入香油、撒上葱花即可。

人群宜忌 适宜高血压、四肢乏力等症患者。脾胃较虚弱的患者不宜食用太多。

制作指导 清洗猪腰时，将猪腰剥去薄膜，剖开去筋，切花刀后，用清水漂洗一遍即可。

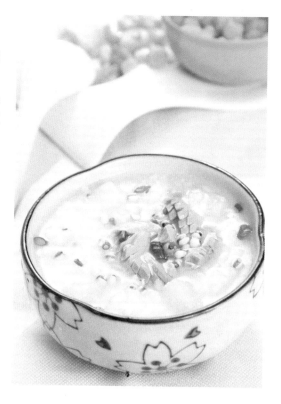

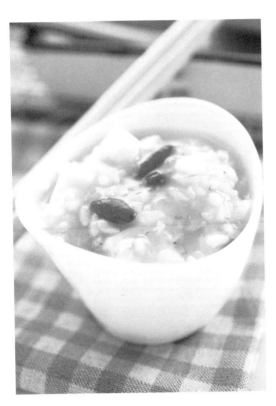

山药枸杞粥

此粥不仅味道清爽，营养丰富，还可以帮助新陈代谢，恢复体力，消除疲劳。常食具有降低血糖、安神静心等功效。

材料 山药 500 克，大米 100 克，枸杞子 10 克，面粉 50 克，盐 5 克。

制作

1. 山药去皮洗净，捣成泥状，加入面粉拌匀成团，放入沸水中煮至浮起，然后捞出备用；枸杞子洗净。
2. 大米淘洗干净后放入锅中，放入适量清水煮沸，改小火慢煮。
3. 加入处理好的枸杞子、山药丸子和盐略煮后即可。

人群宜忌 适宜疲劳无力、高血糖、肿瘤等症患者。

制作指导 山药可以采取按压摩擦的方式做成泥。

胡萝卜山药大米粥

胡萝卜含较多营养物质，对人体有保健功能，与山药搭配具有健脾补肺、益胃补肾、促消化等功效。

材料 胡萝卜 20 克，山药 30 克，大米 100 克，盐 3 克，味精 2 克。

制作

1. 将大米洗净泡发；山药去皮洗净，切块；胡萝卜洗净切丁。
2. 将锅置于火上，倒入大米，加入适量清水，大火煮至米粒开花。
3. 加入山药、胡萝卜，改小火煮粥，加盐、味精调味即可。

人群宜忌 适宜脾胃虚弱、肺气虚燥、消化不良等症患者。

制作指导 也可依据个人口味，将粥做成甜味儿。

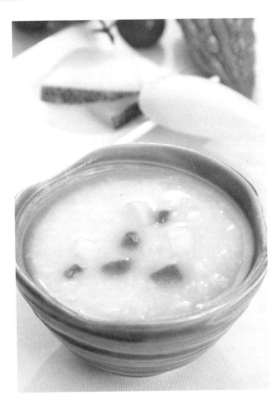

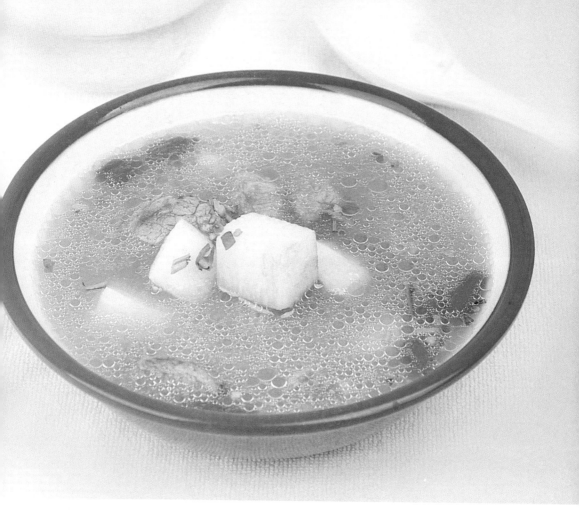

枸杞山药牛肉汤

此汤不仅味道香美，而且富含维生素C、铁、蛋白质、氨基酸等营养成分，具有滋补养人、提高免疫力、强身健体、补肾益气等功效。

材料

山药200克，牛肉125克，枸杞子、盐、香菜末各适量。

人群宜忌

适宜体弱无力、肾虚精亏、免疫力低下等症患者。

制作指导

牛里脊肉是牛肉中最嫩的部分。

制作

1. 将山药去皮，洗净切块；牛肉洗净，切块汆水；枸杞子洗净备用。
2. 净锅上火倒入水，调入盐，下入山药、牛肉、枸杞子煲至熟，撒入香菜末即可。

牛肉

枸杞子

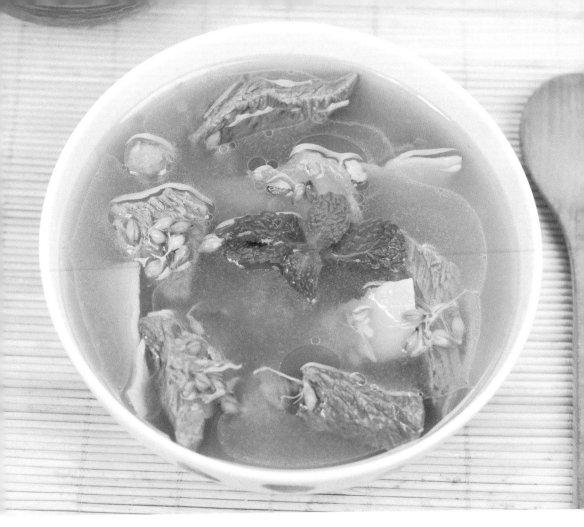

麦芽山药牛肚汤

本品具有健脾益气、消食化积等功效。

材料

牛肉 150 克，炒麦芽 30 克，山药 30 克，盐少许，牛肚 100 克。

人群宜忌

适宜脾胃气虚、小儿营养不良、体质虚弱、内脏下垂、食积不化、胃胀胃痛、脾虚腹泻等症患者。

制作指导

牛肚要清洗干净，可用碱面揉搓三分钟后洗净。

制作

1. 山药去皮，洗净切块；牛肉洗净，切块氽水；牛肚洗净，切片。
2. 将牛肉放入沸水中氽烫，捞出后用凉水冲干净。
3. 净锅上火倒入水，下入牛肉、牛肚、山药、炒麦芽大火煮开，转小火煲至牛肚、牛肉熟烂，加盐调味即可。

牛肉

山药

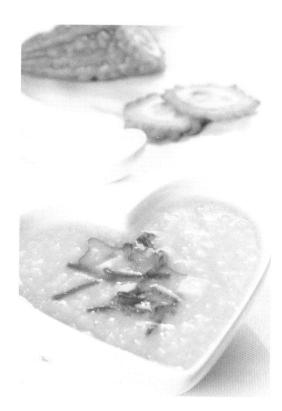

山药鹿茸山楂粥

鹿茸是一种贵重的中药,用于滋补强壮，对身体虚弱、神经衰弱等有疗效。搭配山药、山楂有补精髓、助肾阳、健脾胃的功效。

材料 山药30克,鹿茸10克,山楂片2片,大米100克,盐、生菜丝各少许。

制作

1. 山药去皮，洗净切块；大米洗净泡发；山楂片切丝。

2. 鹿茸入锅，倒入一碗清水熬至半碗，去渣装碗待用。原锅注水，放入大米，煮至米粒绽开，放入山药、山楂丝同煮。

3. 倒入鹿茸汁，改小火煮至粥稠时，加盐调味，放入生菜丝即可。

人群宜忌 适宜有脾虚食少、久泻不止、肺虚喘咳、肾虚遗精等病症的人群食用。

制作指导 鹿茸要用盐水浸泡30分钟，慢慢用手轻轻搓洗，方可干净。

山药黑芝麻粥

黑芝麻富含多种营养成分，具有益肾、强身的作用，与山药、大米搭配具有提高免疫力、利尿、润燥、滑肠、通乳等功效。

材料 大米60克,山药30克,黑芝麻、冰糖各90克,绿豆芽、枸杞子、牛奶各适量。

制作

1. 大米浸泡30分钟；山药去皮，切小块；黑芝麻、绿豆芽、枸杞子洗净备用。

2. 山药、黑芝麻、绿豆芽与大米一同煮粥，加入冰糖、枸杞子、牛奶煮沸即可。

人群宜忌 适宜内热肺燥、胃肠不适、免疫力低下等症患者。

制作指导 建议使用脱脂牛奶。

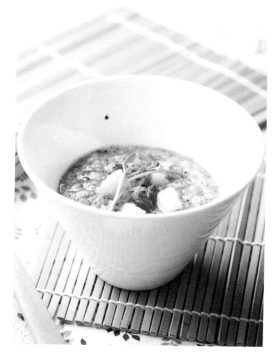

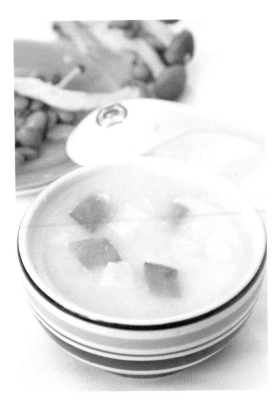

山药扁豆粥

山药具有促进白细胞吞噬的作用，扁豆可以刺激骨髓造血、提升白细胞数。此粥具有增强人体免疫力、补益脾胃、强身健体等功效。

材料 鲜山药 30 克，白扁豆 15 克，大米 30 克，白糖适量。

制作

1. 大米、扁豆淘洗干净，扁豆去筋切段，浸泡 30 分钟后，加水共煮至八成熟。
2. 山药去皮洗净，捣成泥状加入煮至稀。
3. 调入适量白糖即可。

人群宜忌 适宜风寒引起的感冒、脾胃虚弱、体弱多病等症患者。

制作指导 喜欢咸食的朋友，可将粥做成咸香味。

黄瓜炒山药

黄瓜含有多种营养成分，能抑制糖类转化为脂肪，与山药搭配具有降压降脂、清肺生津等功效。

材料 黄瓜 300 克，山药 150 克，红椒 20 克，姜片、蒜末、葱白、盐、水淀粉、鸡精、白醋、油各适量。

制作

1. 山药去皮洗净，切长丝；黄瓜洗净去皮，切丝；红椒洗净切开，去籽，切成丝。
2. 锅中加约 800 毫升清水烧开，倒入少许白醋，放入山药，煮沸后捞出备用。
3. 用油起锅，倒入姜片、蒜末、葱白、红椒丝爆香，倒入黄瓜，拌炒片刻，倒入山药拌炒匀，加入盐、鸡精炒匀，加入少许水淀粉，起锅盛入盘中即可。

人群宜忌 适宜有高血压、高脂血症、暑热伤津、肺燥干咳等病症的人群食用。

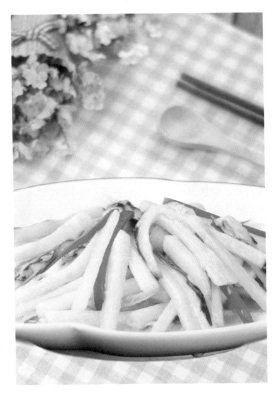

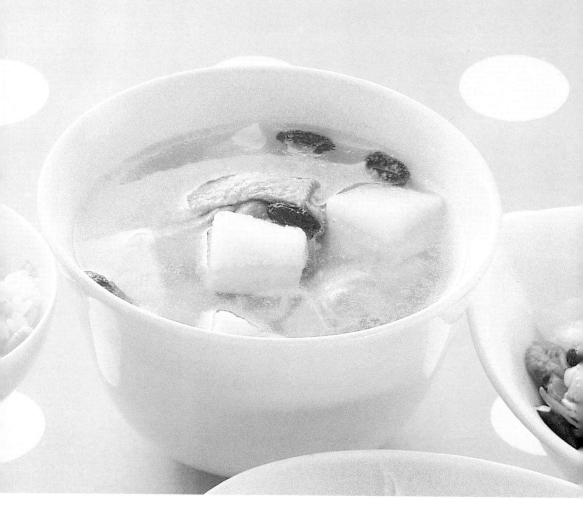

白芍山药鸡汤

本品具有补气养血、健脾补虚等功效。

材料

鸡肉 300 克，山药 100 克，莲子 25 克，白芍 15 克，枸杞子 5 克，盐适量。

人群宜忌

适宜气血亏虚、神疲乏力、胃痛、体虚、遗精、盗汗等症患者。

制作指导

莲子要取出心，否则味道发苦。

制作

1. 山药去皮，洗净切块；莲子、白芍及枸杞子洗净。
2. 鸡肉氽去血水。
3. 锅中加水，放入山药、白芍、莲子、鸡肉；水沸腾后，转中火煮至鸡肉熟烂，加枸杞子，加盐即可。

鸡肉

莲子

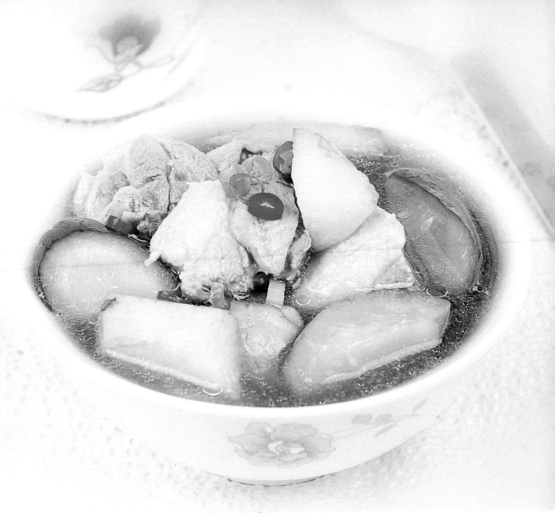

山药黄瓜鸭汤

鸭肉营养丰富，黄瓜清热解渴，山药有很强的补阴作用，与鸭肉、黄瓜一同煲汤，具有消内热、除水肿之效。

材料

鸭块300克，黄瓜50克，山药150克，油、盐、味精、香油、葱花、姜末、红椒圈各适量。

人群宜忌

适宜体虚无力、烦热干渴、大便干结、水肿等症患者。

制作指导

在汤中加入少许啤酒炖制，可以使鸭肉更嫩。

制作

1. 将鸭块清洗干净；山药、黄瓜清洗干净切块备用。
2. 炒锅上火倒入油，将姜末爆香；倒入水，调入盐、味精。
3. 下入鸭块、山药、黄瓜煲至熟，淋入香油，盛出撒上葱花和红椒圈即可。

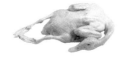

鸭子

黄瓜

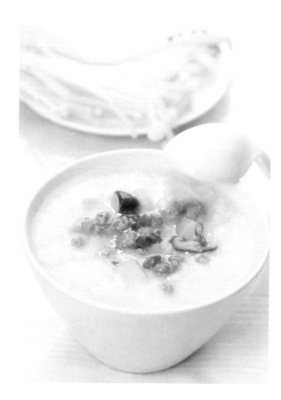

山药香菇瘦肉粥

此粥具有很好的食疗作用，不仅味道鲜美，营养丰富，还具有补肾养血、滋阴润燥的功效。

材料 山药、香菇、猪肉各100克，大米80克，盐、味精、葱花各适量。

制作

1. 香菇用温水泡发，切片；山药洗净，去皮，切块；猪肉洗净，切末；大米淘净，浸泡30分钟后，捞出沥干水分。

2. 锅中注水，下入大米、山药，大火烧开至粥冒气泡时，下入猪肉、香菇煮至猪肉变熟。

3. 再改小火将粥熬好，加盐、味精调味，撒上葱花即可。

人群宜忌 适宜食欲不振、热病伤津、咳嗽、气喘等症患者。

制作指导 香菇泥沙较多，要放在盐水中浸泡15分钟，再用手搓洗即可洗净。

山药黑豆粥

黑豆营养价值很高，具有祛风、活血、解毒等功效。山药与黑豆同煮粥，具有养胃护胃、补虚强肾、解毒祛湿等功效。

材料 大米60克，山药、黑豆、玉米粒各适量，薏米30克，盐、葱各适量。

制作

1. 大米、薏米、黑豆均洗净泡发；山药去皮，切成小丁；玉米粒洗净；葱洗净，切花。

2. 锅置火上，倒入清水，放入大米、薏米、黑豆、玉米粒，以大火煮至开花。

3. 加入山药丁煮至浓稠状，调入盐拌匀，撒上葱花即可。

人群宜忌 适宜肾虚、水肿、体虚、中毒、胃部不适等症患者。

制作指导 可依据个人口味将粥做成甜味。

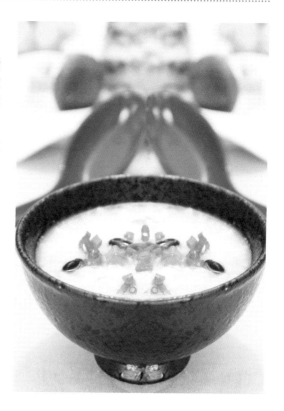

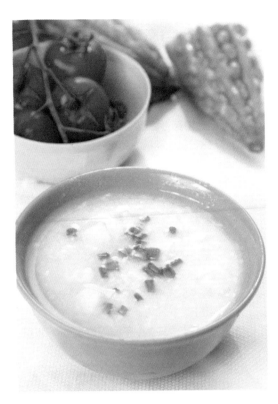

豆腐山药粥

豆腐是我国的传统豆制品，不仅营养丰富，与山药搭配还具有降压降脂、益气通肠、清热健胃等功效。

材料 大米90克，山药30克，豆腐40克，盐、味精、香油、葱各少许。

制作

1. 大米洗净泡发；山药去皮洗净，切块；豆腐洗净，切块；葱洗净切花。
2. 锅置火上，注入水后，放入大米用大火煮至米粒开花。
3. 放入山药、豆腐，改用小火煮至粥成，放入盐、味精、香油入味，撒上葱花即可。

人群宜忌 适宜高血压、高脂血症、气血双亏、肾虚无力等症患者。

制作指导 可依据个人喜好将大米换成其他的米。

冬瓜山药炖鸭

冬瓜、山药和鸭块同煮，具有提高免疫力、祛热降压、生津益肺、利尿消肿等作用。

材料 净鸭500克，山药100克，枸杞子25克，料酒、冬瓜、葱、姜、盐各适量。

制作

1. 净鸭清洗干净剁成块，汆水后沥干；山药、冬瓜均去皮，清洗干净后切成块；葱清洗干净切碎；枸杞子清洗干净；姜清洗干净切片。
2. 锅中加水烧热，倒入鸭块、山药、枸杞子、冬瓜、姜片、料酒煮至鸭肉熟。
3. 加入盐调味，盛出撒上葱花即可。

人群宜忌 适宜高血压、口干肺燥、水肿、小便不利、肺痈咳喘等症患者。

制作指导 加入啤酒可使味道更鲜美，鸭肉更嫩。

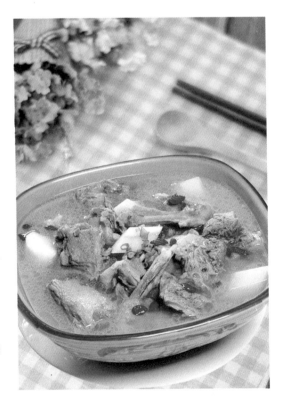

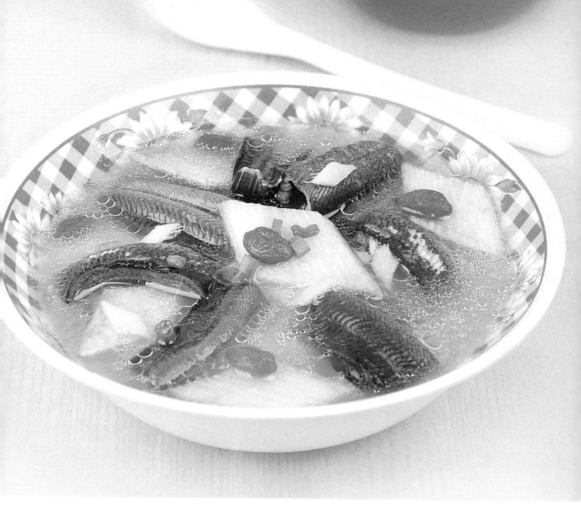

山药鳝鱼汤

鳝鱼的营养价值很高，可以预防因食物不消化引起的腹泻。同时，鳝鱼还具有补血益气、宣痹通络的保健功效。而山药是强肾补虚佳品，两者搭配具有益脾补肾、补中益气等功效。

材料
鳝鱼2条，山药25克，枸杞子、盐各5克，葱花、姜片各2克。

人群宜忌
适宜消化不良、腹泻、肾虚、脾胃虚弱等症患者。

制作指导
鳝鱼的表皮有黏膜，用醋加上面粉搓揉就可洗净。

制作
1. 将鳝鱼收拾干净切段，汆水；山药去皮清洗干净，切片；枸杞子清洗干净备用。
2. 净锅上火加水，调入盐、姜片，下入鳝鱼、山药、枸杞子煲至熟，撒上葱花即可。

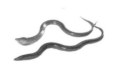

鳝鱼

姜

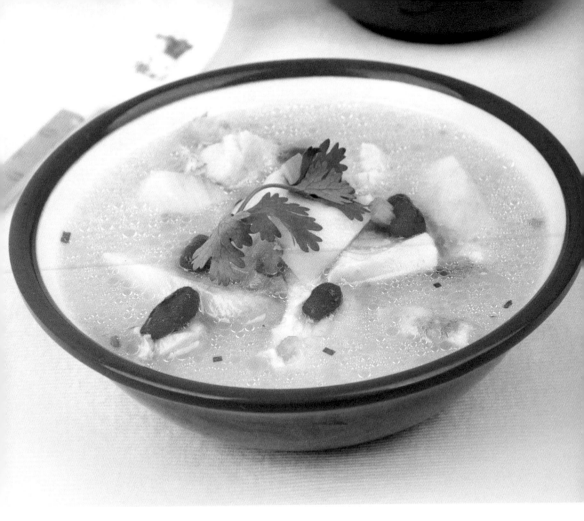

山药鱼头汤

此汤中含有丰富的蛋白质、脂肪、钙、铁、锌等营养成分，不仅味道鲜美，还具有降血脂、提神健脑、强身补虚等功效。

材料

鲢鱼头 400 克，枸杞子 10 克，山药 100 克，盐、油、鸡精、香菜、葱花、姜末各适量。

人群宜忌

适宜免疫力低下、高脂血症、营养不良等症患者。

制作指导

鱼头劈开后，更容易清洗干净。

制作

1. 鲢鱼头冲洗干净剁成块；山药洗净去皮切块；枸杞子洗净；香菜洗净，切段。
2. 葱花、姜末入油锅爆香，下入鱼头略煎后加水，放入山药、枸杞子，调入盐、鸡精煲至熟，撒入香菜即可。

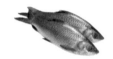

鲢鱼

枸杞子

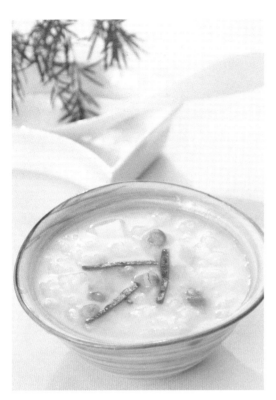

山药山楂黄豆粥

黄豆的营养价值很高，常食可预防肠癌、胃癌。此粥有消食开胃、降压抗衰老、增强记忆力等功效。

材料 大米 90 克，山药块 30 克，山楂丝、黄豆各 5 克，盐、味精各适量。

制作

1. 取大米、黄豆淘净，用水浸泡 30 分钟，备用。
2. 锅中入山药、山楂、黄豆、大米、水，共熬至粥将熟时加入盐、味精，稍煮即可。

人群宜忌 适宜老年夜盲症、高血压、老年人记忆力减弱、消化不良等症患者。

制作指导 黄豆一定要提前浸泡，不然不易煮熟。

山药黑米粥

黑米具有"药米"之称，营养丰富，味道爽口，具有很好的滋补作用，与山药搭配，具有滋阴补血、健脾益肺、增强免疫力等功效。

材料 黑米 100 克，山药 50 克，红枣 15 颗，莲子 30 克。

制作

1. 将黑米用水洗净泡发；莲子洗净，入水浸泡 30 分钟左右；把山药冲洗干净，削去外皮，切成小块；红枣洗净，去核。
2. 锅中加入适量的水，将黑米、莲子倒入，先用大火煮沸，再换小火煮至粥黏稠，加入山药和红枣，中火煮 15 分钟即可。

人群宜忌 适宜免疫力低下、脾胃虚弱、气血亏虚等症患者。

制作指导 黑米先用清水泡，如果水变色，就说明是假的黑米。

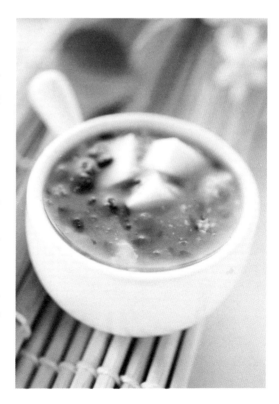

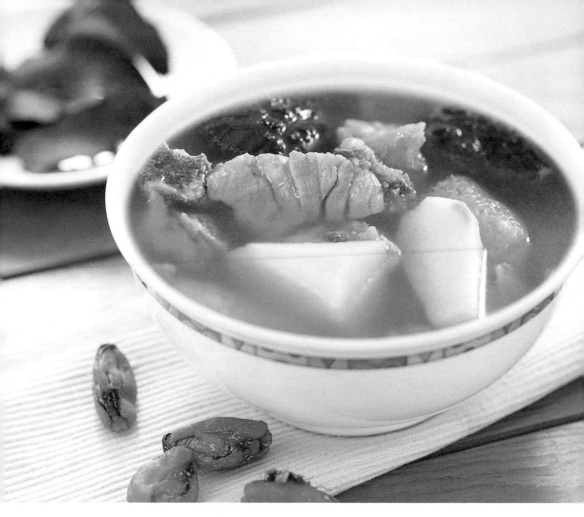

白芍山药排骨汤

本品可疏肝解郁，祛风明目，具有补气益血、疏肝理气、止痛消炎、美白皮肤、抗衰老的作用，尤其适合女性食用。

材料
白芍、蒺藜各 10 克，山药 300 克，排骨 250 克，红枣 10 颗，盐 3 克。

人群宜忌
适合女性食用，特别适合哺乳期的妇女食用；大便燥结者忌食。

制作指导
装中药的布袋最好布质稀疏，建议使用纱布。

制作
1. 白芍、蒺藜装入纱布袋里，系紧袋口；红枣泡软，去核洗净；排骨斩块，汆烫后捞起。
2. 将排骨、红枣、山药和中药袋放锅内，加水以大火煮开转小火炖 40 分钟，加盐调味即可。

白芍

排骨

山药苹果酸奶

酸奶可抑制体内胆固醇还原酶，从而降低人体内胆固醇水平，防治动脉硬化、冠心病等疾病。山药和苹果均可补气健脾胃、涩肠止泻，并且能降低血压和血糖，对脾虚、经常腹泻的高血压患者有较好的食疗作用。

材料

新鲜山药 200 克，苹果 200 克，酸奶 150 毫升，冰糖少许。

人群宜忌

适宜脾胃不适、腹泻、高血压、高血糖等症患者。

制作指导

也可依个人喜好将苹果换成香蕉等其他水果。

制作

1. 将山药削皮，用清水洗净，切成块备用。
2. 苹果洗净，去皮，切成块。
3. 将准备好的材料放入搅拌机内，倒入酸奶、冰糖搅打即可。

苹果

酸奶

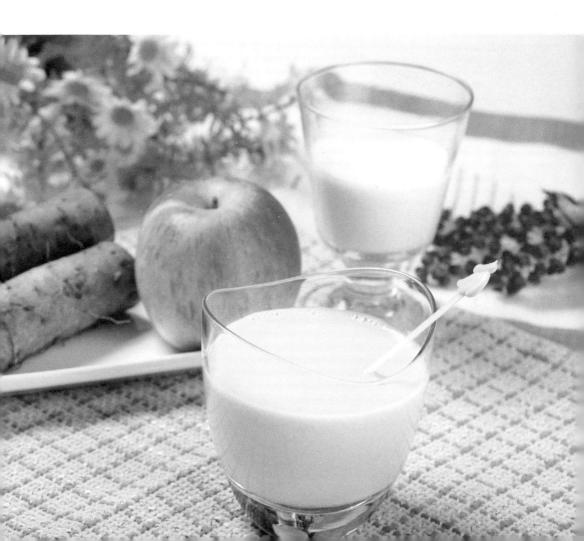

芡实山药老鸽汤

本品可补气健脾，补虚益气。芡实、鸽肉同煲汤，补而不燥，有利平补脾胃。

材料

老鸽1只，猪瘦肉300克，山药60克，芡实30克，桂圆肉15克，生姜3片，盐、枸杞子各适量。

人群宜忌

适宜脾胃气虚和心悸失眠者食用；湿热泄泻或实证水肿者不宜用。

制作指导

煲汤过程中要注意水是否煮干，水少时要适量添加。

制作

1. 老鸽剖净；猪瘦肉切块，与鸽肉一起氽水，捞出沥干。
2. 山药、芡实、桂圆肉、枸杞子洗净，与鸽肉、猪瘦肉、姜片同放煲里加水以大火煮沸后，改小火煲3个小时，以盐调味即可。

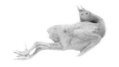

老鸽

猪瘦肉

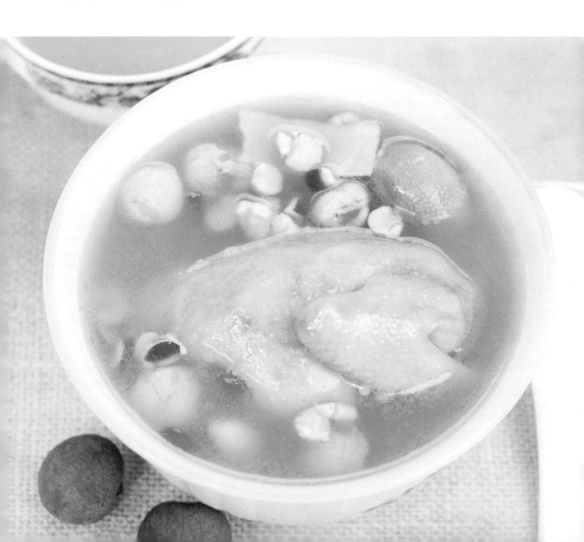

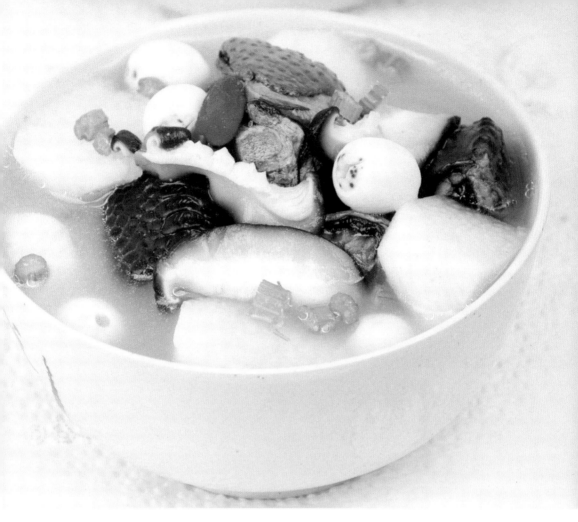

莲子乌鸡山药煲

乌鸡含丰富的蛋白质、维生素和微量元素，是补虚劳、养身体的上好佳品。本品具有养心安神、健脾补肾、补血益气等功效。

材料

乌鸡 200 克，鲜香菇 45 克，山药 35 克，莲子 10 颗，盐、葱花、姜片、枸杞子各适量。

人群宜忌

适宜高血压、心脏病、骨质疏松、佝偻病、妇女缺铁性贫血症等症患者。

制作指导

莲子泡发后，剖开，用牙签可轻松将莲心去除。

制作

1. 将乌鸡处理干净，放沸水中汆烫，捞出。
2. 鲜香菇洗净切片；山药去皮后洗净，切块；莲子泡发，去莲心，洗净备用。
3. 锅中加适量清水，下入姜片、乌鸡、鲜香菇、山药、莲子，大火烧沸后转小火煲至成熟，加盐调味，撒上枸杞子和葱花即可。

乌鸡

鲜香菇

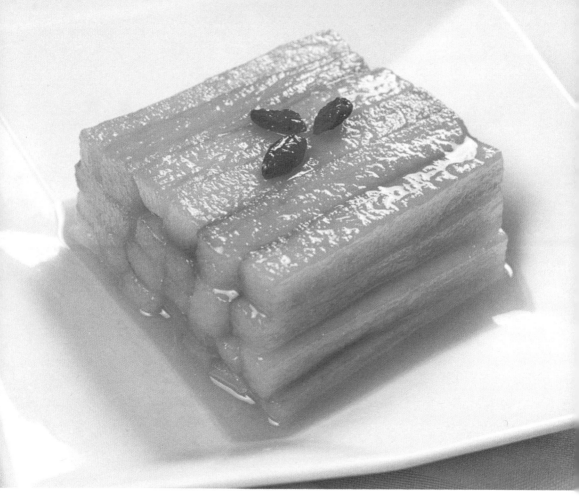

橙汁山药

橙汁山药不仅味道酸甜，营养丰富，而且具有促消化、益脾胃、降血压、生津止渴等功效。

材料

山药 500 克，橙汁 100 毫升，枸杞子 8 克，白糖 30 克，淀粉 25 克。

人群宜忌

适宜消化不良、脾胃不适、高血压、口干虚热等症患者。

制作指导

也可以将橙汁换成其他的果汁来制作。

制作

1. 山药去皮洗净，切条，入沸水中煮熟，捞出，沥干水分；枸杞子稍泡备用。
2. 橙汁加热，加白糖，最后用淀粉加水勾成芡汁。
3. 将加工的橙汁淋在山药上，腌渍入味，放上枸杞子即可。

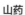

山药

枸杞子

节瓜山药煲老鸭

养心神，益肾气。节瓜健脾，老鸭滋阴养胃，二者煲汤可以补益虚损。

材料

节瓜 200 克，山药 50 克，莲子 20 克，陈皮 2 片，老鸭半只，生姜片 5 克，盐适量。

人群宜忌

此汤老少皆宜；大便秘结者及患外感病前后应慎食此汤。

制作指导

老鸭肉柴，煲汤效果最好。

制作

1. 老鸭剖净，斩件，氽去血水，捞出；节瓜去皮，切厚片；山药、莲子、陈皮洗净。
2. 将老鸭块、节瓜、山药、莲子、生姜片放煲内，烧沸放陈皮，中火煲 3 个小时，放入适量盐调味即可。

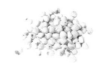

莲子

陈皮

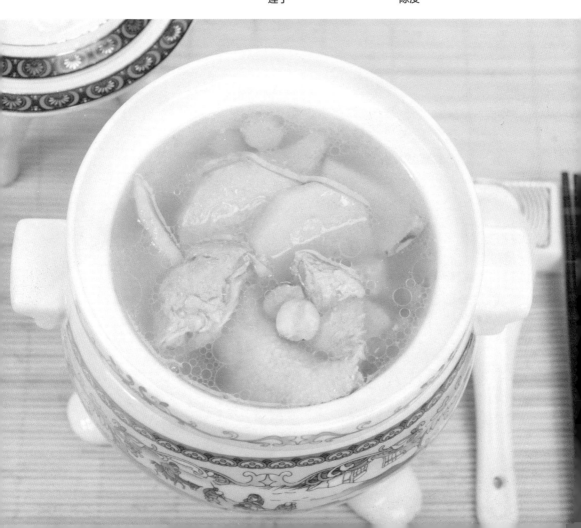

山药韭菜煎鲜蚝

韭菜性温，具有补肾作用，鲜蚝营养丰富，尤其是含锌量高，与山药同食具有补肾益气、强身健骨等功效。

材料

山药100克，韭菜150克，鲜蚝300克，枸杞子、盐、红薯粉、油各适量。

人群宜忌

适宜肾虚、四肢乏力、阳痿、早泄等症患者。

制作指导

把鲜蚝放进加少许油的清水中，泡1个小时左右就可以把泥沙吐干净了。

制作

1. 将鲜蚝清洗干净杂质，沥干；山药削去皮，清洗干净磨泥。
2. 韭菜择洗干净切末；枸杞子泡软，沥干。
3. 将红薯粉加适量水拌匀，加入鲜蚝和山药泥、韭菜末、枸杞子，并加盐调味。
4. 平底锅加热放油，倒入鲜蚝等材料煎熟即可。

山药

韭菜

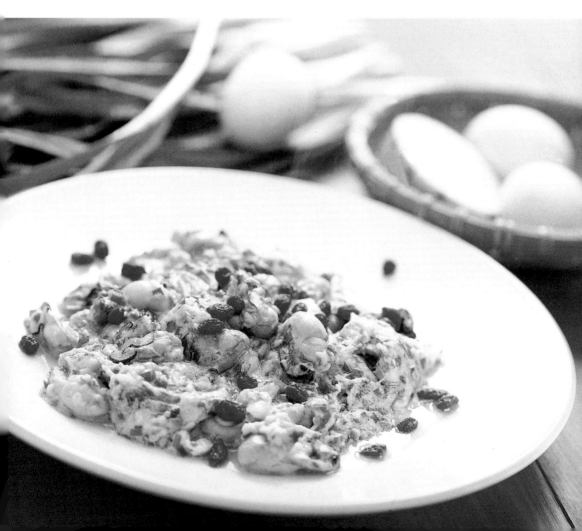

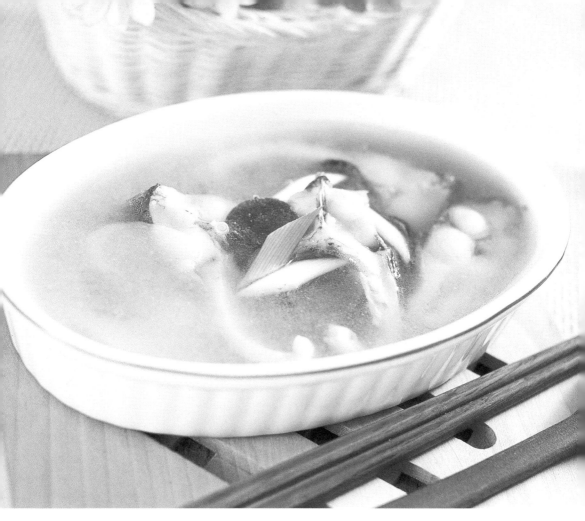

山楂山药鲫鱼汤

补脾健胃，消食导滞。鲫鱼富含优质蛋白，可以健脾利湿、和中开胃、活血通络，与山药同煲，营养更加丰富。

材料

鲫鱼1条，山楂、山药各30克，盐、味精、葱段、姜片、油各适量。

人群宜忌

适宜溃疡病、食滞型慢性胃炎患者。

制作指导

山楂不宜过多食用，脾胃虚弱者不宜食用山楂。健康的人，食用山楂也应有所节制。

制作

1. 鲫鱼去鳞、鳃及肠脏，洗净切块。
2. 起油锅，用姜片爆香，下鱼块稍煎取出。
3. 山楂、山药洗净切片；把鱼块、山楂、山药一起放入炖锅内，加适量清水，大火煮沸后转小火煮1~2个小时，加盐、味精调味，放入葱段即可。

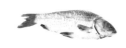

鲫鱼

山楂

六味地黄粥

此粥不仅营养丰富，还具有补精益髓、益气强身、延年益寿等功效。

材料 大米 100 克，熟地黄、淮山药各 15 克，山茱萸、牡丹皮、茯苓、泽泻、冰糖各 10 克。

制作

1. 将药材分别洗净，一起入锅，加水煎煮 30 分钟，去渣取浓汁。
2. 大米淘净泡发，下入锅中，大火烧开，转用小火慢熬成粥，下入煲好的药汁和冰糖，熬融即可。

人群宜忌 适宜肾亏精虚、体弱无力、免疫力低下等症患者。

制作指导 可将各种药材用白纱布包好再下锅煮，汤中不会留渣。

珠玉二宝粥

山药能补脾益肺，薏米能健脾祛湿，柿霜饼润肺生津、止咳化痰。山药、薏米、柿霜饼合煮为粥，具有甘润益阴、延年益寿的功效。

材料 山药、薏米各 50 克，柿霜饼 20 克。

制作

1. 山药、薏米洗净捣成粗粒；柿霜饼切碎。
2. 锅内加水煮沸，放入山药粒、薏米粒转小火煮至烂熟。
3. 将切好的柿霜饼放入锅中煮融化。

人群宜忌 适宜脾胃虚弱、肺燥口渴、咳嗽痰多等症患者。

制作指导 薏米在捣碎前可先用清水浸泡。

半夏山药粥

半夏具有补益脾胃、消肿散结、除胸中痰涎的作用。山药与半夏搭配具有润肺健脾、燥热化痰等功效。

材料 山药干 40 克，大米 30 克，半夏 20 克。

制作

1. 取半夏洗净，润透，放入锅中置火上，加水适量，大火煮沸后转小火煎煮 15 分钟，滤去渣留汁备用。
2. 大米淘净，用清水浸泡 30 分钟后捞出沥水，备用；山药干洗净，碾成粉。
3. 锅置火上，入水适量，下入大米，兑入药汁、山药粉，大火煮沸后转小火熬煮至粥黏稠即可。

人群宜忌 适宜脾胃不适、水肿、痰多、肺热等症患者。

制作指导 半夏汁煮好后，静置 10 分钟，倒出的汁液较为纯净。

四神煲豆腐

豆腐含有铁、钙、磷、镁等人体必需的多种微量元素，两小块豆腐即可满足一个人一天钙的需要量。

材料 芡实、茯苓、山药、莲子各 25 克，豆腐 100 克，香菇（干品）10 克，盐、油各适量。

制作

1. 芡实、茯苓、山药磨粉；莲子洗净；豆腐洗净，切成块，抹盐晾干；香菇浸水去蒂。
2. 炒锅置火上，倒入油，烧至八成热，下豆腐炸至金黄，捞出；炖锅内放入豆腐、香菇、莲子，以及磨粉调水后的芡实、茯苓、山药等材料，加入适量水煮沸，再以小火慢煮 1 个小时，加盐调味即可。

人群宜忌 适合遗精早泄者食用；发热、咽喉痛者不宜食用。

制作指导 豆腐可用老豆腐，煮汤更加浓郁。

莲子山药银耳甜汤

滋阴健脾，养心安神。莲子、山药、银耳同食，对心神不安者非常有效。

材料 银耳 100 克，莲子、山药、百合各 50 克，红枣 6 颗，冰糖适量。

制作

1. 银耳、百合泡发；红枣去核；山药去皮切块。
2. 银耳、莲子、百合、红枣同时入锅，煮约 20 分钟，待莲子、银耳煮软放入山药，稍煮，加冰糖调味即可。

人群宜忌 适宜思虑过度、劳心失眠者；风寒咳嗽、虚寒出血、脾虚便溏者忌食。

制作指导 银耳泡发后，底部发黄的部分要全部去除。

党参山药猪肉汤

补气健脾，补虚养血。党参、山药同煲汤，非常适合气虚之人食用。

材料 猪腱肉 500 克，党参、山药块各 30 克，莲子 60 克，红枣 8 颗，盐适量。

制作

1. 山药块、莲子（去心）浸泡 30 分钟；党参、红枣（去核）洗净；猪腱肉切块。
2. 全部材料放锅内，加水煮沸转小火煲 2~3 个小时即可。

人群宜忌 此汤适合脾胃气虚及食欲不佳的小儿食用；感冒发热者不宜食用。

制作指导 用砂锅煮汤，效果更佳。

山药海参汤

海参是高蛋白、低脂肪食物，其含有的水溶性蛋白质极易被人体消化吸收，有补肾壮阳、益气补阴的功效。

材料 海参 200 克，山药 10 克，枸杞子 10 克，桂圆肉 10 克，高汤 500 毫升，盐 3 克，味精 2 克，胡椒粉 3 克。

制作

1. 山药去皮洗净切块；枸杞子、桂圆肉一起泡发洗净。
2. 海参泡发，切段。
3. 将上述所有材料加高汤放入炖锅中，煲 1 个小时后加盐、味精、胡椒粉调味即可。

人群宜忌 一般人皆可食用，是强身健体、延缓衰老的佳品。

制作指导 海参一般要泡发 12 个小时以上。

黄芪山药黄颡鱼汤

健脾养胃，益气固表。黄颡鱼搭配黄芪、山药煲汤，可以促进血液循环。

材料 黄颡鱼 500 克，黄芪、山药块各 15 克，姜片、葱丝各 10 克，盐 5 克，米酒 10 毫升。

制作

1. 黄颡鱼剖净，在两边背上各斜划一刀。
2. 黄芪、山药放入锅里，加水烧开熬约 15 分钟转中火，放姜片和黄颡鱼稍煮，加盐、米酒、葱丝即可。

人群宜忌 一般人都适合饮用此汤；血压高者慎食。

制作指导 黄颡鱼的背、胸鳍有硬棘，且均有毒腺，处理时注意避免被刺伤。

鲳鱼山药补血汤

补血养颜，益脾养胃。鲳鱼有降低胆固醇及预防冠状动脉硬化之效。

材料 鲳鱼 500 克，党参、当归、熟地、山药块各 15 克，盐适量。

制作

1. 鲳鱼剖净；党参、当归、熟地、山药洗净装入纱布袋。
2. 纱布袋与鲳鱼同放砂煲内，加适量水，大火煮沸后，改用小火煲 1 个小时，加盐调味即可。

人群宜忌 适宜心悸失眠、神疲乏力者。

制作指导 煲此汤要特别注意火候。

灵芝山药鸡腿汤

保肝降脂，降低血压。灵芝、山药一同食用可增强机体的免疫力，更加有益健康。

材料 香菇、山药块、丹参各 10 克，鸡腿 500 克，灵芝 3 片，杜仲 5 克，红枣 6 颗，盐适量。

制作

1. 香菇泡发；灵芝切丝和杜仲、山药、丹参装纱布袋；鸡腿斩块，汆烫，捞起。
2. 炖锅加水烧开，放入香菇、鸡块、红枣、纱布袋煮沸，炖 1 个小时，加盐即可。

人群宜忌 适宜一般人在春季食用；脾虚泄泻者忌食此汤。

制作指导 煲此汤时要等水煮沸后再下料。

山药母鸡汤

补血养颜，增进食欲。山药含有淀粉酶、多酚氧化酶等物质，有助于脾胃的消化吸收，是一味平补脾胃的药食两用之品。

材料 山药、枸杞子各 50 克，红枣 10 颗，母鸡 1 只，生姜 5 克，盐少许。

制作

1. 母鸡杀洗干净，去毛、内脏，斩块；山药、枸杞子、红枣、生姜洗净，生姜去皮，切片。
2. 瓦煲加适量清水，大火煲滚后放入以上所有材料，改用中火继续煲 3 个小时，加盐调味即可。

人群宜忌 身体虚弱、血虚头晕、视物不清、心悸失眠、精神疲乏者都可用本汤食疗。

制作指导 注意所有材料一定要等水开后才能下锅。

燕窝山药炖母鸡

鸡肉富含蛋白质，有增强体力、强身壮体之效，可用作营养不良、畏寒怕冷、月经不调、贫血、虚弱者的食疗品。

材料 燕窝 25 克，椰子 1 个，山药、枸杞子各 10 克，红枣 2 颗，母鸡 1 只，生姜 8 克，盐适量。

制作

1. 燕窝泡发；枸杞子、山药洗净，山药切块；椰子肉切块；生姜去皮切片；红枣去核；母鸡剁块汆水。
2. 将以上所有材料放入炖盅内，加适量冷开水，隔水炖 4 个小时，加盐调味即可。

人群宜忌 适宜身体虚弱、气血不足、气喘痰多、失眠患者。

制作指导 椰子未成熟时青绿色，成熟时暗褐棕色。

莲子山药鹌鹑汤

健脾开胃，帮助消化。莲子、山药与鹌鹑配伍煲汤，具有健脾益胃、清除湿热、补益气血、润泽肌肤等功效。

材料 莲子、山药各 50 克，鹌鹑 1 只，猪瘦肉 150 克，盐 5 克。

制作

1. 莲子去心，泡发；山药切块浸泡 1 个小时；鹌鹑剖净，氽水；猪瘦肉洗净，氽水。
2. 将清水 2000 毫升放入瓦煲内，煮沸后加入以上材料，大火煲开后改用小火煲 3 个小时，加盐调味即可。

人群宜忌 此汤尤其适合脾胃虚弱、胃口欠佳及消化不良者食用。

制作指导 煲此汤时要等水煮沸后再下料。

山药薏米虾丸汤

山药和薏米搭配具有补气血、调和脾胃的功效，与营养丰富的虾丸同煲汤具有补虚健脾、助消化的功效。

材料 虾丸 500 克，薏米、山药、芡实各 50 克，生姜 10 克，盐 3 克，味精 2 克。

制作

1. 薏米、山药、芡实洗净，山药切块；生姜洗净，切片。
2. 将上述材料和虾丸一起放入汤煲中，加适量水，大火煲开后改用小火煲 30 分钟，加盐、味精调味即可。

人群宜忌 此汤适用于病后欠补、脾胃虚弱、食欲不振、消化不良的老年人及因脾虚湿重而带下清稀、神疲乏力的妇女。

鹿茸公鸡汤

鹿茸补精髓、强筋骨，搭配公鸡炖汤，有补肾益精、生精补髓之效。

材料 阿胶 10 克，鹿茸 3 克，山药 15 克，公鸡 1 只，生姜片 6 克，盐适量。

制作

1. 山药去皮切块；鹿茸稍浸泡；阿胶打碎；公鸡剖净，切块。
2. 除阿胶和盐外，其余材料放入炖盅，加 1000 毫升冷开水，隔水炖 3 个小时。
3. 弃药渣、捞鸡块，下阿胶拌匀，调入盐即可。

人群宜忌 此汤适合 40~50 岁的女性饮用。

制作指导 煲此汤要用冷开水，有利于药材中有益物质的浸出。

山药薏米芡实粥

此粥具有补气血、健脾胃、补肾益精等功效。

材料 山药 80 克，糯米 50 克，薏米 50 克，芡实 50 克，冰糖适量。

制作

1. 将糯米、薏米、芡实洗净泡发。
2. 将山药去皮洗净，切块后用水浸泡。
3. 将锅置于火上，将泡发好的食材放入锅中，加入适量清水，放入山药块、冰糖。
4. 大火煮沸后，转小火熬 30 分钟即可。

人群宜忌 适宜肾虚、尿频、气血虚弱、水肿、脾胃虚弱等症患者。肝火旺盛、淤血阻滞者禁食。

制作指导 芡实提前 1 天用清水泡发，薏米和糯米提前 1 个小时泡发即可。

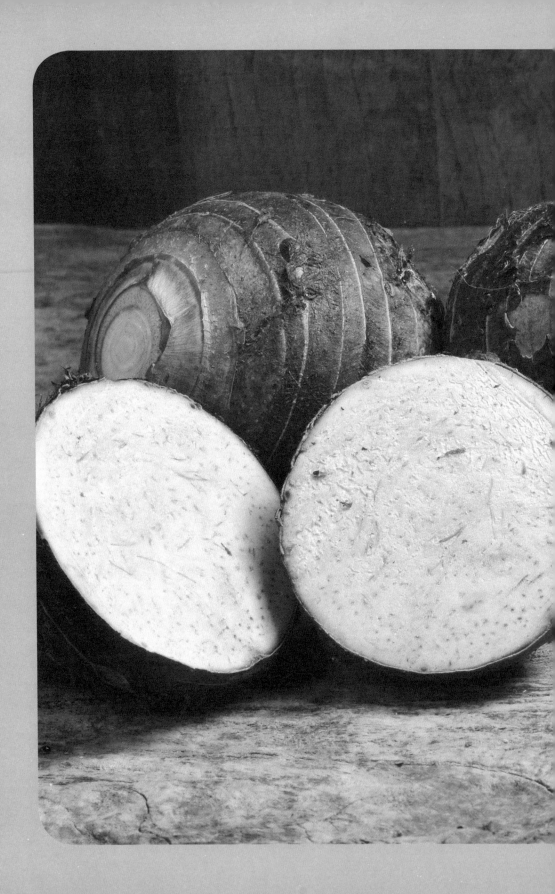

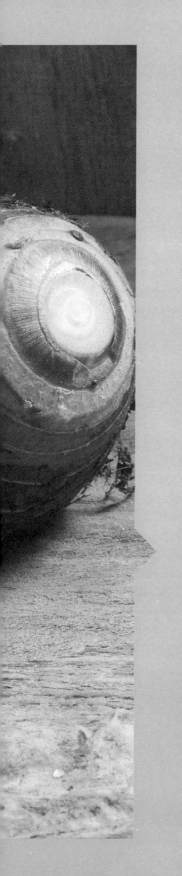

第四章

芋头

芋头营养很丰富
烹食药用两不误

芋头又叫芋艿，富含蛋白质、钙、磷、铁、钾、胡萝卜素、烟酸、维生素 C、B 族维生素、皂角苷等多种营养成分，口感细软，黏嫩爽口。芋头既能做菜肴又能做各种各样的零食，酥脆可口，还具有开胃生津、消炎镇痛、补气益肾的功效，同时也是减肥佳品。

"减肥佳品"——芋头

芋头又叫芋芳，具有开胃生津、消炎镇痛、补气益肾的功效，多用来辅助治疗胃痛、痢疾、慢性肾炎等症。芋头的营养价值丰富，富含糖类、膳食纤维、B族维生素、钾、钙、锌等，同时也是减肥佳品。

芋头俗称毛芋、芋芳，属于天南星科，是多年生草本植物。其起源于印度、马来西亚和中国南部。如今，芋头在中国栽培面积居世界首位，主要分布在闽、粤、台及长江、淮河流域。

中国种植芋头历史悠久，2 000多年前的《诗经·小雅》中就有"君子攸芋"的诗句。芋头不管是作为蔬菜还是杂粮，在古代农业中都占有重要位置，受到人们的普遍喜爱。唐代王维有诗云："香食青菰米，嘉蔬紫芋羹"；宋代苏东坡平生喜欢吃芋头做成的"玉糁羹"，并作诗称赞"香似龙涎仍酽白，味如牛乳更全清"；陆游《闭户》亦有诗云："地炉枯叶夜煨芋，竹笕寒泉晨灌蔬"，都盛赞芋头的独特风味。

在中国，有些地方中秋节吃芋头也是源远流长的一项习俗，但各地人们在中秋节吃芋头的含义却各有不同。古时，中秋节对农民来说是个重大的节日。北方农村每年只有秋季收获一次稻黍。一到秋收季节，看着一年艰苦劳动的收获，以为是土地神和自己的祖先暗中保佑自己。八月十五是土地神的生日，要好好地热闹一番，而祭神的贡品中就有芋头。人们将整个芋头煮熟装在碟上，或是米粉芋（加入芋头煮成的米粉汤）装在大碗里摆在供桌上，以此来祭谢土地神。

关于芋头，还有一个和林则徐有关的典故。话说，清朝道光十九年，林则徐被任命为钦差大臣，到广州禁烟。在广州的英、美、俄、德等国的领使，用西餐来招待林则徐，在饭后上了一道冰淇淋，林则徐因不知冰淇淋为何美食，看到有气冒出，以为是热的，便用嘴吹之，好让这道菜凉了再食。领使们看得大笑，把林则徐气得吹胡子瞪眼睛。过了一段时间，林则徐宴请那些领使们吃饭。他请吃的菜肴，都是凉菜，之后上了一道芋泥，颜色灰白，表面闪着油光，看上去没有一丝热气。那些个领使以为那也是一道凉菜，用汤匙舀了就往嘴巴里送。结果都被烫得哇哇乱叫，林则徐心里暗笑，嘴里则不停地抱歉，说没想到他们原来不知道这"芋泥"外冷里烫啊。

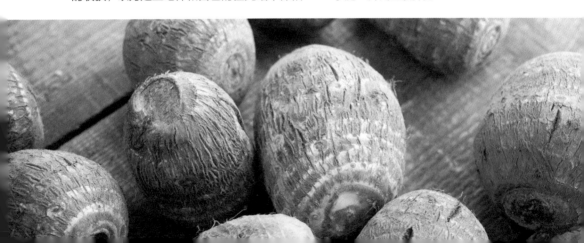

芋头的品种

芋头的主要品种有：红芋（又称红芽芋）、白芋（又称白芽芋）、九头芋（狗爪芋）、槟榔芋（广西称之为荔浦芋）等。

红芋

　　株高 90~100 厘米，叶片阔卵形，叶柄淡紫色。母芋较大，近圆形，每株子芋 7~10 个，子芋肥大，皮厚，褐色，肉白色，芽鲜红色，单株产量 0.85~1 千克。含淀粉较多，品质优。一般作鲜芋食用，也可干制。

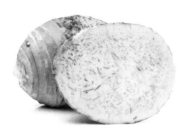

白芋

　　发芽为白色，叶柄为绿色，其他形态基本同红芋。白芋的芋头因不易煮烂而很少被人直接食用，一般是将其捣烂制成芋馃等熟制品。

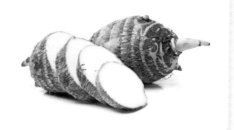

槟榔芋

　　株高 80~150 厘米。叶片阔卵形，叶柄从下至上由绿逐渐过渡为咖啡红，直至叶芯。球茎长椭圆形，深褐色，肉白色，有咖啡色斑纹。母芋大，子芋长卵形，福州地区俗称芋柄。淀粉含量高，香味浓，故名香芋。耐湿性较其他品种差，耐贮性较好。槟榔芋是芋头中的上上品，可以直接食用。

九头芋

　　株高 80~90 厘米。叶片阔卵形，叶柄绿色。母芋与子芋丛生，子芋稍多，球茎倒卵形，褐色，肉白色。单株产量 1.5 千克，肉质滑，味淡。熟食和晒干作药用。九头芋的口味略优于白芋、红芋。

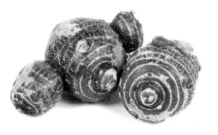

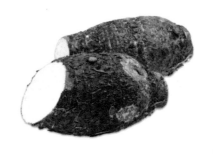

芋头的选购与保存

芋头的选购方法

1. 选择较结实、没有斑点的芋头

选择较结实的芋头，且没有斑点的。芋头必须体型匀称，拿起来重量轻，就表示水分少；切开来肉质细白的，就表示质地松，这就是上品。注意外型不要有烂点，否则切开一定有腐败处。此外也可以观察芋头的切口，切口汁液如果呈现粉质，肉质香脆可口；如果呈现液态状，肉质就没有那么蓬松。

2. 选择软硬适中且较新鲜的芋头

通常芋头的外表会格外粗糙，上面像有很多毛发，这时应该捏一捏，看是否太硬或是有奇怪的味道出来。观察新鲜度，新的好芋头都是刚从土壤里挖出来的，可以看出来是否新鲜。老的旧的芋头外表看起来就很陈旧，没有一种刚从泥土里挖出来的气息。

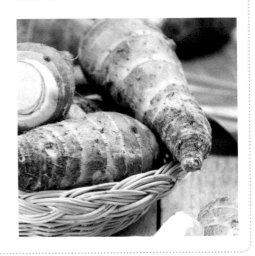

芋头的保存方法

已经削皮的芋头可切块用油炸熟透，放冰箱冷藏、烧菜、下火锅、做拔丝芋头、扣肉时直接拿出来即可处理食用。

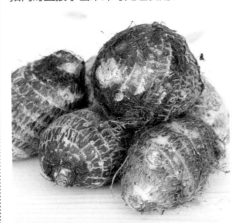

有削去皮的生芋头，可以用保鲜膜扎好放在冰箱冷藏（温度在1~4℃即可）。如果没有冰箱，也可以找一个能够装得下要保鲜的芋头的盆或桶，另找一些细河沙（含水量在10%~20%），一层沙一层芋头装平盆口或桶口，盆口或桶口用厚层沙子压实即可（芋头要苗头向上摆放）。

上面两种保鲜方式，都可以将生芋头保存3~4个月，但是要定期检查有无腐烂，并且及时清除，以免感染。

养生问答 Q&A

Q 芋头发芽可以吃吗?

除了土豆发芽后会产生毒素,坚决不能吃外,不少植物发芽后还很好吃,如黄豆芽、绿豆芽、发芽豆等,花生发芽后也能做菜吃,口感营养都很丰富。芋头发芽并没有毒素产生,因此发芽的芋头是可以食用的,只要不产生毒素,发芽食物一般都还是可以食用的,不过口感也会有所改变。

Q 如何剥生芋头?

由于芋头的黏液中含有皂苷,能刺激皮肤发痒,因此生剥芋头皮时需小心。可以倒点醋在手中,搓一搓再削芋头皮,就伤不到手。不过如果手部有未愈的伤口,就不可以使用这个方法。削了皮的芋头碰上水再接触皮肤,就会更痒,所以,剥芋头时不用先用水洗净,要保持手部干燥,这样可以减少痒的发生。如果不小心接触皮肤发痒时,涂抹生姜,或在火上烘烤片刻,或浸泡醋水都可以止痒。

Q 病人可以吃芋头吗?

芋头具有非常高的营养价值,它含有一种黏液蛋白,被人体吸收后能产生免疫球蛋白,可以增强人体的免疫功能,帮助快速恢复健康,尤其适合处于癌症手术或术后放疗、化疗以及康复过程中的患者食用。此外,中医认为,芋头具有解毒的功效,对人体的痈肿毒痛等有很好的抑制消解作用。因此,芋头可以用来防治淋巴结核等病症。

Q 孕妈妈可以吃芋头吗?

芋头不仅口感美味,而且含有丰富的营养成分,如其含有的氟元素,可保护牙齿,含有的黏液蛋白可以增强机体的抵抗力。此外,芋头还具有防治胃酸过多症的作用,可以促进消化,提高食欲。因此,孕妈妈食用芋头有很大的益处。并且芋头营养丰富,但能量不高,孕妈妈适量食用也不用担心发胖的问题。

Q 宝宝可以吃芋头吗?

宝宝正处于生长发育的关键期,对各种营养的需求很大,而芋头又含有丰富的钙、铁、胡萝卜素、维生素C等多种营养成分,因此适合宝宝食用。芋头中还含有一种天然的多糖类高分子植物胶体,既有止泻的功能,又能增强人体的免疫力和抵抗力,这些对宝宝来说都是很好的。但因为芋头有黏液不好消化,宝宝年龄又太小,消化功能不强,所以宝宝食用的芋头制品要做得更加软烂一些,还要注意不宜吃得太多。

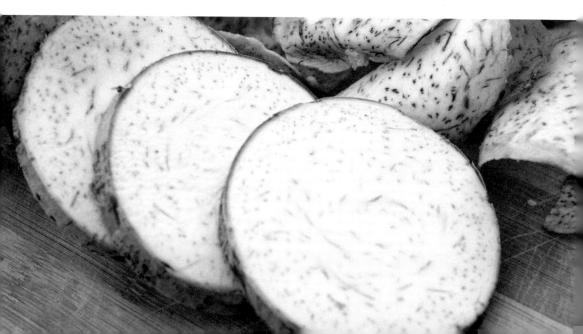

芋头与养生

芋头全身都是宝

补中益胃、消肿止痛

芋头具有宽肠、解毒、益肝肾、调节中气、化痰、益胃健脾等功效。芋头中富含钙、磷、B 族维生素、钾、镁、钠、胡萝卜素、铁、烟酸、皂角苷等多种成分。其丰富的营养价值，具有增强人体免疫功能的作用，可作为防治癌症的常用药膳之一。

别名 青芋、芋艿。

性味归经 性平，味甘辛、有小毒；归肠、胃二经。

科属分类 天南星科芋属。

芋头花：天南星科植物的花大部分都有毒，不能食用。

芋头茎叶：嫩茎叶可以食用，无毒，可以炒食，也可以加工、腌渍成腌菜，但口味不佳。

芋头的营养成分表

（每 100 克的营养成分）

水分	78.6 克
灰分	0.9 克
胡萝卜素	160 微克
铁	1 毫克
能量	81 千卡
维生素 B_1	0.06 微克
钙	36 毫克
锌	0.49 毫克
维生素 B_2	0.05 毫克
磷	55 毫克
硒	1.45 微克
蛋白质	2.2 克
烟酸	0.7 毫克
钾	378 毫克

芋头的养生功效

⊙ 防癌抗癌

芋头含有一种黏液蛋白，被人体吸收后能产生免疫球蛋白，或称抗体球蛋白，可提高机体的抵抗力。所以中医认为芋头能解毒，对人体的痈肿毒痛包括癌毒有抑制消解作用，可用来防治肿瘤及淋巴结核等病症。其丰富的营养价值，还能增强人体的免疫功能，可作为防治癌症的常用药膳主食。在癌症手术或术后放疗、化疗及其康复过程中，有辅助治疗的作用。

⊙ 美容乌发

芋头为碱性食品，能中和体内积存的酸性物质，调整人体的酸碱平衡，产生美容养颜、乌黑头发的作用，还可用来防治胃酸过多症。

⊙ 帮助消化

芋头含有丰富的黏液皂素及多种微量元素，可帮助机体纠正微量元素缺乏导致的生理异常，同时能增进食欲，帮助消化，故中医认为芋头可补中益气。

⊙ 消脂减肥

芋头中丰富的维生素能够激活体内细胞，加速新陈代谢，从而达到减肥的目的。

巧用芋头治百病

消肿化淤方

芋头糊（外用）

材料 鲜芋头 200 克，生姜汁 15 毫升，面粉适量，蜂蜜少许。

制作

1. 将鲜芋头去皮捣成糊状。
2. 与生姜汁、面粉、蜂蜜混匀摊于塑料布上，厚约 2 毫米，外敷于关节周围，包扎固定，上下端扎紧，以防药物外溢。

用法 两天一次，一次适量。

适用 风湿性关节炎、痈肿等症。具有祛湿止痛、消肿化淤等功效。

芋头丸

材料 生芋头 300 克，陈海蜇、芋荠各 30 克。

制作

1. 将生芋头晒干研细。
2. 陈海蜇去盐；芋荠洗净后与海蜇同加水煮烂，去渣。和入芋粉制成丸，如绿豆大，温水送服。

用法 每日 2~3 次，每次 3~6 克。

适用 淋巴结核等症。具有化痰散淤、解毒消肿等功效。

滋阴润肤方

排骨蒸芋头

材料 猪小排 200 克，芋头 100 克，盐、淀粉、香油各适量。

制作

1. 芋头去皮切末；排骨加盐、淀粉腌渍。
2. 芋头丁与排骨拌匀，浇少许香油，放蒸锅隔水蒸 15~20 分钟即可。

用法 一日一次，一次适量。

适用 热病伤津、肥胖等症。芋头可激活体内细胞，加速新陈代谢，具有减肥的作用。

椰汁香芋西米露

材料 椰汁 150 毫升，西米 100 克，芋头 100 克，白糖适量。

制作

1. 西米放沸水锅，边煮边搅拌至西米半透明，关火闷至完全透明，过冷水，洗净。
2. 芋头去皮切块，入蒸锅蒸至粉糯，备用。
3. 椰汁加水、白糖、芋头、西米煮沸即可。

用法 一日两次，一次一杯。

适用 暑热伤津症。具有生津消暑的功效。

抗病养虚方

芋艿粥

材料 鲜芋头 200 克，大米 100 克。

制作

1. 将鲜芋头洗净，切块；大米洗净泡发。
2. 将芋头块与大米放入锅中同煮，煮至黏稠时即可。

用法 每日一次，一次吃完。

适用 小儿虚病、淋巴结核等症。此粥可增强免疫功能，更可用来防治肿瘤及淋巴结核等病症。

芋头海带粥

材料 芋头 50 克，大米 100 克，海带 60 克，盐适量。

制作

1. 芋头去皮切块；大米淘净泡发；海带洗净切丝。
2. 处理好的芋头、大米、海带入锅，加水煮粥，粥快好时调入盐，稍煮片刻即可。

用法 一次吃完，一日一次。

适用 甲状腺肿大症。具有消肿止痛之效。

芋头饮食宜忌

❌ **芋头 + 香蕉 = 胃部不适，胀痛**

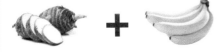

✅ **芋头 + 红枣 = 可辅助治疗脾虚泄泻**

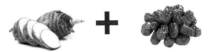

✅ **芋头 + 山药 = 健脾益肾**

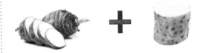

✅ **芋头 + 牛肉 = 补血养血，滋补健体**

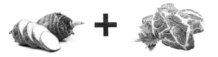

✅ 一般人群均可食用，特别适合身体虚弱者食用。

❌ 有痰、过敏性体质（荨麻疹、湿疹、哮喘、过敏性鼻炎）者，小儿食滞、胃纳欠佳者，以及糖尿病患者应少食；同时食滞胃痛、胃肠湿热者应忌食。

❌ 老年人及小孩不宜食用过多芋头。因为芋头本身含有黏液，不容易消化，且与某些食物有不和性，而老年人及小孩的消化功能弱，过多食用芋头会加重胃肠负担，引起身体不适。

✅ 芋头的黏液中含有一种复杂的化合物，遇热能被分解，这种物质对机体有治疗作用，但对皮肤黏膜有很强的刺激，因此在剥洗芋头时，最好戴上手套。

❌ 生芋有小毒，食用时必须熟透，否则其中的黏液会刺激咽喉，引起咽喉不适、干咳等症；生芋汁也容易引起局部皮肤过敏。

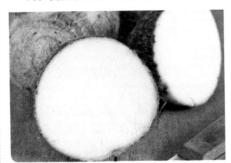

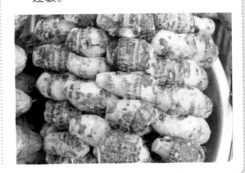

芋头美食集锦

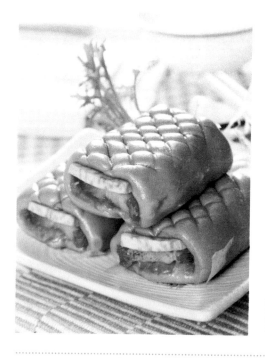

芋头火腩卷

芋头是一种易于消化的碱性食物，非常适合脾胃功能较好的老年人食用。本品具有补中益肝、添精益髓等功效。

材料 面粉、泡打粉、干酵母、白糖、改良剂、火腩块、香芋块各适量，香芋色香油5毫升。

制作

1. 面粉、泡打粉过筛开窝，加白糖、酵母、改良剂、清水、香芋色香油，拌至糖溶化，搓至面团纯滑，用保鲜膜包起，稍作松弛。
2. 将面团分切成每个30克的小面团，擀成长"日"字形。
3. 将火腩块、香芋切块包入面皮中，排入蒸笼内，静置松弛，用大火蒸熟即可。

人群宜忌 适宜体虚、乏力、腰痛等症患者。

制作指导 泡打粉可用酵母代替。

芋头粥

芋头含有丰富的胡萝卜素，与糯米搭配具有健脾胃、益肺肾、补五脏等功效。

材料 芋头2个，糯米100克，白糖适量。

制作

1. 糯米洗净，入清水浸泡30分钟；芋头去皮，洗净切块。
2. 注水入锅，大火烧开，倒入糯米、芋头块同煮，边煮边搅拌，待米煮沸后，转小火慢熬至软烂黏稠，再加入白糖。待白糖溶化后，将粥倒入碗中，即可食用。

人群宜忌 适宜腹泻、胃肠病等症患者。

制作指导 使用冰糖效果更佳。

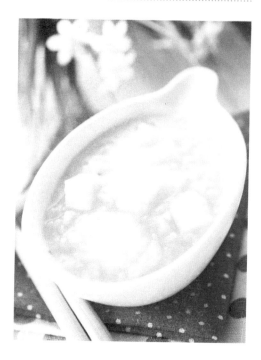

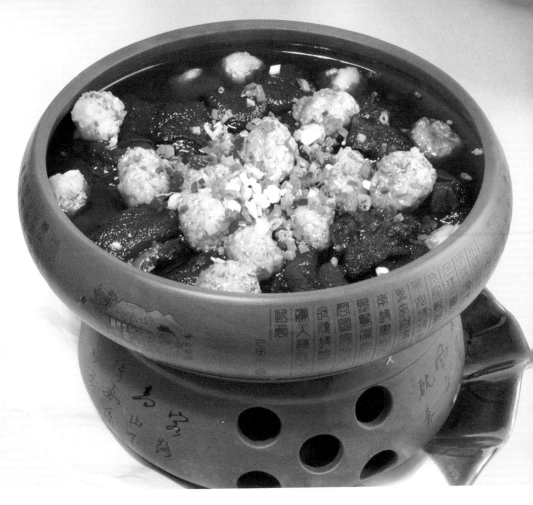

石锅芋头猪蹄

芋头不仅能增强人体免疫力，还能产生养颜、乌黑头发的作用，与猪蹄搭配做成菜肴不仅爽口滑嫩，护发养颜的功效更佳。

材料

猪蹄 500 克，肉丸、芋头各 200 克，红椒、盐、葱花各 5 克，红油、老抽各适量。

人群宜忌

适宜体弱多病、脱发、气血不足等症患者。

制作指导

猪蹄上的毛要处理干净。

制作

1. 猪蹄斩块，入高压锅煮至七成熟捞出；芋头去皮切块；肉丸洗净；红椒切圈。
2. 砂锅加水，放芋头、猪蹄、肉丸、红油、老抽、盐、红椒煮熟，撒葱花即可。

猪蹄

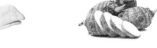

芋头

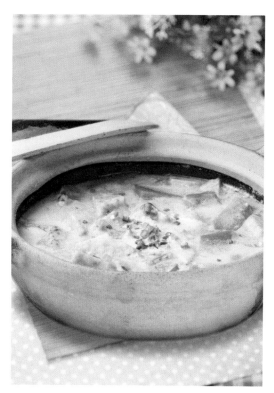

芋头南瓜煲

南瓜中含有的果胶还可以保护胃肠道黏膜，免受粗糙食品刺激，与芋头搭配具有增强骨质、健胃润肠、益气强身等功效。

材料 南瓜块 200 克，芋头块 300 克，猪瘦肉末 30 克，姜片、蒜末、葱段、葱花、盐、鸡精、料酒、白糖、淡奶、椰浆、油各适量。

制作

1. 锅置火上入油烧热，倒入南瓜，滑油片刻，捞出，放入芋头，滑油片刻，捞出。
2. 锅留底油，入姜片、蒜末、葱段爆香，倒入肉末炒至白色，淋入料酒炒匀，注入清水大火烧开，倒入芋头、南瓜煮沸，倒入淡奶、椰浆、盐、鸡精、白糖调味后转入砂煲，大火煮沸，撒葱花即可。

人群宜忌 适宜骨质疏松、高血压、营养不良、胃病等症患者。

芋头芝麻粥

芋头富含营养，能增强人体的免疫功能。黑芝麻有补肝益肾、强身的作用。两者合煮成粥有滋补肝肾、添精益髓、润燥滑肠等功效。

材料 大米 60 克，鲜芋头 20 克，黑芝麻、白糖、玉米糁各适量。

制作

1. 大米洗净，泡发 30 分钟后，捞起沥干水分；芋头去皮洗净，切成小块。
2. 锅置火上入水适量，放入大米、玉米糁、芋头用大火煮至熟。
3. 再放入黑芝麻，改用小火煮至粥成，调入白糖即可食用。

人群宜忌 适宜肾虚精亏、体弱乏力、免疫力低下、胃肠不适、脱发等症患者。

制作指导 选用糯米熬出的粥会更加黏稠。

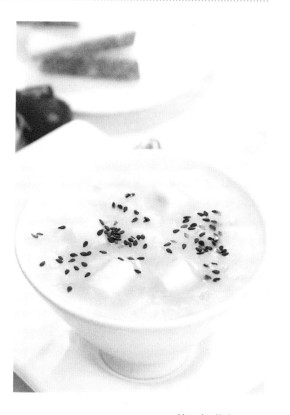

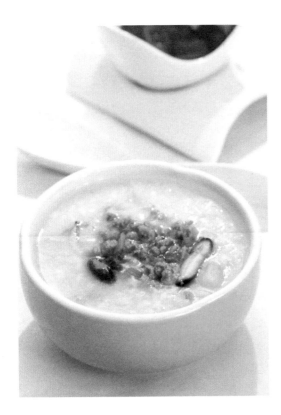

芋头香菇粥

芋头中含有多种微量元素，能增强人体的免疫功能。此粥具有补气强身、增强免疫力、益脾健胃等功效。

材料 芋头 35 克，猪肉、香菇、虾米、盐、鸡精、芹菜、大米各适量。

制作

1. 香菇用清水洗净泥沙，切片；猪肉洗净，切末；芋头去皮洗净，切小块；芹菜洗净切粒；虾米用水稍泡洗净，捞出；大米淘净，泡好。
2. 锅中注水，放入大米烧开，改中火，下入虾米、猪肉、芋头、香菇煮沸。
3. 将粥熬好，加盐、鸡精调味，撒入芹菜粒即可。

人群宜忌 适宜风寒引起的感冒、体虚无力、脾胃不适等症患者。

制作指导 等大米煮开花后再加其他材料。

玉米芋头粥

大米具有丰富的营养价值，与芋头、玉米同煮，佐以白糖供儿童经常食用，既能增加营养，又能防病祛病。

材料 鲜芋头 100 克，玉米粒 50 克，大米 100 克，葱花、白糖各少许。

制作

1. 芋头切成小块，与玉米粒入锅烧开。
2. 大米淘洗干净，用水浸泡 30 分钟后放入锅中，大火烧开后转用小火熬煮。
3. 米烂芋熟时调入白糖，撒上葱花即可。

人群宜忌 适宜儿童及脾胃虚弱、免疫力低下、营养不良等症患者。

制作指导 大米也可用小米代替。

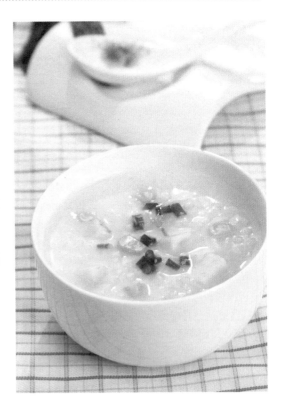

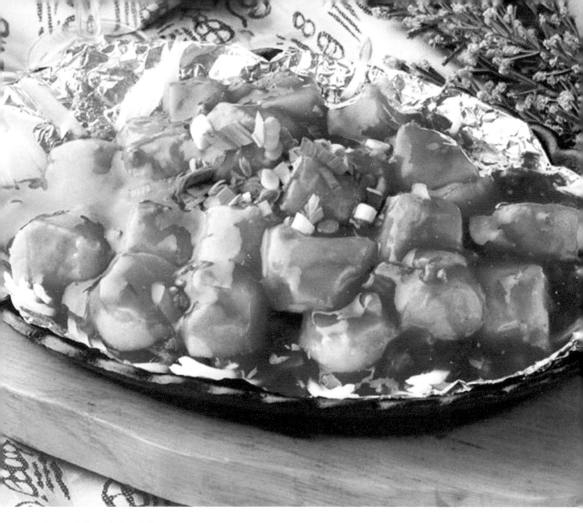

红烧芋头

芋头含有一种天然的多糖类植物胶体，能增进食欲，帮助消化，并且可提高机体抗病能力。此菜具有益气补血、增强免疫力、强身健体等功效。

材料

芋头 500 克，蒜 5 瓣，五花肉 250 克，盐 5 克，老抽 5 毫升，油适量，葱 10 克。

人群宜忌

适宜气血两亏、营养不良、体弱无力、消化不良等症患者。

制作指导

也可以用猪瘦肉来代替五花肉。

制作

1. 芋头切成块状；五花肉切片；葱、蒜洗净切末。
2. 锅中放油置于火上，放入五花肉煸炒，至肉变色，盛出备用。
3. 油烧热，放蒜爆炒出香味。
4. 放入芋头、五花肉，加入老抽，翻炒，加盐调味，撒上葱末，即可食用。

芋头

五花肉

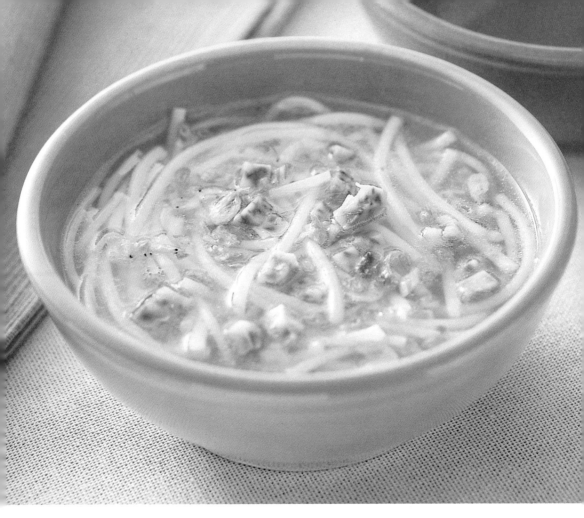

芋头米粉汤

此汤不仅味道爽滑可口，还具有促消化、增食欲、抗衰老等功效。

材料

湿米粉80克，芋头30克，油、葱、虾皮、芹菜、高汤、盐各适量。

人群宜忌

适宜食欲不振、消化不良、皮肤暗黄等症患者。

制作指导

如果没有米粉也可用粉丝代替。

制作

1. 芋头洗净，去皮，切小丁；芹菜洗净，去叶切细末。
2. 锅热后，将油放入，待油热后，爆香葱、虾皮，再加入水、高汤、芋头，煮至芋头软后，再放入湿米粉同煮片刻，加盐调味，撒上芹菜末即可。

虾皮

芹菜

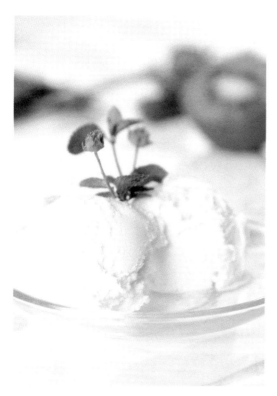

芋头冰激凌

芋头营养丰富，含有大量的淀粉、矿物质及维生素，可以增强免疫力，做成冰激凌味道清新，适合夏天食用。

材料 芋泥 300 克，牛奶 300 毫升，椰奶、玉米粉、蛋黄、白糖、鲜奶油各适量。

制作

1. 白糖与蛋黄、玉米粉、牛奶、椰奶拌匀。
2. 以隔水加热的方式，边搅拌边煮至稠状后熄火，将芋头泥加入拌匀，冷却后加鲜奶油拌匀，冷冻。

人群宜忌 适合儿童食用，但不宜多食；脾胃虚弱者慎食。

制作指导 芋泥多放些更佳，加点果肉，味道会更好。

芋香冰沙

芋头含有丰富的黏液皂素及多种微量元素，可帮助机体纠正生理异常，同时能增进食欲，帮助消化。本品具有开胃消食的功效。

材料 芋头粉 30 克，芋头丁 50 克，冷开水 100 毫升，果糖 60 克，奶精 10 克，冰块 300 克，樱桃 1 颗。

制作

1. 果汁机内入 100 毫升的冷开水、芋头粉及芋头丁、奶精。
2. 再入果糖，搅匀，放入 300 克的冰块打碎成冰沙，加樱桃点缀即可。

人群宜忌 适合男性食用。

制作指导 冰沙打得越细，口感越佳，加入红豆沙，味道会更好。

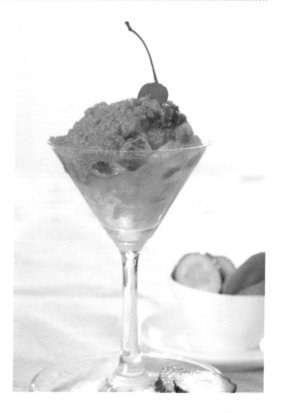

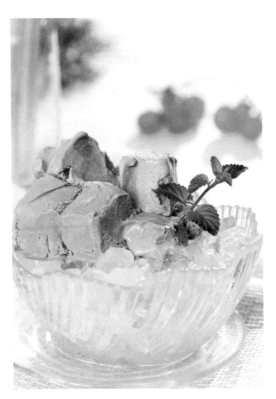

芋头锉冰

芋头本身具有增强食欲、帮助消化的作用，做成锉冰，更利于夏季食用。

材料 芋头 450 克，白糖适量，热水 200 毫升，糖水 20 毫升，大冰块 100 克。

制作

1. 芋头去皮，切块。
2. 将芋头蒸熟移入微波炉中，加白糖与热水，煮至糖溶化，即为蜜芋头。
3. 冰块刨出 1 盘清冰，将蜜芋头放入，淋糖水即可。

人群宜忌 一般人群皆可食用；脾胃虚弱者慎食。

制作指导 用冰镇后的糖水或加入葡萄，味道会更好。

芋头猪胰汤

芋头含有丰富的膳食纤维，具有促消化、润肠通便的作用；猪胰具有调节血糖的作用。两者搭配煲汤具有健脾胃、调血糖、养肺润燥等功效。

材料 猪胰 1 副，芋头 40 克，红枣 10 颗，盐、鸡精各适量。

制作

1. 芋头洗净去皮，切成块。
2. 锅中加水置于火上，将猪胰放入锅中汆一下，捞出沥干水。锅中加入新的清水，放入猪胰，大火焖炖 1 个小时。
3. 待猪胰炖至八成熟，放入芋头、红枣，一起炖 15 分钟加盐、鸡精调味即可。

人群宜忌 适宜脾胃虚弱、消化不良等症患者。

制作指导 猪胰必须用水浸泡并彻底清洗。

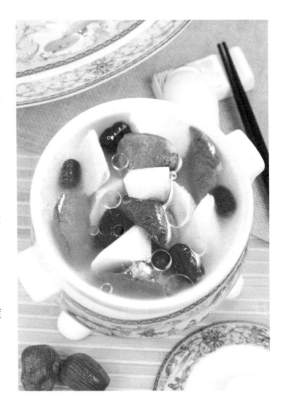

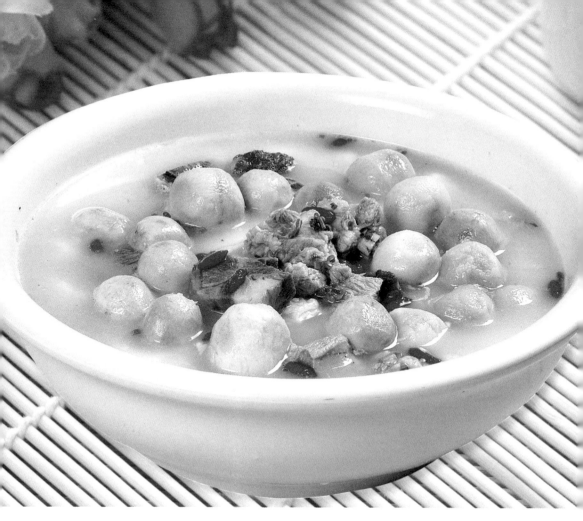

芋头排骨汤

猪排骨富含优质蛋白质、脂肪，其所含的钙质可维护骨骼健康，与芋头搭配具有滋补益气、强身健骨等功效。

材料

猪排骨 350 克，葱花 20 克，白菜 100 克，芋头 300 克，枸杞子 30 克，料酒、老抽、盐、油、味精各适量。

人群宜忌

适宜气血不足、阴虚纳差、营养不良等症患者。

制作指导

排骨要敲断，营养才会进入汤里。

制作

1. 猪排骨汆烫后捞出。
2. 排骨入油锅煎炒至黄色，加料酒、老抽炒匀。
3. 倒入沸水、枸杞子，炖 1 个小时，放入芋头、白菜煮熟，加盐、味精调味，撒上葱花即可。

猪排骨

白菜

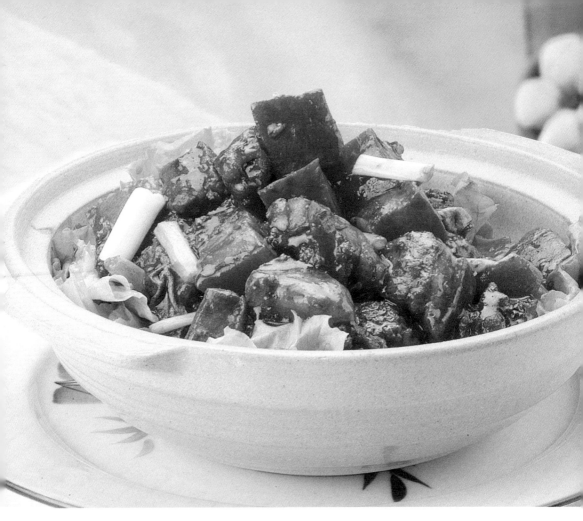

荔芋猪肉煲

猪肉中富含蛋白质、脂肪等营养成分，常食可起到补虚、强身的作用。此菜具有益气补血、强身健骨、益脾养胃等功效。

材料

猪肉 250 克，荔浦芋头、油、生菜、葱段各适量，老抽 10 毫升，盐 3 克。

人群宜忌

适宜气血两亏、腹泻、乏力、筋骨酸软等症患者。

制作指导

猪肉建议选用五花肉，口感较好。

制作

1. 猪肉洗净切块，用盐腌渍；芋头蒸片刻，去皮，洗净，切块；生菜洗净。
2. 油锅烧热，下猪肉、芋头过油，捞出，砂锅烧热，放入生菜、猪肉、芋头、老抽和适量水煮沸，转小火煲至肉熟，放葱、盐拌匀即可。

猪肉

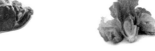

生菜

椰汁芋头鸡翅

椰汁营养丰富，含蛋白质、维生素 C、钙、钾等，具有祛暑驱毒、益气、润颜的作用，与芋头、鸡翅搭配，具有生津止渴、美容护肤、强肾健骨等功效。

材料

芋头 110 克，鸡翅 4 只，香菇 5 克，老抽 15 毫升，糖 5 克，椰奶 200 毫升，水淀粉 10 毫升，香油 8 毫升，油适量。

人群宜忌

适宜气虚、肾亏精虚、内热烦渴、皮肤粗糙者。

制作指导

在鸡翅上划刀口，腌渍更加入味。

制作

1. 香菇泡软去蒂；芋头去皮切块；芋头块放入热油锅炸至表面金黄，捞出；鸡翅放入碗中加入老抽腌 20 分钟。
2. 鸡翅入热油锅炸至金黄，捞出。油锅爆香香菇，加糖、椰奶、水煮开，再加芋头及鸡翅，焖煮至汤汁快收干，加水淀粉勾芡，淋香油，即可盛出。

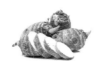

芋头

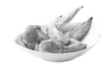

鸡翅

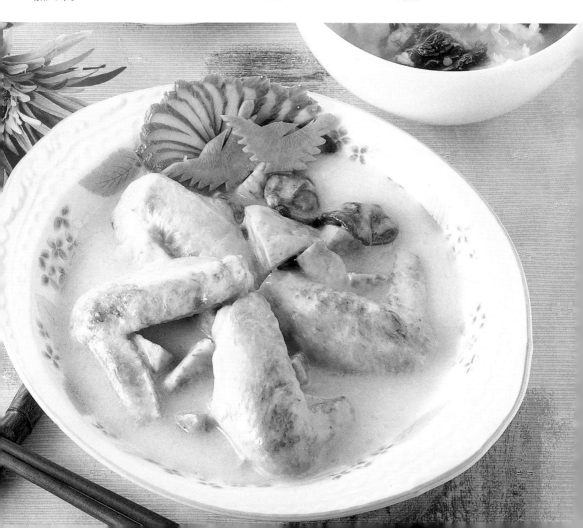

芋头瘦肉汤

芋头营养价值很高，与猪瘦肉煲汤有防治肿瘤、美容养颜、乌黑头发的效果。常食还具有益胃、宽肠、通便散结、补中、益肝肾、添精益髓等功效。

材料 芋头 100 克，猪瘦肉 400 克，生姜 3 片，淡菜 40 克，盐适量。

制作

1. 芋头切块；淡菜洗净，稍浸泡；猪瘦肉洗净，整块不刀切。
2. 先把淡菜、猪瘦肉和姜片放进锅内，加入清水 2000 毫升，大火煮沸后改小火煮 20 分钟，下芋头煮熟，加入盐调味即可。

人群宜忌 适宜胃肠不适、体虚乏力、肺燥咳嗽、便秘等症患者。

制作指导 此汤重点在汤，如果想食肉，也可将猪瘦肉切成片入锅。

芋头鸭煲

鸭肉味甘、性寒，具有滋补、清热的作用，与芋头搭配具有清热生津、养胃健脾、益气补虚等功效。

材料 鸭肉 200 克，芋头 300 克，油、盐、味精各适量。

制作

1. 鸭肉洗净，入沸水中氽去血水后，捞出切成长块；芋头去皮洗净，切块。
2. 锅内注油烧热，下鸭块稍翻炒至变色后，注入适量清水，并加入芋头块焖煮。
3. 待焖至熟后，加盐、味精调味，起锅装入煲中即可。

人群宜忌 适宜脾胃虚弱、内热干渴、水肿、食欲不振、体虚无力等症患者。

制作指导 待鸭块煮至八成熟时再加入芋头，以免芋头煮得过烂，口感不好。

三色圆红豆汤

此汤不仅味道甜润，营养俱佳，还具有调节脾胃、补气养血、增强免疫力等功效。

材料 甘薯、芋头各 100 克，糯米粉、冰糖、红豆各 200 克，山药粉、红糖各适量。

制作

1. 红豆洗净，泡发，煮至熟透，加入冰糖拌溶即为红豆汤。
2. 甘薯、芋头蒸熟后分别拌入红糖至溶化；再分别加糯米粉、山药粉搓成长条状，再切小丁，依序完成三种圆。
3. 将各色圆放入滚水中，煮至浮起后，捞出和红豆汤一起食用即可。

人群宜忌 适宜脾胃不适、气血两亏、体弱乏力等症患者。

制作指导 不喜欢红糖味道者，可选用白糖代替。

时蔬拼盘

此拼盘不仅颜色艳丽，还具有振食欲、益气生津、调节胃肠等功效。

材料 胡萝卜、白萝卜、心里美萝卜、淮山药、香芋、西芹、黄瓜各 60 克，圣女果 50 克，香菜 20 克，盐、白糖、鸡精、香油、醋、甜面酱各适量。

制作

1. 圣女果、香菜洗净，香菜切碎；其他各原材料洗净，去皮，切成长条块。
2. 除圣女果和香菜，把洗切好的材料放沸水中焯熟，沥干水，一起装盘摆放好。
3. 把盐、白糖、鸡精、香油、醋拌匀，与甜面酱一起放拼盘中间作蘸料用。

人群宜忌 适宜厌食、肺燥血热、胃肠不适等症患者。

制作指导 还可以依据个人喜好添加时令蔬菜以增色增香。

芋头烧鸡

鸡肉与芋头搭配具有振食欲、健脾胃、强筋骨、补益气等功效。

材料 鸡肉 300 克，芋头 150 克，葱段、姜片、蒜、油、料酒、老抽、白糖、盐、八角各适量。

制作

1. 鸡肉切块；芋头去皮切块浸泡。
2. 锅中加水，煮沸放鸡块，撇去血沫后捞出。锅里倒入油，放葱段、姜片、拍松的蒜瓣、八角，煸出香味，再放鸡块翻炒 3 分钟，倒入料酒和老抽上色。
3. 倒入开水淹过鸡块，盖上锅盖转中小火炖 30 分钟。汤汁快收尽时放入白糖、盐、芋头块，炖至熟，大火收汁，撒上葱段。

人群宜忌 适宜食欲不振、脾胃虚弱者。

制作指导 鸡块不要太大，否则不易入味。

虾仁芋头煲

虾仁中的营养极其丰富，与玉米粒、芋头搭配具有降压护心、补肾益气、健胃消食等功效。

材料 虾仁 400 克，芋头、玉米粒各 200 克，香菜、米酒、生姜片、盐、油、蛋清各适量。

制作

1. 虾仁去皮去肠泥，用米酒、盐、蛋清腌渍。
2. 芋头去皮切成滚刀块。
3. 油锅烧至七成热，先放入玉米粒爆炒，再放入芋头翻炒片刻。
4. 玉米粒、芋头、生姜片转入另一砂锅，注入米酒、水，中火煮沸后小火焖约 20 分钟，芋头熟烂，加盐调味，放虾仁、香菜叶煮熟即可。

人群宜忌 适宜心血管病、高血压、肾虚阳痿、胃部不适等症患者。

芋头蛋糕

芋头蛋糕不仅香甜可口，营养丰富，非常适合儿童食用，还具有开胃生津、补气益肾、提高免疫力等功效。

材料 芋头 250 克，松饼粉 100 克，鸡蛋 100 克，白糖 60 克，沙拉油 30 毫升，牛奶 50 毫升，泡打粉 5 克。

制作

1. 芋头去皮洗净，蒸熟后捣成芋泥备用。
2. 将白糖与鸡蛋置于容器中，以打蛋器拌打均匀，将沙拉油与牛奶分次加入打蛋器中搅拌均匀。
3. 将松饼粉与泡打粉加入拌至均匀无颗粒状，再将蒸熟的芋泥加入拌匀成面糊。
4. 模型内垫入一层烤焙纸，将面糊装入模型中，即可放入烤箱中，烤 30 分钟左右即可。

人群宜忌 适宜四肢无力、营养不良、厌食、消化不良等症患者。

香芋饼

此饼不仅味道糯软，颜色诱人，还具有健脾益胃、振食欲、促消化、补气养虚等功效。

材料 面包糠 50 克，糯米粉 100 克，香芋 30 克，淀粉 25 克，澄面 50 克，白糖 20 克，油适量。

制作

1. 将面包糠碾成细碎状。
2. 香芋去皮洗净，切成 2 厘米见方小块隔水蒸 25 分钟后，用刀背捣压成糊状，加入糯米粉、澄面、淀粉、白糖和匀。
3. 将香芋糊分成 8~10 份，搓圆，拍扁，制成小圆饼状，外层粘上细面包糠，将炸锅温度控制在 210℃，香芋饼一个个下锅，并不断翻面，当呈金黄色时捞出沥干油分，即可装盘。

人群宜忌 适宜厌食、体虚、乏力、脾胃不适等症患者。

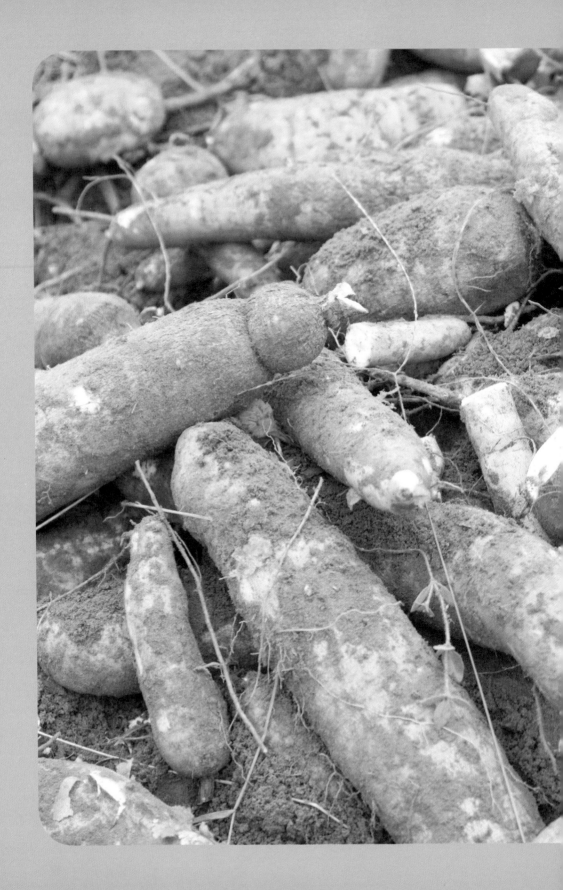

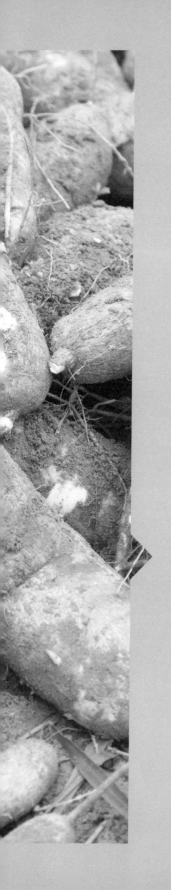

第五章

木薯

木薯虽然样貌丑
消肿解毒它最优

木薯是世界三大薯类（木薯、甘薯、马铃薯）之一，广泛栽培于热带和亚热带地区。在南亚热带地区，木薯是仅次于水稻、甘薯、甘蔗和玉米的第五大作物。它在作物布局、饲料生产、工业应用等方面具有重要作用，已成为广泛种植的主要加工淀粉和饲料的作物。不过，木薯有毒，是一种"谨慎的美味"。

"谨慎的美味"——木薯

木薯是世界三大薯类之一，富含淀粉，且具有消肿解毒等功效。但木薯含有一种名为亚麻仁苦苷的有毒物质，若摄入生木薯或未煮熟的木薯，有可能引起中毒。因此，木薯被称为"谨慎的美味"。

木薯起源于美洲，约有 4000 年的栽培历史，在热带地区广为栽培。中国于 19 世纪 20 年代引种栽培，分布于淮河、秦岭一线和长江流域以南，以广东和广西的栽培面积最大，福建和台湾次之，云南、贵州、四川、湖南、江西等省也有少量栽培。

广东高州县《县志》（1889 年重修本）有记载说"有木薯，道光初（道光元年即 1820 年），来自南洋"的记载。也有人认为，木薯是在 1820 年前后首先引入中国广东省栽培的，但最早有记载木薯的书是 1840 年林星章等编写的《新会县志》，该书对木薯的形态、种植、使用等都做了简单记述。纵观中国木薯的发展历史，"有木薯，道光初，来自南洋"是可信的。因为当时华南地区到南洋谋生的人不少，木薯可能在这期间传入中国。

中国木薯的试验研究工作，当以广东省农林试验场为最早，该场在 1914~1919 年，曾进行品种收集、评选、宿根、制粉和块根营养成分分析等试验。1940~1944 年，广西农事试验场对木薯氢氰酸的分布、含量、清除以及品种观察和栽培技术等进行了集中和专门的研究，并发表了"木薯毒素之研究"的专论。1959 年以后华南热带作物科学研究院开始对木薯的种植方法、快速繁殖、轮种间作、种茎贮藏、杂交育种以及北移栽培等进行广泛的试验研究，育成和推广了食用良种木薯华南 6068，同时摸清了中国适宜栽培木薯的地理区域和气候条件，认为中国秦岭淮河一线以南的长江流域地区，年平均气温 16℃以上，无霜期 8 个月以上的地区都可栽培木薯。现以广东、广西、海南栽培最多，台湾、福建、云南次之，湖南、江西、四川、贵州等亦有少量试种。

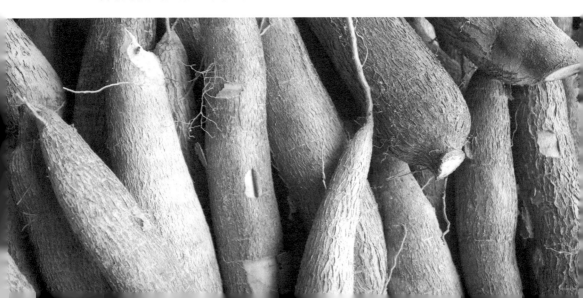

木薯的家族兄弟

木薯主要有两种：苦木薯和甜木薯。我国的木薯新品种主要包括华南系列木薯和面包木薯、蛋黄木薯。其中，2002 年，华南系列木薯新品种获海南省科技成果转化一等奖，木薯新品种"华南 5 号"获海南省科技进步二等奖，"华南 6 号"获海南省科技进步四等奖。1997 年，木薯新品种"华南 8002"和"华南 8013"获农业部科学技术进步二等奖。

华南 5 号

华南 5 号木薯是目前我国推广面积最多的新品种之一。主要特征是矮干密节，顶端分叉较早，分枝部位较低，分枝较长，角度较大，株型呈伞状；单叶互生，掌状深裂，裂片 5~7 片，裂片线形至披针形，叶柄绿带红色；成熟老茎外皮灰白色，内皮浅红色。结薯集中，掌状平伸，大薯率高，薯块粗大均匀，浅生易收获，薯外皮浅黄色，薯内皮粉红色。一般可产 45 吨 / 公顷鲜薯，鲜薯干物质含量 37%~42%，淀粉的含量 28%~32%，氰化氢含量 50~70 毫克 / 千克。

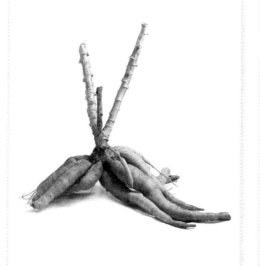

蛋黄木薯

蛋黄木薯的主要特征是主茎分枝部位适中，分枝短而紧凑，成熟茎外皮黄褐色，内皮浅绿色。结薯多而集中，但薯体较小，薯外皮褐色，薯内皮浅黄色，薯肉黄色，细嫩松粉，似蛋黄，清香可口，是理想的色香味俱佳的食用品种。

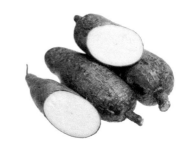

面包木薯

面包木薯的主要特征是茎外皮灰褐色，内皮深绿色，叶柄紫红色。薯外皮深褐色，薯内皮紫红色。薯块基部纤维多，有木质化的薯柄，食味好，松软可口。

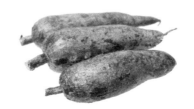

木薯的选购与保存

木薯的选购方法

1.根据形状和表皮来选

选购木薯时，要优先选购手重、坚硬、形状良好的圆柱形木薯。不要选择摆放了很久的木薯，表皮有割痕或裂开的，腐烂的，以及表皮呈黑色或有褐色斑点的木薯千万不要购买。

2.根据气味来选

选购时如发现木薯有霉味则不要购买，因为发霉的木薯含有酮毒素，不可食用。

3.发芽的木薯不要选

虽然发芽的木薯不像发芽的土豆一样有毒，但口感会较差，因此也不要选购。

木薯的保存方法

木薯收获以后，为了保证出粉率，一般情况下不作为鲜薯长期贮藏。如果要保存木薯块根，可将其进行干燥处理，这样长时间贮存才不会腐烂。

利用太阳暴晒使木薯干燥是较为常见的方法，若遇长时间的阴雨天气，则可以采用在室内烘烤干燥的方法。

为了防止出现虫害与发生腐烂，保存木薯的仓库必须具备良好的通风、低温、防热、防湿的条件。

养生问答 Q&A

Q 孕产妇能吃木薯吗？

木薯以新鲜块根毒性较大，食用木薯中毒的报道很多。一个人如果食用150~300克生木薯即可引起中毒，甚至死亡。孕产妇处在体质特殊时期，即便是处理好的木薯也不宜食用，以防万一。

Q 婴幼儿能吃木薯吗？

婴幼儿不能食用。但可以食用木薯加工食品。木薯若处理不当就食用极易导致中毒，轻者口苦、流涎、头痛、恶心呕吐等，重者出现胸闷、气促、意识不清、阵发性痉挛等。婴幼儿身体发育机制都不完善，免疫力、抵抗力都不如成年人，所以不宜食用木薯。

Q 木薯中毒怎么办？

由于木薯中有氰化物，食用不当时会引起中毒，前期表现为恶心、呕吐、头痛、头晕、无力等症状。如果在食用中出现此等症状，应立即停止食用，设法催吐及尽快去医院。

Q 木薯粉能吃吗？

木薯粉，又称泰国生粉。是一种淀粉的名称，也是从木薯块根中提取的淀粉，木薯粉加水遇热煮熟后会呈透明状，口感带有弹性。因为木薯的各部位均含氰苷，有毒，鲜薯的肉质部分需经水泡、干燥等去毒加工处理后才可食用，而木薯粉正是木薯加工品。所以，木薯粉可以食用，但要因用而宜，适量即可。

木薯与养生

木薯全身都是宝

消肿解毒、健脑明目

木薯有消肿解毒的功效，多用于痈疽疮疡、淤肿疼痛、跌打损伤、外伤肿痛、疥疮、顽癣等症。但木薯本身含有有毒物质亚麻仁苦苷，所以食用前应去皮，用清水浸薯肉，使氰苷溶解。一般泡 6 天左右就可去除 70% 的氰苷，再加热煮熟，才可食用。

别名 树薯、木番薯。

性味归经 性寒，味苦；归心经。

科属分类 大戟科木薯属。

木薯叶：幼嫩的木薯叶含有丰富的膳食纤维、蛋白质和维生素 K。其中，维生素 K 可以促进血液正常凝固，预防出血性疾病。

木薯块茎：木薯块根对于许多热带地区的居民来说，是钙、磷、钾、钠、镁等重要矿物质的来源。

木薯的营养成分表

（每 100 克的营养成分）

蛋白质	2.1 克
能量	119 千卡
脂肪	0.3 克
碳水化合物	27.8 克
膳食纤维	1.6 克
灰分	0.8 克
维生素 B_1	0.21 微克
维生素 B_2	0.09 毫克
烟酸	1.2 毫克
维生素 C	35 毫克
钙	88 毫克
磷	50 毫克
钾	764 毫克
钠	8.0 毫克
镁	66 毫克

木薯的养生功效

⊙ 调节血压

钾是人体肌肉组织和神经组织的重要成分之一，有助于维持神经健康，调节心律，预防中风，并协助肌肉进行正常收缩。在人体摄入高钠导致血压升高时，钾具有降低血压的作用。而木薯中的钾含量非常丰富，因此，食用木薯可有助于调节血压。

⊙ 提供复合维生素

木薯可为人体提供许多宝贵的复合 B 族维生素，例如叶酸、维生素 B_1、维生素 B_2、维生素 B_5、维生素 B_6 等。

⊙ 提供能量

木薯含有的热量要比土豆多出两倍，是热带淀粉类块茎中含热量最多的植物。因此，木薯可以为机体提供必需的能量。此外，木薯还富含人体必需的碳水化合物。木薯因含有无麸质淀粉，而常被作为麸质过敏症患者的食疗之品。

⊙ 改善疥疮

木薯粉有消肿解毒的功效，可用来缓解改善痈疽疮疡、淤肿疼痛、跌打损伤、外伤肿痛、疥疮、顽癣等症。

木薯饮食宜忌

❌ **木薯 + 柿子 = 胃肠不适**

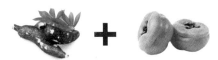

两者不宜在短时间内同时食用，如果食量多的情况下，应该至少相隔5个小时以上。如果同时食用，木薯中的糖分在胃内发酵，会使胃酸分泌增多，和柿子中的鞣质、果胶反应发生沉淀凝聚，产生硬块，量多严重时可使胃肠出血或造成胃溃疡。

✅ **木薯 + 芹菜 = 降血压**

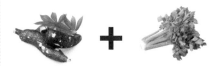

木薯含有丰富的钾元素，因而具有降低血压的作用。芹菜富含B族维生素、蛋白质、胡萝卜素、碳水化合物、钙、磷、铁等，具有降低血压、清肠利便等功效，尤其是芹菜叶，对预防高血压非常有益。因此，二者同食，有良好的降血压效果。

人群宜忌

✅ 麸质过敏症患者适宜食用，麸质过敏症患者要求食用无麸质淀粉，而木薯不含有麸质，因此适合用来作为麸质过敏症患者的食疗品。

❌ 婴幼儿和孕产妇均不宜食用木薯。木薯根块有一定的毒性，孕产妇处在特殊时期，体质发生变化，婴幼儿又处在免疫力、抵抗力都比较低的状态，故这两种人群不宜食用木薯，但可以适量食用加工后的木薯制品。

制作食用宜忌

✅ 食用时应把木薯剥皮并切片，然后再通过烘烤或煮等方法烹制。而经过加工的其他木薯制品，如木薯淀粉、木薯条或木薯粉都几乎不会对人体造成危害。

✅ 要防止木薯中毒，可在食用木薯前去皮，用清水浸薯肉，使氰苷溶解。一般泡6天左右就可去除70%的氰苷，再加热煮熟，即可食用。

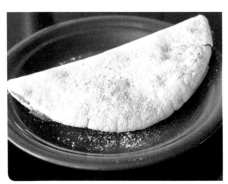

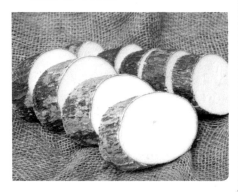

木薯美食集锦

木薯糖水

木薯含有大量的淀粉，可以转化为果糖、葡萄糖等成分，具有补充能量、增加营养等功效。

材料 木薯 100 克，冰糖适量。

制作

1. 木薯去皮洗净，切块。
2. 将切好的木薯放入锅中，加入适量清水。
3. 煮至 10 分钟左右后，加入冷水，反复 2~3 次，最后加冷水时，放入适量冰糖。
4. 小火熬煮 50 分钟左右，熬至半透明时即可。

人群宜忌 适用于体虚无力、营养不良者。

制作指导 也可根据个人喜好加入蜂蜜，风味更佳。

炒木薯

木薯与大蒜同食，消肿化淤、清热解毒的功效更明显。

材料 木薯 200 克，糖、盐各 3 克，油 10 毫升，葱、蒜各 10 克。

制作

1. 木薯剥皮洗净后，蒸熟。
2. 把蒸熟后的木薯切段；蒜洗净，切碎；葱洗净，切段。
3. 锅中放油烧热，倒入蒜末爆香。
4. 倒入木薯段，依次放入盐、糖，加适量水翻炒至熟，倒入葱段出锅即可。

人群宜忌 适宜内热伤津、痈疽疮疡、淤肿疼痛等症患者。

制作指导 把木薯斩成大段后更易蒸熟。

炸木薯

此品味道香甜，具有开胃消食、补充体力等功效。

材料 木薯 200 克，小鱼干 50 克，糖 30 克，花生仁 20 克，油适量。

制作

1. 木薯去皮洗净，切片；小鱼干泡软。
2. 锅中放适量油，依次将木薯片、鱼干、花生仁放入锅中油炸（木薯片炸至金黄色），捞出备用。
3. 在锅中倒入适量水，放入糖，煮至溶化浓稠时关火，倒在炸好的木薯片、花生和小鱼干中，迅速搅拌均匀即可。

人群宜忌 适宜食欲不振、营养不良者。

制作指导 制作焦糖时要使用小火，防止焦糖煳锅变苦。

木薯饺子

木薯饺子不仅口感润滑、劲道，还具有清热生津、强身健骨等功效。

材料 木薯粉 150 克，面粉 200 克，猪肉 100 克，韭菜 150 克，香菇 50 克，香油、鸡蛋、盐各适量。

制作

1. 木薯粉与面粉混合，加水揉成面团。
2. 猪肉、韭菜、香菇切碎，与鸡蛋放入盆中，加盐搅拌均匀，可加少许香油提香。
3. 将面团切段，擀皮，包馅后放入锅中。
4. 煮开后加适量清水，连续 3 次即可出锅。

人群宜忌 适宜体虚无力、腰膝酸软、肾虚乏力、内热伤津等症患者。

制作指导 面团揉成后，静置 30 分钟，面皮更加筋道。

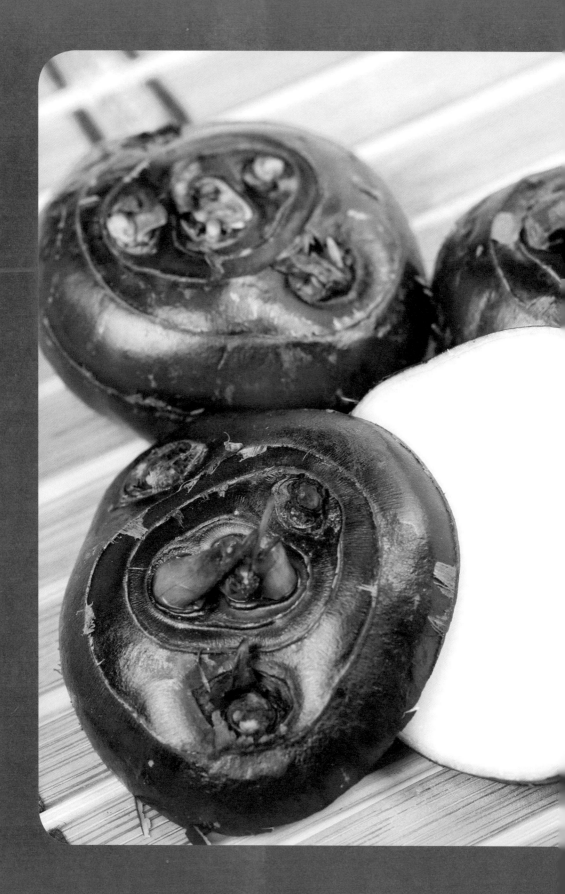

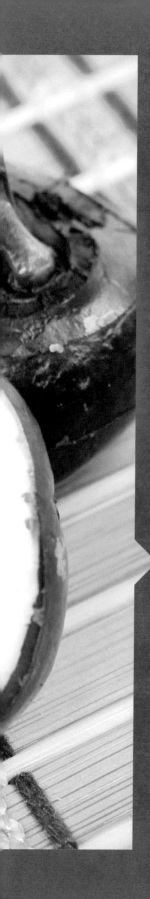

第六章

马蹄

小小马蹄不起眼
除热生津又消烦

马蹄又称荸荠，皮色紫黑，肉质洁白，味甜多汁，清脆可口，自古有"地下雪梨"之美誉，北方人称之为"江南人参"。其富含各种营养素，具有清热解毒、凉血生津、利尿通便、化湿祛痰、消食除胀的功效，既可当作水果生吃，又可制作美味佳肴，是大众喜爱的时令之品。

你了解马蹄吗

"江南人参"——马蹄

马蹄既可作为水果，又可算作蔬菜，是大众喜爱的时令之品。马蹄中富含磷，是根茎类蔬菜的第一名，常食有助于促进骨骼发育。因为其形状、性味、成分、功用都与栗子相似，又因在泥中结果，所以又有"地栗"之称。

马蹄，俗称地栗，皮色紫黑，肉质洁白，味甜多汁，清脆可口，有"地下雪梨"之美誉，北方人称之为"江南人参"。马蹄既可作为水果，又可算作蔬菜，是人们喜爱的时令之品。马蹄不仅含有多种维生素，还含有蛋白质、脂肪等营养素以及钙、铁、磷等矿物质，营养丰富，和栗子的营养成分很像，所以又有地栗之称。马蹄栽培历史悠久，2 000年前的《尔雅》中称为"芍，凫茈"。安徽省庐江县原杨柳乡盛产高品质马蹄，是中国最大的"马蹄之乡"。广西桂林市荔浦县青山镇是国家承认的"马蹄之乡"。此外，还有湖北省荆门市沙洋县毛李镇也是马蹄产地，其马蹄一直远销海外，闻名遐迩。

马蹄原产中国南部和印度，属莎草科，全球约150种，广布于热带和亚热带地区。中国有20多个品种，主要分布在江苏、安徽、广东、江西、贵州等低洼地区，河北部分地区也有分布。马蹄冬、春季挖掘上市，为地下匍匐茎先端膨大的球茎。球茎呈扁圆球形，表面平滑，老熟后呈深栗壳钯或枣红色，有环节3~5圈，并有短鸟嘴状顶芽及侧芽。挑选时以个大、洁净、新鲜、皮薄、肉细、味甜、爽脆、无渣者为佳。

马蹄也被广泛用于中药中，有清热凉血、解毒祛痰、利尿通便、消食除胀、辅助退热等功效，对阴虚肺燥、痰热咳嗽、目赤障翳等症也有很好的治疗效果。在我国古代医书中常有出现，如《食疗本草》曰"马蹄，下丹石，消风毒，除胸中实热气。可作粉食。明耳目，止渴，消疸黄。若先有冷气，不可食，令人腹胀气满。小儿秋食，脐下当痛。"《罗氏会约医镜》曰："马蹄益气安中，开胃消食，除热生津，止痢消渴，治黄疸，疗下血，解毁铜。"

随着生活水平的不断提高，含有丰富营养素的马蹄成为人们食疗养生必不可少的一道美味，其做法也是多种多样。科学合理地食用，才能让我们既吃得舒心，又吃得健康。

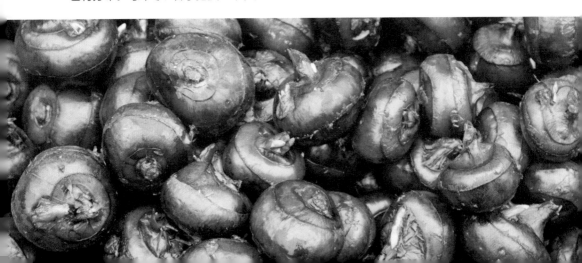

马蹄的家族兄弟

马蹄的种类繁多，在中国有 20 多种，因此分类的方法也较多。比如按照含淀粉量的多少分类，有水马蹄类型和红马蹄类型；或按脐洼（靠匍匐茎端）深浅分类，有平脐和凹脐二种。

水马蹄类型

为富含淀粉类型。球茎顶芽较尖长，皮薄脐平，含淀粉多，肉质粗，适于熟食或加工淀粉。如苏荠、高邮马蹄、广州水马蹄等。

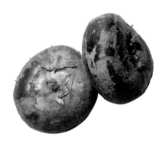

红马蹄类型

为少含淀粉类型。球茎顶芽粗直，脐凹平，含水分多，含淀粉少，肉质甜嫩，渣少，适于生食及加工罐头。如杭荠、桂林马蹄等。

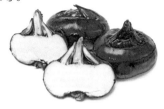

凹脐

凹脐型的马蹄，具有水分含量以及可溶性固形物含量较多的特点。此外，这种类型的马蹄，味甜、渣少、口感较好，因而深受人们喜爱。

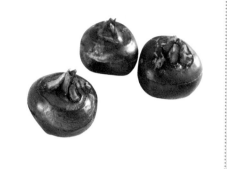

平脐

脐洼（靠匍匐茎端）处平缓。肉质较粗，渣多，淀粉含量高，较耐贮藏。

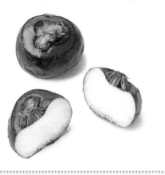

按照当前品种则主要可以分为桂林马蹄、水马蹄、团风荠、宣州大红袍、苏荠、余杭荠等。

马蹄的选购与保存

马蹄的选购方法

1. 颜色和顶芽的选择

挑选马蹄时以个大、洁净、新鲜为上品。在马蹄中，以颜色紫红、顶芽较短的"铜皮马蹄"品质较佳。其皮薄、肉细、汁多、味甜、爽脆、无渣。而色泽紫黑、顶芽较长的"铁皮马蹄"品质略逊，因其质粗多渣。马蹄一般就皮色的不同，可分为"铜箍地栗"和"铁箍地栗"两种。前者皮薄，色泽鲜艳呈紫红色，肉嫩多汁，清甜适口，可代水果；后者皮稍厚，紫黑色，肉质爽脆，甜味略淡，宜煮食或切片配炒。

2. 选择新鲜马蹄

选择马蹄时，尽量挑选个头大、表皮光滑的购买。表面褶皱、柔软或者削开的

马蹄里面是黄的则不要购买，那表示已经不新鲜。

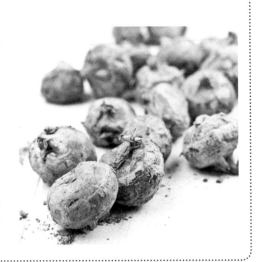

马蹄的保存方法

马蹄含水量高，皮质软且脆，应做到轻装、轻放、轻运，以减少损伤，如果贮存不当容易破损，引起病害发生腐烂。

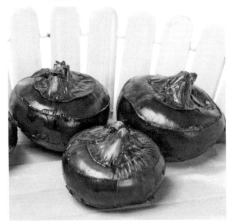

马蹄一般在冬天收获，冬天气温低，较容易保存。到了春天以后就不容易保存了，可以将马蹄放在太阳下暴晒，然后再装进袋子中放置于阴凉通风的地方，这样可以放置很长时间，并且晒过的马蹄更加甘甜。

从市场买回来的马蹄也可洗净表面的泥渣，然后直接放置于冰箱中冷藏保存。

如果采用堆藏的方法，就要选择阴凉室内的土质地面。先在地面上铺一层干细土，周围用席子围好，或是用砖砌成池子状，然后在细土上放一层马蹄，再铺上一层细土，放上一层马蹄。按照这种方法依次放，使马蹄和细土层层相间。

养生问答 Q&A

Q 马蹄可以生吃吗?

马蹄不宜生吃,马蹄生长在泥土中,外皮和内部可能附着较多的细菌和寄生虫,所以一定要洗净煮透后方可食用,而且煮熟的马蹄更甜。其次,马蹄性寒,对脾肾虚寒和有血淤的人来说不太适合。

Q 春季吃马蹄有助于预防流感?

马蹄含有一种抗菌成分荸荠英,对金黄色葡萄球菌、大肠杆菌、绿脓杆菌等有抑菌作用,并能抑制流感病毒。而春季是流行感冒的高发季节,可用洗净的马蹄和板蓝根颗粒一起煮着吃,这是一种很好的预防流行感冒的方法。

Q 马蹄煮多长时间才可以?

因为马蹄可能附着较多的细菌和寄生虫,所以不宜生吃,一定要洗净煮透后方可食用。先把马蹄洗干净,然后切成两半,保留马蹄表皮上部分干净的紫黑色外皮,因为其中含有磷等微量元素,且能使汤水增加浅紫红色素,使人增加食欲。煮马蹄的水量无规定,先用大火煮开,再转用小火炖大约10分钟,不要急

于喝,让马蹄在锅里闷上1个小时,可以使汤味更浓。

Q 什么时候采收的马蹄最好?

在种植马蹄的长江及黄河中下游,小满至夏至定植的称为早水马蹄;大暑至立秋定植的为晚水马蹄,以冬至前后采收的品质较好。

Q 马蹄为什么适合儿童食用?

马蹄中含有的磷是所有根茎蔬菜中最高的,不仅能促进人体生长发育和维持生理功能,还对牙齿骨骼的发育有很大好处,同时可促进体内的糖、脂肪、蛋白质三大物质的代谢,调节酸碱平衡,因此非常适于儿童食用。

Q 马蹄粉对人体有什么功效?

新鲜马蹄的保质期比较短,人们挑选出品质好的马蹄经过加工制作成粉状,这种可以长时间保存的马蹄粉不仅营养丰富,还能做出更多的美食。据《本草纲目》记载,该品具有清心消暑、润肺生津、滋补安神之功效,老少咸宜,四季适用,实乃天然保健佳品。

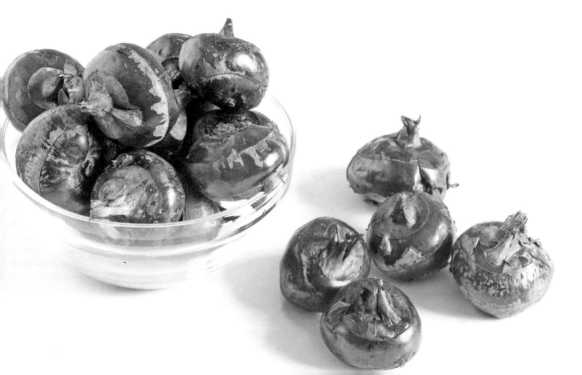

马蹄与养生

马蹄全身都是宝

通淋消食、促进代谢

马蹄富含粗蛋白、淀粉、磷等，更含有一种抗菌成分荸荠英，不仅有助于促进大肠的蠕动，还助于促进骨骼发育，同时可促进体内的糖、脂肪、蛋白质三大物质的代谢，调节酸碱平衡。尤其是抗菌成分"荸荠英"有预防急性传染病的功能。

别名 水栗、芍、凫茈、乌芋、荸荠、地栗、马蹄儿。

性味归经 性寒，味甘、平；归肺、胃二经。

科属分类 莎草科。

叶茎：有清热止渴、利湿化痰、降血压及利尿之功效。

果实：马蹄中富含蛋白质、维生素、胡萝卜素和矿物质，有通淋消食、促进代谢、杀菌、预防传染病等功效。

果皮：虽然马蹄皮中含有磷等微量元素，但是因为马蹄生长在泥土中，外皮和内部可能附着较多的细菌和寄生虫，所以最好煮熟之后食用。

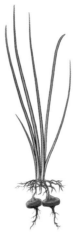

马蹄的营养成分表

（每 100 克的营养成分）

碳水化合物	14.2 克
维生素 A	3 微克
胡萝卜素	20 微克
维生素 B_1	0.02 毫克
维生素 B_2	0.02 毫克
烟酸	0.7 毫克
维生素 C	7 毫克
维生素 E	0.65 毫克
蛋白质	1.2 克
脂肪	0.2 克
钙	4 毫克
磷	44 毫克
钾	306 毫克
钠	15.7 毫克
镁	12 毫克

马蹄的养生功效

◎ 调理体质

马蹄中含的磷是根茎类蔬菜中最高的，能促进人体生长发育和维持生理功能，对牙齿、骨骼的发育有很大好处，同时可促进体内的糖、脂肪、蛋白质三大物质的代谢，调节酸碱平衡。

◎ 杀菌

研究发现，马蹄中含有一种不耐热的抗菌成分——荸荠英，这种物质可抑制金黄色葡萄球菌、大肠杆菌、产气杆菌及绿脓杆菌，对一些传染性流感有预防作用。

◎ 通淋消食

马蹄中含有丰富的粗蛋白和淀粉，有助于促进大肠的蠕动，促进排便。其中粗脂肪有滑肠通便的作用，可用于防治便秘。食用马蹄还可辅助治疗糖尿病患者尿多的症状。

◎ 防传染病

马蹄还有预防急性传染病的功能。在麻疹、流行性脑膜炎较易发生的春季，马蹄是很好的防病食品。马蹄中的荸荠英对防治肺病、食管癌和乳腺肿瘤有辅助作用。

巧用马蹄治百病

清肺止咳方

马蹄海蜇饮

材料 马蹄120克，海蜇120克。

制作

1. 将马蹄清洗干净，去皮后，沥干。
2. 海蜇冲洗干净后，将马蹄和海蜇一起倒入锅中，大火煮沸后转小火煎煮1个小时，即可。

用法 一次一杯，一天两次。

适用 马蹄性寒，对咳嗽、痰黄稠、支气管炎、痰多、肺燥、痰核、瘰疬等有明显的效果。

马蹄雪梨汤

材料 雪梨150克，马蹄50克，冰糖适量。

制作

1. 马蹄去皮切块；雪梨带皮切块。
2. 将切好的马蹄和雪梨一起放入锅中，可放入适量的冰糖，煮沸起锅即可。

用法 一次一杯，一天两次。

适用 马蹄有生津止渴、清热解毒的功效，雪梨也有止咳润肺、清热除烦的作用。两者熬汁饮用，能清热祛燥，是春秋干燥季节不可多得的上好饮品。

止渴生津方

五汁饮

材料 新鲜马蹄120克，藕汁80毫升，梨汁、甘蔗汁、芦根汁各50毫升。

制作

1. 新鲜马蹄去皮，放榨汁机榨汁。
2. 取一杯子，将马蹄汁倒入，加入藕汁、梨汁、甘蔗汁和芦根汁，搅匀后饮用。

用法 一次一杯，一天一次。

适用 五汁饮有生津止渴的功效，适于肺胃热灼津伤等症。

马蹄胡萝卜汁

材料 新鲜马蹄30克，胡萝卜60克。

制作

1. 马蹄洗净去皮，切成两半。
2. 胡萝卜洗净去皮，切块状。
3. 将切好的胡萝卜和马蹄放入榨汁机中，榨成汁液饮用。

用法 一次一杯，一天两次。

适用 咽炎、扁桃体肥大。胡萝卜有清热化痰之效，能有效治疗呼吸道疾病。

润肠通便方

马蹄空心菜汤

材料 鲜空心菜200~250克，马蹄10个。

制作

1. 将马蹄清洗干净，去皮。
2. 将鲜空心菜洗净、切段，与马蹄煮汤。

用法 一次吃完，一天两次。

适用 空心菜含有较丰富的粗纤维，具有促进肠蠕动、通便解毒的作用。马蹄汤汁具有利尿通淋的功效，对大便秘结、排便不畅等有很好的作用。

西瓜马蹄甘蔗汁

材料 西瓜、马蹄、甘蔗各300克。

制作

1. 将马蹄清洗干净，去皮。
2. 西瓜去皮，切块。
3. 甘蔗削皮，切段。
4. 将处理好的西瓜、马蹄、甘蔗榨汁饮用。

用法 一次一杯，一天两次。

适用 可利尿通淋，有效缓解尿频、尿急、尿痛症状。

马蹄饮食宜忌

 马蹄 + 苦瓜 = 刺激肠胃，损伤身体

马蹄味甘、平，性寒，归肺、胃二经，苦瓜性寒味苦，归心、肺、胃经，两者皆属寒凉之物，所以消化力弱、脾胃虚寒者不要过多食用，会刺激肠胃，损伤身体。

 马蹄 + 香菇 = 补气强身，益胃调脾

  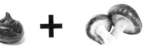

马蹄性味甘寒，有清热、化痰等功效；香菇能补气益胃，有降压、降脂的功效。二者搭配同食，具有调理脾胃、生津清热的作用。常食能补气强身，益胃调脾，有助于治疗脾胃虚弱、食欲不振等病症。对糖尿病、高血压、高脂血症等病有辅助治疗作用。

- ☑ 一般人群皆可食用。
- ☑ 发热患者可以食用。
- ☑ 全身水肿、小便不利或小便短少者适宜食用。
- ☑ 有烦热口渴、咽干燥痛等症者宜食用。

- ☒ 消化能力比较弱、脾胃虚寒的人和血淤者不宜食用。
- ☒ 马蹄甘寒性滑，不易消化，一次生食不可过多，否则容易腹胀。
- ☒ 月经期间不宜食用生马蹄。

- ☑ 生食时应充分浸泡后洗干净，以沸水烫过，去皮再吃为妥。若买来削过皮的马蹄，也应仔细洗净再吃。

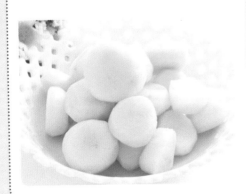

- ☒ 马蹄不宜生吃，因为马蹄生长在泥中，外皮和内部都有可能附着较多的细菌和寄生虫，所以一定要洗净煮透后方可食用，而且煮熟的马蹄更甜。

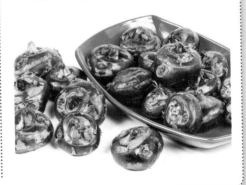

马蹄美食集锦

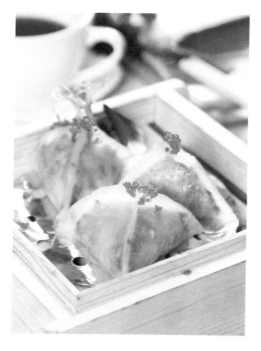

马蹄金字塔饺

此款美食具有益气补虚、清热消滞、润肺生津等功效。

材料 澄面 50 克，淀粉 200 克，韭菜、猪肉各 100 克，马蹄肉 25 克，蟹子适量，盐 3 克，白糖、香油、胡椒粉各少许。

制作

1. 水烧开后加入淀粉、澄面，烫熟后倒在案板上，搓至面团纯滑，将面团分切成每个 25 克的小面团，压薄备用。
2. 余下的材料洗净切碎与盐、白糖、香油、胡椒粉拌匀成馅，用薄皮包好，排入蒸笼用蟹子装饰，蒸熟即可。

人群宜忌 适宜肺燥干渴、久咳不愈、腰膝酸软、肾虚等症患者。

制作指导 面团搓好后醒 20 分钟再压薄更佳。

马蹄山药汁

此饮不仅味道清甜、营养丰富，非常适合女性饮用，而且具有提神健脑、滋阴润肺等功效。

材料 马蹄、山药、木瓜、菠萝各适量，优酪乳 250 毫升，冷开水 300 毫升，蜂蜜少许。

制作

1. 马蹄、山药、菠萝洗净，削去外皮，切小块备用；木瓜去籽，挖出果肉备用。
2. 将所有材料一起榨汁，加蜂蜜调匀即可。

人群宜忌 适宜肺燥烦渴、心悸失眠、烦躁易怒等症患者。

制作指导 也可根据个人喜好增减时令水果。

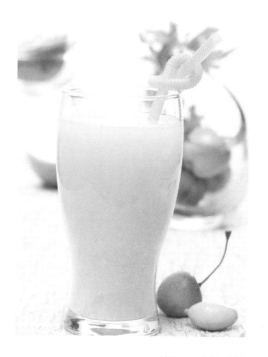

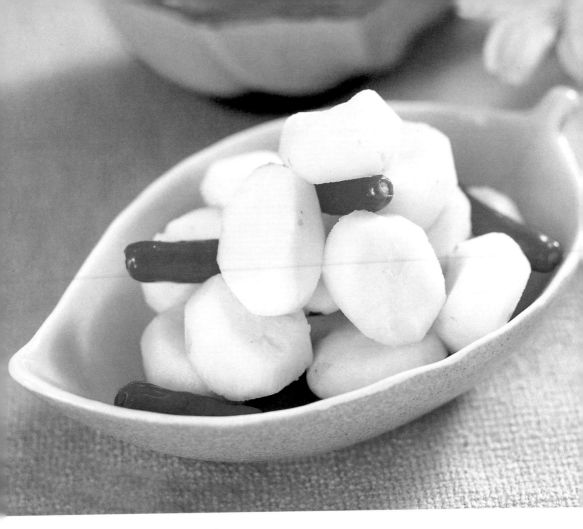

酸辣泡马蹄

马蹄口感甜脆，营养丰富，具有生津解暑、促消化、振食欲等功效。

材料
马蹄 1000 克，盐 5 克，白醋 50 毫升，泡红辣椒 100 克，白糖 40 克，盐水 1000 毫升。

人群宜忌
适宜暑热伤津、食欲不振、消化不良等症患者。

制作指导
可以用保鲜膜密封，更为方便。

制作
1. 将马蹄洗净去皮，放入盐水中浸泡；盐、白醋、泡红辣椒、白糖混匀。
2. 将用盐水浸过的马蹄放入混匀的调料中，密封后泡 24 个小时即可。

马蹄

白醋

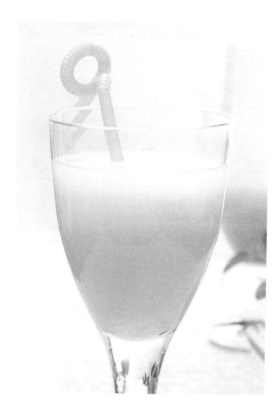

马蹄鲜藕梨汁

莲藕富含营养成分，有明显的补益气血、增强人体免疫力的作用。常饮本品具有美白护肤、滋阴益肺等功效。

材料 梨子1个，莲藕1节，马蹄60克，蜂蜜适量。

制作

1. 将梨洗净，去皮和核；莲藕洗净，切小块；马蹄洗净，去皮。
2. 将处理好的梨、莲藕、马蹄一同放入榨汁机，榨出的汁液滤入杯中，调入蜂蜜拌匀即可。

人群宜忌 适宜皮肤暗黄、肺燥、干渴等症患者。

制作指导 莲藕榨汁时最好选用节小且白的嫩莲藕。

枸杞马蹄鹌鹑蛋

鹌鹑蛋营养丰富，是人们生活中常见的滋补食疗佳品，与马蹄搭配具有补血益气、强身健体、安神补虚等功效。

材料 鹌鹑蛋100克，马蹄150克，枸杞子50克，白糖20克，油适量。

制作

1. 马蹄去皮，洗净；鹌鹑蛋入锅中煮熟，剥去蛋壳，入油锅炸至金黄，捞出控油。
2. 锅中放水，下入马蹄、鹌鹑蛋、枸杞子，煮20分钟。
3. 调入白糖即可食用。

人群宜忌 适宜贫血、月经不调、健忘、头晕目眩、气血不足、心悸失眠等症患者。

制作指导 使用腌渍过的鹌鹑蛋，更加入味。

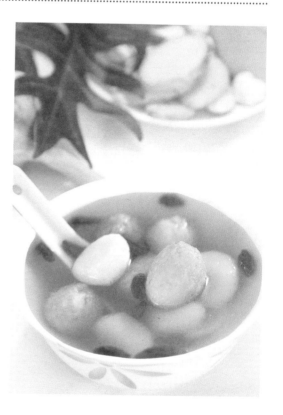

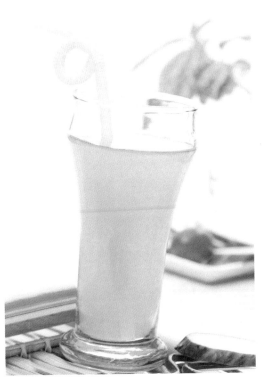

哈密瓜黄瓜马蹄汁

此果汁有消暑解渴的功效。但是哈密瓜性凉，不宜吃得过多，以免引起腹泻。

材料 哈密瓜 300 克，黄瓜 2 根，马蹄 200 克。

制作

1. 将哈密瓜洗净，去皮，切成小块；黄瓜洗净，切成块；马蹄洗净，去皮。
2. 将所有材料一起搅打成汁即可。

人群宜忌 适合女性饮用。

制作指导 加入冰块，味道会更好。

百合马蹄乌鱼汤

百合营养丰富，具有很好的滋补作用，还可防秋燥，与马蹄、无花果搭配，滋阴润肺，清热补虚。

材料 百合、无花果各 30 克，马蹄 60 克，乌鱼 500 克，盐、姜片各 5 克，油 10 毫升。

制作

1. 百合、无花果洗净，泡发；马蹄去皮；生鱼剖净；锅烧热，下油、姜片，将乌鱼两面煎至金黄色。
2. 加水煮沸，加以上用料，煲沸改小火煲 3 个小时，加盐调味。

人群宜忌 适宜口干、干咳、便秘等症患者；肺虚、寒咳、气虚便秘者慎用。

制作指导 最好采用不粘锅，因为鱼皮容易粘锅。

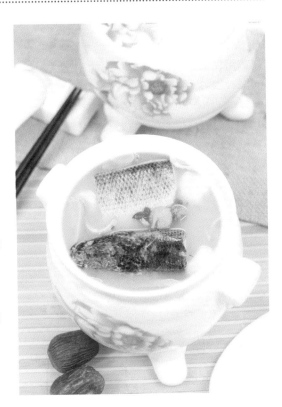

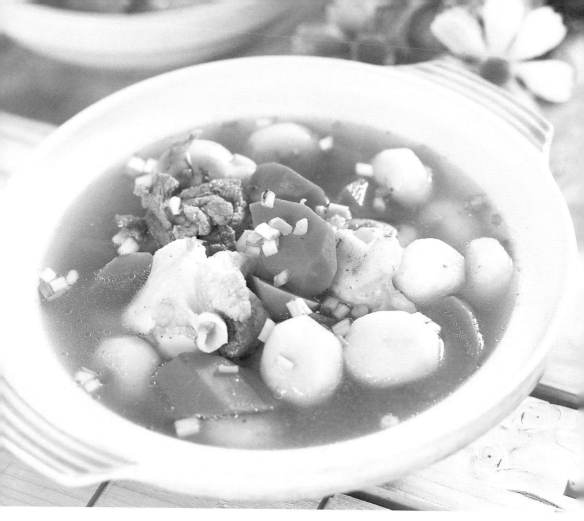

胡萝卜马蹄煲排骨

本品具有养心润肺、疏肝明目等功效。

材料

排骨 300 克，姜 10 克，马蹄 100 克，胡萝卜 80 克、盐、味精、胡椒粉、料酒、高汤、葱花各适量。

人群宜忌

适宜骨质疏松、夜盲症、热病烦渴、咽喉疼痛、小便不利等症患者。

制作指导

所有材料都应该在水开之前放入。

制作

1. 胡萝卜洗净切滚刀块；姜去皮切片；排骨斩件；马蹄洗净。
2. 锅中注水烧开，放入排骨焯烫去血水。
3. 将高汤倒入煲中，加入所有材料煲 1 个小时，调入盐、味精、料酒、胡椒粉，撒上葱花即可。

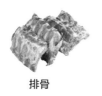

排骨

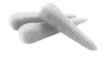

胡萝卜

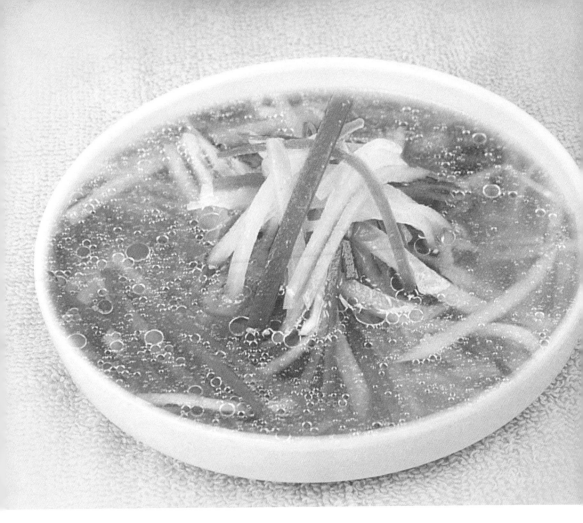

佛手胡萝卜马蹄汤

佛手瓜清脆，营养丰富，常食对增强人体抵抗疾病的能力有益。此汤具有利尿通淋、滋阴明目等功效。

材料

佛手瓜 2 个，马蹄 5 个，生姜 2 片，胡萝卜 1/2 个，盐适量。

人群宜忌

适宜小便不畅、视力下降等症患者。

制作指导

佛手瓜易熟，所以要后放。

制作

1. 佛手瓜、马蹄、胡萝卜洗净后切块。
2. 除佛手瓜以外的全部材料放入汤锅，大火煮开后转中小火煲 1 个小时。
3. 加入佛手瓜，继续煲 1 个小时，放盐调味即可。

佛手瓜

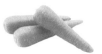

胡萝卜

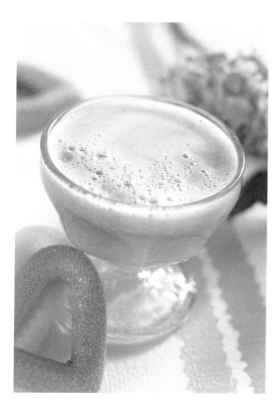

马蹄多汁饮

梨清润，蜂蜜滋养，配合马蹄、麦冬具有很好的润肤效果。

材料 梨1个，马蹄50克，生菜50克，麦冬15克，蜂蜜适量。

制作

1. 梨、马蹄、生菜洗净，再将梨、马蹄去皮，切小块，生菜剥成小片。
2. 将麦冬用热水泡一晚使它软化。
3. 所有材料放入搅拌机中打成汁，加蜂蜜调味。

人群宜忌 美白护肤，适合女性饮用。

制作指导 马蹄以个大、洁净、新鲜、皮薄、肉细的为佳，加入柠檬，味道会更好。

香菇马蹄绿豆粥

此粥有清心养神、润肠通便、健脾益肾的功效。

材料 大米100克，马蹄30克，核桃仁、胡萝卜丁、香菇、绿豆、盐、鸡精、胡椒粉各适量。

制作

1. 大米、绿豆一起洗净后下入冷水中浸泡30分钟后捞出沥干水分；马蹄去皮洗净，切块备用；香菇泡发洗净，切丝。
2. 锅置火上，倒入适量清水，放入大米、绿豆，以大火煮开。
3. 加入马蹄、香菇、核桃仁、胡萝卜丁同煮至粥呈浓稠状，调入盐、鸡精、胡椒粉拌匀即可。

人群宜忌 适宜心烦气躁、大便干结等症患者。

制作指导 香菇泡发后要注意清洗干净，否则泥沙会影响粥的口感。

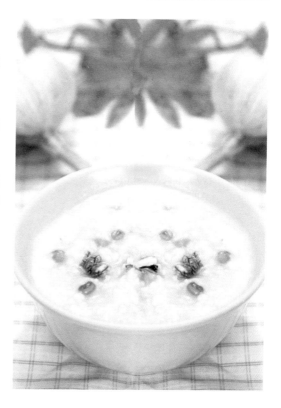

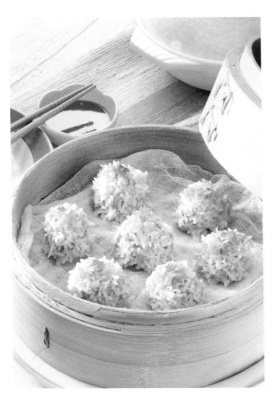

珍珠丸子

本品具有强身健骨、健脾养胃、补充钙质等功效。

材料 猪绞肉 300 克，虾米 15 克，长糯米 50 克，马蹄 20 克，淀粉 18 克，火腿、葱末、姜末、香菜各 10 克，老抽 15 毫升，盐、胡椒粉各适量。

制作

1. 长糯米浸泡 2 个小时捞出，加淀粉拌匀摊平；马蹄去皮拍碎；虾米泡软剁碎；香菜去根；火腿切末。

2. 猪绞肉加部分虾米粒拌至有弹性，加葱末、姜末、剩余虾米、老抽、盐、淀粉、胡椒粉及马蹄拌匀做成肉馅。

3. 取肉馅捏挤成肉丸子，均匀沾裹上长糯米，排入垫有湿布的蒸笼，撒上火腿，大火蒸 20 分钟取出，撒上香菜即可。

人群宜忌 非常适宜老年人常食，可预防因缺钙所致的骨质疏松症。

红枣马蹄汤

本品可清热解毒、利尿除湿，还可以预防热毒感冒。

材料 红枣 60 克，马蹄 180 克，冰糖适量，千张适量。

制作

1. 马蹄用清水洗净，沥干水分，除去皮，切成小块备用。

2. 红枣用清水冲洗后沥干水分，去掉枣核，千张冲洗一下，切成丝备用。

3. 汤锅置于火上，加入适量清水，大火煮沸后，放入马蹄、红枣和千张。

4. 大火煮沸，小火熬制 2 个小时左右，撒入冰糖，搅匀煮沸即可出锅。

人群宜忌 适宜心火旺盛、小便困难等症患者。

制作指导 千张可先用热水烫一下，以除去豆腥味儿。

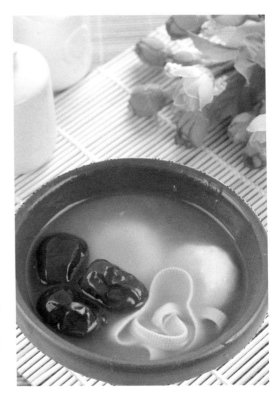

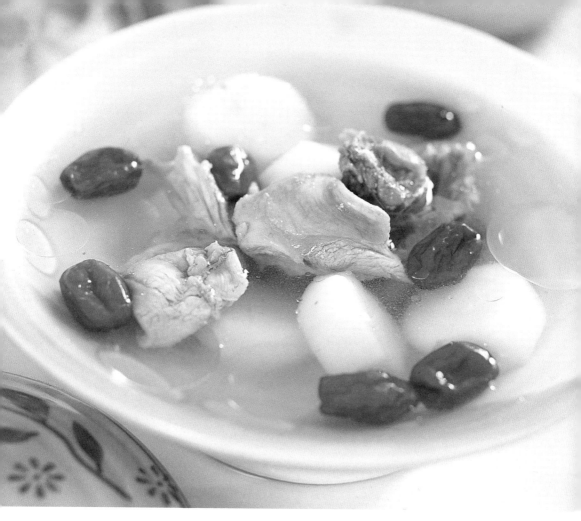

马蹄炖兔肉

兔肉高蛋白低脂肪，而且卵磷脂含量丰富，能防止动脉硬化，与清热止渴的马蹄炖在一起，不仅营养丰富，而且更是绝佳的美味。

材料
兔肉 300 克，红枣 25 克，马蹄 50 克，生姜、盐各适量。

人群宜忌
适宜营养不良、高血压、动脉粥样硬化等症患者。

制作指导
注意观察水量，可以适时加水。

制作
1. 兔肉洗净，斩块；红枣、马蹄、生姜洗净，马蹄去皮。
2. 把以上全部用料放入炖盅内，加滚水适量，盖好盅盖，隔滚水炖 1~2 个小时，加盐调味即可。

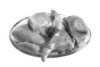
兔肉

红枣

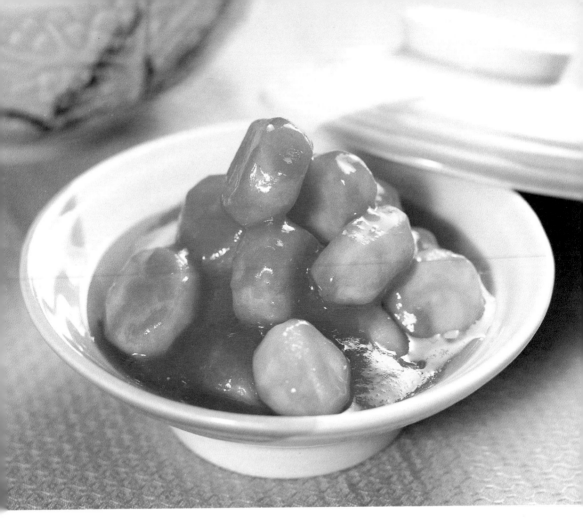

番茄酱马蹄

本品中的番茄酱含有丰富的膳食纤维，能够促进食物的消化。

材料

马蹄250克，番茄酱50克，白糖3克，鸡精2克，油适量。

人群宜忌

适宜食欲不振、消化不良、胃肠不适等症患者。

制作指导

马蹄焯水后可保持脆感，炒制出来味道更佳。

制作

1. 将马蹄去皮用沸水焯一下备用。
2. 净锅上火加油，油热时，放入番茄酱、白糖翻炒，待颜色红亮时倒入马蹄。
3. 待马蹄裹匀番茄酱时，撒上鸡精即可。

马蹄

番茄酱

马蹄酱汁鸡丁

鸡肉中含有丰富的维生素、蛋白质，可强身健体。西红柿富含维生素 C，可生津止渴、健胃消食、清热凉血。

材料

番茄酱、葱、姜、盐、料酒、生粉、油、白糖各适量，鸡脯肉 300 克，马蹄 100 克。

人群宜忌

适宜体虚无力、口干作渴等症患者。

制作指导

腌渍鸡肉时加入一个蛋清，可使肉质更嫩滑。

制作

1. 鸡脯肉切丁，加盐、料酒、生粉腌渍 15 分钟，入油锅炸熟。
2. 马蹄洗净去皮，切粒。
3. 将葱姜切末放入油锅爆香。
4. 马蹄粒入油锅，加鸡丁、白糖、番茄酱、盐等调味，翻炒至汁黏稠时出锅即可。

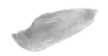

鸡脯肉

马蹄

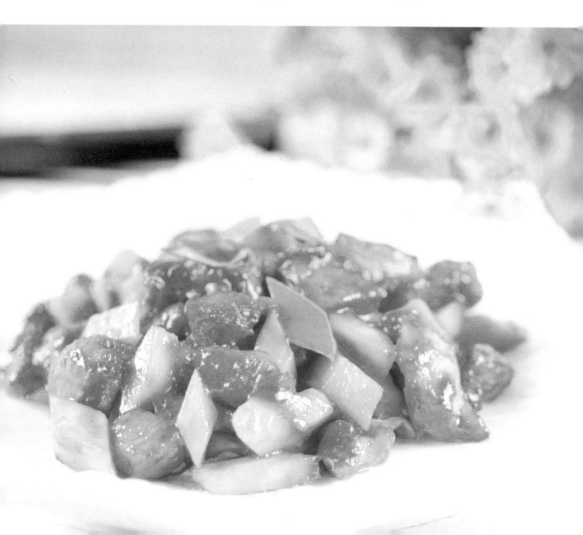

茅根马蹄猪肉汤

本品具有清热凉血、利尿通淋等功效。

材料

干白茅根 15 克，马蹄 10 个，藕节 20 克，猪腿肉 300 克，盐适量。

人群宜忌

适宜尿路感染、急慢性肾炎、尿路结石者以及各种湿热性疾病患者。

制作指导

白茅根新鲜的和干的都可使用。

制作

1. 干白茅根、藕节均洗净；马蹄洗净去皮；猪腿肉洗净，切块。
2. 将白茅根、马蹄、藕节、猪腿肉一起放入砂锅，大火煲沸后改小火煲 2 个小时。
3. 加盐即可。

白茅根

藕节

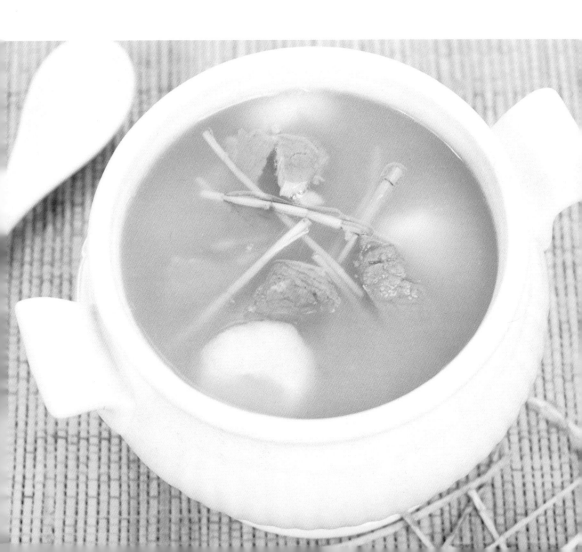

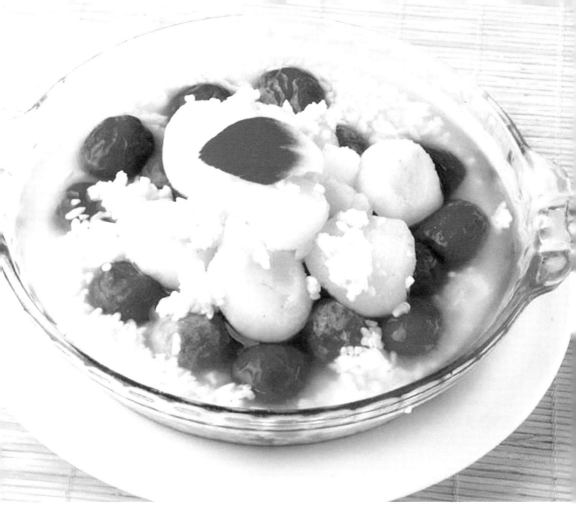

马蹄糯米羹

红枣富含维生素，能够增强体质、延缓衰老，与马蹄搭配具有降脂减肥、利尿消肿、补气养血等功效。

材料

马蹄120克，红枣60克，糯米60克，冰糖15克。

人群宜忌

适宜高脂血症、肥胖、水肿、贫血等症患者。

制作指导

凉水时就将所有材料放入锅内。

制作

1. 马蹄冲洗干净后，沥干水分，将皮去掉备用。
2. 红枣洗净后，去核；糯米淘洗干净，入清水中浸泡1个小时备用。
3. 锅中加水置于火上，将糯米和红枣倒入，大火煮开。
4. 煮沸几分钟后，倒入马蹄和冰糖，煮至糯米软烂即可。

马蹄　　　　　　　　　　糯米

马蹄玉米排骨汤

玉米含有丰富的营养素，被称为适合各个年龄段的人群食用的全能营养食物，与排骨和马蹄搭配具有凉血解毒、利尿通淋、化湿祛痰、消食除胀的功效。

材料 玉米棒1个，马蹄50克，精猪排300克，胡椒粉、盐、白糖各适量。

制作

1. 将玉米棒撕去包衣，洗净，切段；马蹄去皮，洗净；精猪排剁块。
2. 锅上火，加入适量清水烧沸，放入玉米、马蹄、排骨汆水后，捞出沥水。
3. 砂锅上火，放入以上材料，添加适量水，调入白糖、胡椒粉、盐，大火烧开后转小火炖3个小时即可。

人群宜忌 适宜脾虚气弱、咽喉肿痛、湿热黄疸、小便不利、腹胀等症患者。

制作指导 将所有材料在冷水时放入。

腐竹马蹄甜汤

红枣中含有非常丰富的维生素C和环磷酸腺苷，能够促进肌肤细胞的代谢，防止黑色素沉着。此汤综合了红枣、马蹄、腐竹的营养，具有清热生津、补气养血、美容养颜等功效。

材料 红枣6颗，腐竹15克，马蹄6颗，冰糖适量。

制作

1. 红枣洗净，泡软；腐竹泡软，漂净，捞起后沥干水分；马蹄洗净，削除外皮。
2. 马蹄、红枣和水700毫升放入锅中，用大火煮滚后，转小火熬煮20分钟，放入腐竹，再煮5分钟，最后放入冰糖煮至溶化后即可。

人群宜忌 适宜皮肤暗黄、气血两亏、内热烦渴等症患者。

制作指导 挑选腐竹时，要选择呈淡黄色、有光泽的。

马蹄甜汤

马蹄不仅营养丰富，而且还有预防急性传染病的功能，具有清热泻火、凉血解毒的功效。

材料 马蹄250克，枸杞子50克，冰糖适量。

制作

1. 马蹄洗净去皮，切片；枸杞子洗净。
2. 将适量水倒入锅中，放入切好的马蹄片。
3. 开中火煮开，去沫，转小火，放入冰糖，慢煮30分钟左右。
4. 最后放入枸杞子，煮10分钟即可。

人群宜忌 适宜咳嗽多痰、咽干喉痛、目赤上火等症患者。

制作指导 煮的过程中，汤中起沫，注意用汤勺撇清杂质。

马蹄甜酱豆腐

清热利湿、滋阴润燥、凉血止痢。

材料 猪绞肉、豆腐各100克，黑木耳、马蹄各60克，赤芍、牡丹皮各10克，栀子5克，豆瓣酱、白糖、嫩姜末、甜面酱、米酒、油各适量。

制作

1. 赤芍、牡丹皮、栀子加水小火煮沸，取药汁与豆瓣酱、白糖、姜末拌匀。
2. 猪绞肉加甜面酱、米酒腌10分钟；黑木耳、马蹄和豆腐洗净切丁。
3. 炒锅加油加猪绞肉炒，入黑木耳、马蹄和豆腐，再加做法1的料汁炒匀，收汁关火即可。

人群宜忌 适宜湿热型的痢疾患者。

制作指导 豆腐可选用老豆腐，煮的过程中不容易散。

胡萝卜马蹄煮鸡腰

鸡腰补肾益气，胡萝卜、马蹄、枸杞子皆有明目之功效，山药、黄芪、茯苓可治肾虚。

材料 胡萝卜、马蹄各100克，鸡腰150克，山药、枸杞子、茯苓、黄芪各10克，姜、盐、料酒、味精各适量。

制作

1. 胡萝卜洗净去皮切成菱形；马蹄洗净去皮。
2. 山药、枸杞子、茯苓、黄芪均洗净；鸡腰处理干净。
3. 胡萝卜、马蹄下锅焯水；鸡腰加盐、料酒、味精腌渍后下锅余水。
4. 所有材料放入锅中，加清水，大火烧沸后转小火煲熟，加盐、味精调味即可。

人群宜忌 适宜肾虚而致眼眶发黑者食用。

制作指导 鸡腰化冻后要剥皮，几次清洗后再腌渍。

马蹄鱼片汤

马蹄有凉血解毒、清热止渴、利尿通淋功效，无花果有美容驻颜、促进食欲的作用，与百合、草鱼片煲成汤，鲜爽可口，有滋阴润燥、开胃消食之效。

材料 草鱼肉200克，水发百合10克，干无花果4颗，马蹄（罐装）5颗，盐、香油各适量。

制作

1. 将草鱼肉清洗干净切片；水发百合清洗干净；干无花果浸泡清洗干净；马蹄稍洗切片备用。
2. 净锅上火倒入水，调入盐，下入草鱼肉、水发百合、干无花果、马蹄煲至熟，淋入香油即可。

人群宜忌 适宜内火旺盛、大便干结、食欲不振等症患者。

制作指导 草鱼乱刺较多，可选择鱼骨两侧刺少的部分。

马蹄饺子

猪肉含有大量的蛋白质与脂肪，富含人体所需的多种营养物质，与马蹄搭配具有强身润燥、退热生津的功效。

材料 鲜肉馅500克，马蹄300克，葱花50克，盐、味精、香油、饺子皮各适量。

制作

1. 马蹄削皮，拍碎切末。
2. 将鲜肉馅倒盆中，加葱花和马蹄肉末搅拌，放入盐、味精、香油搅拌均匀。
3. 用饺子皮包好料馅，水开后下锅。
4. 在水沸腾三次后浮起，即可出锅。

人群宜忌 适宜体虚、免疫力低下者食用。

制作指导 喜欢马蹄爽脆口感的话，可以将马蹄切成粗粒。

五味汤

西红柿可滋阴养血，紫菜可平息肝火，芹菜可降压降糖，三者与马蹄、洋葱煮成汤可有效减轻五心烦热等症状。

材料 紫菜150克，芹菜30克，西红柿50克，马蹄30克，洋葱50克，盐适量。

制作

1. 紫菜用水洗净，浸泡。
2. 芹菜洗净切成段；西红柿切成片；洋葱切成丝；马蹄去皮切成片。
3. 将以上五味一起放入砂锅中，加水共煮30分钟，加盐调味即成。

人群宜忌 适宜阴虚阳亢型高血压患者。

制作指导 紫菜最好用温水清洗浸泡，除去泥沙。

马蹄银耳甜汤

银耳味甘，性平，既有补脾开胃、增强免疫力、益气清肠的作用，同时还具有滋阴润肺的功效，是可以长期服用的良好润肤食品，与马蹄搭配，具有生津止渴、益气安中、开胃消食的作用。

材料 马蹄 100 克，银耳 50 克，红枣 20 克，冰糖适量。

制作

1. 银耳洗净泡发，去黄蒂，切碎。
2. 马蹄去皮，洗净，切块；红枣洗净，去核备用。
3. 将切好的银耳、马蹄与红枣和冰糖一起放入锅中，加入适量水，煮沸后，转小火煮 10~15 分钟即可。

人群宜忌 适宜脾胃虚弱、气虚体弱、口干肺燥、肥胖等症患者。

制作指导 没有冰糖也可用白糖代替。

南瓜马蹄饼

南瓜有健脾、防治胃炎、护肝等作用，与马蹄搭配具有补中益气、降糖降脂、清热解毒的功效。

材料 南瓜 800 克，马蹄 500 克，糯米粉 700 克，油适量。

制作

1. 南瓜、马蹄分别去皮洗净，切丁备用。
2. 在平底锅中倒入少量油，放入切好的南瓜丁，焖 20 分钟至熟。
3. 与马蹄一起倒入盆中，加糯米粉拌匀。
4. 锅置火上烧热，用手将拌好的南瓜马蹄糯米粉搓成圆形，放入锅中压扁。
5. 锅里放满南瓜饼，中火，焖 5~10 分钟，淋少许油，转小火，在正反面各 10~15 分钟，表皮焦脆即可。

人群宜忌 适宜脾胃虚弱、小便不畅者。

制作指导 煎饼时一定要注意控制火候，建议小火慢煎，防止煳锅。

马蹄椰奶汤

椰汁清甜、晶莹透亮，富含蛋白质、维生素，是营养极为丰富的饮料，具有清凉解渴、生津止渴、润颜美白的作用。此外，椰汁还有强心、益气、利尿等功效。

材料 椰子 1 个，马蹄 15 颗，白糖适量。

制作

1. 将马蹄去皮洗净后用榨汁机绞碎。
2. 椰子钻洞取汁。
3. 将绞碎的马蹄倒入椰子汁煮开，加适量白糖即可。

人群宜忌 适宜皮肤黑黄、口干烦渴、小便不畅、呕吐、腹泻等症患者。

制作指导 没有椰子，可用瓶装椰汁代替。

红豆马蹄糖水

红豆有利湿消肿、润肠通便等作用，与马蹄同食具有清热解毒、利尿祛湿、消积化淤等功效。

材料 红豆 120 克，马蹄 10 颗，冰糖适量。

制作

1. 红豆洗净泡发。
2. 马蹄去皮洗净，切块。
3. 锅中加入适量水，将处理好的红豆、马蹄一起下锅。
4. 红豆煮至爆裂，加入冰糖调味即可。

人群宜忌 适宜高血压、高脂血症、胃肠不适、口渴、血热、肥胖等症患者。

制作指导 加入银耳，味道更佳。

马蹄豆腐瘦肉汤

此汤具有清热利尿、益气降压、促进人体代谢等功效。

材料 紫菜 50 克，马蹄 60 克，豆腐 250 克，猪瘦肉 200 克，姜、盐各少许。

制作

1. 紫菜洗净泡发；豆腐洗净，切成小块状。
2. 马蹄去皮洗净，切块；猪瘦肉洗净，切块；生姜去皮洗净，切片。
3. 将处理好的食材一起放入瓦煲内，加入适量水，煮沸；改用中火煲 2 个小时左右，加少许盐调味即可。

人群宜忌 适宜体弱、小便不畅、高血压、肠胃不适等症患者。

制作指导 注意清洗紫菜内的泥沙。

荷兰豆炒马蹄

荷兰豆性平、味甘，具有和中下气、利小便、解疮毒等作用，与马蹄搭配能益脾和胃、生津止渴。

材料 荷兰豆 150 克，马蹄 50 克，干香菇 5 个，红椒少许，蒜、油、盐、鸡精各适量。

制作

1. 香菇洗净泡发；荷兰豆去老筋，撕片洗净；马蹄去皮洗净切片。
2. 蒜拍碎，放入油锅中爆香。
3. 将香菇、荷兰豆下锅翻炒。
4. 之后将马蹄、红椒放入锅中同炒，放入盐和鸡精调味，炒熟即可。

人群宜忌 适宜脾胃虚弱、小腹胀满、呕吐泻痢、烦热口渴等症患者。

制作指导 荷兰豆必须要抽去老筋，否则会影响口感。

马蹄绿豆粥

此粥味美可口，具有防暑消热、清热化痰、生津开胃、健脾消食等功效。

材料 去皮绿豆 200 克，马蹄 80 克，橙皮 30 克，白糖适量。

制作

1. 马蹄去皮洗净，切粒；去皮绿豆、橙皮洗净。
2. 将去皮绿豆倒入锅中，加入适量水，熬粥 2 个小时左右。
3. 时间到了之后放入马蹄粒和适量白糖，搅拌均匀，再稍煮 5~10 分钟即可。

人群宜忌 适宜高血压、动脉硬化、糖尿病、肾炎、暑热上火等症患者。

制作指导 绿豆用水泡 2~3 个小时就可以轻松去皮。

马蹄炒木耳

黑木耳被誉为"菌中之冠"，有益气强身、活血等作用，与马蹄同食具有生津降燥、强心、抗氧化等功效。

材料 马蹄 50 克，干黑木耳 30 克，辣椒少许，蒜、香菜、油、盐、白糖、味精各适量。

制作

1. 马蹄去皮洗净，切片；干黑木耳洗净泡发沥干；蒜拍碎；香菜、辣椒洗净切段。
2. 将蒜末和辣椒放入油锅中爆香。
3. 马蹄入油锅翻炒，再放黑木耳同炒。
4. 炒至黑木耳稍软塌后，放白糖、盐和香菜，炒匀，加入味精即可起锅。

人群宜忌 适宜气虚、肺燥、贫血、动脉硬化、心血管疾病等症患者。

制作指导 干木耳泡发后要清洗木耳根部。

马蹄炒腰花

猪腰味甘咸，性平，具有补肾、强腰、益气的作用，与马蹄同食具有生津益气、强身补虚的功效。

材料 马蹄 100 克，猪腰 1 对，盐、老抽、料酒、油各适量。

制作

1. 马蹄去皮切片；猪腰去腰臊，切成方块，洗净泡发，加盐、料酒拌匀。
2. 腰花入油锅翻炒，加老抽后捞出。
3. 锅洗净放油，放入腰花爆炒，随即放入马蹄、清水和适量盐，随后出锅。

人群宜忌 适宜气虚体弱、肾虚腰痛、口干无力等症患者。

制作指导 加入料酒腌渍腰花，可除去腰花的腥味。

胡萝卜马蹄汤

胡萝卜富含大量维生素和矿物质，具有"小人参"之称，与马蹄搭配具有明目护肝、清肠润便、清热降压等功效。

材料 马蹄 100 克，胡萝卜 50 克，冰糖适量。

制作

1. 马蹄去皮洗净切块。
2. 胡萝卜去皮洗净，切小块。
3. 将处理好的马蹄和胡萝卜一起入锅，加适量水大火炖煮。
4. 待胡萝卜煮软熟时，放入适量冰糖调味即可。

人群宜忌 适宜夜盲症、便秘、胃肠不适、高血压等症患者。

制作指导 加入银耳味道更佳。

马蹄枸杞甜酒酿

马蹄是天生的抗生素，能有效对抗大肠杆菌、葡萄球菌等病菌，具有清热生津、明目去翳的功效。

材料 马蹄 300 克，枸杞子 30 克，甜酒酿 500 毫升。

制作

1. 马蹄去皮洗净，切块后浸泡盐水中；枸杞子洗净，泡发。
2. 将甜酒酿与切好的马蹄搅拌均匀，撒上枸杞子即可。

人群宜忌 适宜红肿热痛、面红目赤、口干肺燥、疔肿等症患者。

制作指导 可依据个人喜好加入蜂蜜。

甘蔗马蹄排骨汤

此汤有开胃消食、润肺生津之效。甘蔗有清热、生津、润燥之效，为除夏暑秋燥之佳品。

材料 排骨 400 克，红枣 10 克，马蹄 80 克，甘蔗 100 克，盐适量。

制作

1. 排骨剁块腌渍；马蹄去皮；红枣洗净；甘蔗去皮切块。
2. 将排骨、甘蔗、马蹄、红枣放入电饭煲中，加适量水，用煲汤档煮好后加盐调味即可。

人群宜忌 此汤适合儿童食用；脾胃虚寒、胃腹寒疼者忌食甘蔗。

制作指导 也可以直接用甘蔗汁代替甘蔗。

蜜梨海蜇鹌鹑汤

此汤有清火化痰，补虚健脾之效。鹌鹑肉可补虚健胃、去痰补脑，与清心火、退热的雪梨等搭配煮汤，能消除夏季的热气。

材料 蜜梨 2 个，海蜇 250 克，马蹄 12 颗，鹌鹑 1 只，陈皮 5 克，生姜 3 片，油、盐各少许。

制作

1. 蜜梨去核切块；马蹄去皮切块；陈皮洗净；海蜇浸泡切片；鹌鹑处理干净。
2. 将除海蜇外的原料与生姜放进瓦煲，加水煲沸后改小火煲 2 个小时，加海蜇再煲 20 分钟，加盐、油调味即可。

人群宜忌 适宜咳嗽、体虚和有阿尔茨海默病的老年人食用。

制作指导 汤要保温，此汤不可凉喝。

马蹄木耳猪肠汤

此汤有止泻止痢，补虚润燥之效。无花果有帮助消化、促进食欲及抗炎消肿的作用，还可防治高血压、心脏病等。

材料 无花果 50 克，黑木耳 20 克，马蹄 100 克，猪肠 400 克，猪瘦肉 150 克，蜜枣 3 颗，盐、淀粉各 5 克，油适量。

制作

1. 无花果、黑木耳用水浸泡；马蹄去皮；猪瘦肉切块汆烫；猪肠用淀粉、油清洗干净，切段汆水。
2. 煲内加水煮沸，放以上用料及蜜枣，煲 3 个小时加盐调味。

人群宜忌 适用于高血压、高脂血症、便秘患者；脾胃虚弱、气虚便秘者慎用。

制作指导 猪肠要翻转，用油、淀粉反复搓擦，去除秽味及黏液，冲洗即可干净。

马蹄火龙果糖水

火龙果与荔枝中的营养素含量极为丰富，与马蹄搭配具有清火祛燥、益气安神等功效。

材料 马蹄 300 克，荔枝 350 克，火龙果 200 克，冰糖适量。

制作

1. 火龙果去皮、榨汁，备用；荔枝去皮去核，洗净；马蹄洗净去皮，切块状，备用。
2. 将处理好的荔枝和马蹄放入锅中，加适量清水，大火烧开后去浮沫，改小火炖煮 15 分钟。
3. 把冰糖放入锅中后再炖煮 5~10 分钟，然后出锅放凉。
4. 火龙果汁倒入拌匀即可。

人群宜忌 适宜便秘、心烦、脾胃不适者。

制作指导 放入冰箱冷藏味道更佳。

甘薯马蹄粉糖水

甘薯中富含营养素，有补中和血、益气生津的作用，与马蹄搭配具有宽胃肠、治便秘、去脏毒等功效。

材料 甘薯 400 克，马蹄粉 100 克，冰糖适量。

制作

1. 将甘薯洗净，切粒状。
2. 将切好的甘薯粒放进锅中，煲 20 分钟左右。将冰糖放到锅中，待全部溶化。
3. 马蹄粉放入水中搅拌呈糊状。
4. 搅好的马蹄粉倒进甘薯糖水中，搅拌均匀即可。

人群宜忌 适宜脾虚气弱、大便秘结、肺胃有热、口渴咽干等症患者。

制作指导 马蹄粉可根据实际情况增减量。

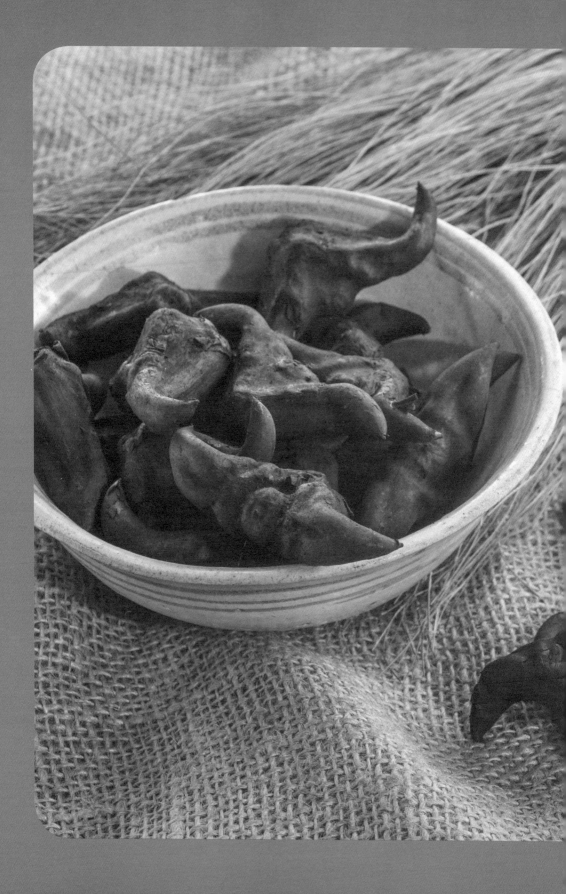

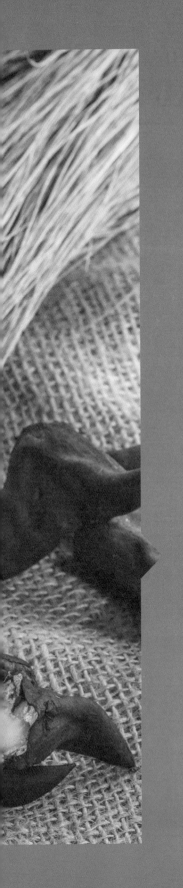

第七章

菱角

菱角弯弯如小船
益气抗癌有内涵

菱角皮脆肉美，幼嫩时可当水果生食，老熟果可熟食或加工制成菱粉，风干后制成风菱可贮藏以延长供应。菱角全身都是宝，果肉含有丰富的蛋白质、不饱和脂肪酸及多种维生素和微量元素，具有利尿通乳、止渴、解酒毒的功效；菱叶可做蔬菜烹饪菜肴；菱壳烧灰外用可辅助治疗黄水疮、痔疮。

你了解菱角吗

"水中落花生"——菱角

菱角营养丰富，中医认为，常食用菱角可以补益五脏，滋养脾胃，比较适合夏季食用。

菱角，别名菱，又称水栗子，菱科菱属，一年生水生草本，又有"水中落花生"之称，是我国著名的土特产之一，距今已有 3000 多年的栽培历史。在周朝，它就是祭祀典礼上的重要食品。《周礼》中曾提到："加笾之实，菱芡栗脯。"

菱角外皮厚而坚硬，肉白色，微甜。在南方一些餐馆中，常见有以菱角为主或为辅的时令菜。佳节月圆时，供桌上的时令美物——熟菱角也是少不了的。每年腊八，许多地区腊八粥中也常常离不开菱角。菱角的肉厚而味甘香，老嫩皆宜，生食可当蔬菜、水果，熟食可代粮，作为一种可蔬可果的食物深受人们喜爱。菱角种类繁多，人工栽培的可有火柴盒大小，野生的则较小，仅有指甲盖大。有青色、红色和紫色，皮脆肉美，味道可口，算是佳果亦可作为粮食之用。一般蒸煮后食之，或晒干后剁成细粒，熬粥食之亦可。

在古时，菱角就被用在滋补的药膳之中。中医认为，食菱角可以"安中补五脏，不饥轻身"。如《本草纲目》中说：菱角能补脾胃，强股膝，健力益气。菱粉粥有益胃肠，可解内热，老年人常食有益。

据近代药理实验报导：菱角具有一定的抗癌作用，可用以防治食管癌、胃癌、子宫癌等。对菱角果肉中所含营养成分及无机元素的含量进行分析测定，其中干物质中蛋白质的含量为 14.21%，淀粉为 68.95%，灰分为 3.96%。鲜物质中维生素 C 的含量为 2.24 毫克/100 克，水分为 84.90%。菱角中含有常见的 18 种氨基酸，其中包括人体营养必需的 8 种氨基酸，氨基酸总量占干物质的 13.45%，必需氨基酸占氨基酸总量的 36.74%，人体必需微量元素含量较高，且重金属元素含量均未超过国家标准。

菱角在我国南方各省多有种植，是长江以南地区具有重要特色的水面经济作物之一。菱角作为一种重要的水生经济作物，在我国南方湖网密集地区，如湖北、江苏、浙江、广东、广西、云南等省均有大面积的种植。

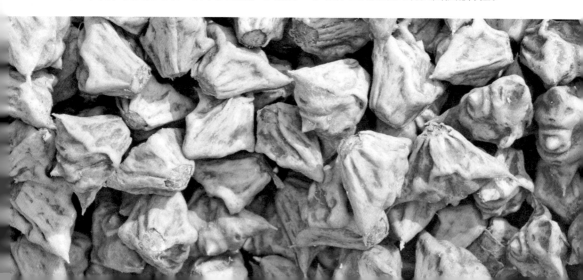

菱角的家族兄弟

菱角种植在水乡经济中占有重要的地位。菱角的种类多种多样的。可根据角数量的不同以及成熟的早晚分类。

现在栽培的菱角分为3种类型。

四菱角

　　如小白菱，产自江苏苏州等地。中晚熟品种，清明播种，白露到霜降收获，肉质硬，含淀粉多，宜熟食，果形较小，皮绿白色，肩角略向上斜伸，腰角细长下弯，腹稍隆起。大青菱，产自江苏吴江、宜兴等地。中熟种，播种与成熟期与小白菱同，品质中等，果形大，皮绿白色，肩部高隆，肩角平伸而粗大，腰角亦粗，略向下弯，果皮厚。水红菱，产自江苏苏州、浙江杭州以及嘉兴一带。早熟种，清明播种，立秋开始收嫩菱，处暑、霜降收老菱，菱肉含水量多，含淀粉稍少，味甜，宜生食。

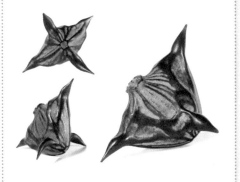

两菱角

　　如扒菱，又名乌菱、风菱、大弯角菱，产自江、浙及南方各地。晚熟品种，清明、谷雨播种，寒露、立秋采收，皮暗绿色，两角粗长而下弯。品质好，含淀粉多。蝙蝠菱，产自南京附近。早熟品种，清明播种，处暑、寒露采收。皮色有红、绿两种，两角平伸，尖端较钝。五月菱，产自广州市郊。早熟品种，两角平伸，产量中等，皮薄肉厚，菱肉含水多，为生食品种。七月菱，产自广州市郊。晚熟品种，果皮绿色，果形长大，两角粗长下弯，产量较高，含淀粉多，皮壳厚，宜加工制粉和熟食。

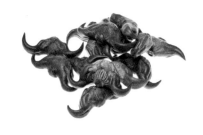

无角菱

　　果实个大，菱肉品质介于四角菱和两角菱之间。如南湖菱，又名圆菱、元宝菱、无角菱，产自浙江嘉兴南湖。早、中熟品种，品质好，皮较薄、肉硬而带粳性。

菱角的选购与保存

菱角的选购方法

1. 按表皮颜色和硬度选择

将菱角拿在手里，用手指掐一下外壳，比较脆嫩的就是新鲜的菱角。新鲜的菱角硬壳有角，表皮为绿色或褐色，容易剥开，味道比较甜，带有清香味。煮食后也较为可口而且很好剥壳，老菱外壳较硬，煮食后不容易剥壳，但淀粉含量高，口味更为浓郁。

2. 判断老菱与新菱

在果实质量没有问题的情况下，可据个人喜好选择，绿皮的菱角较为鲜嫩，可用于鲜食。判断是否是老菱，可将新采的菱角放入水盆中，通常浮在水面上的是嫩的，沉在下面的是老的；若没有水，可用指甲掐，外壳相对嫩的是鲜菱，外壳硬的是老菱。

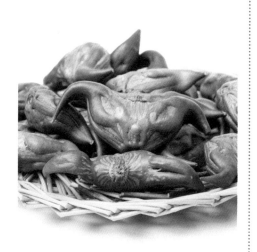

菱角的保存方法

去壳的菱角要用保鲜膜密封后放在阴凉处或者冰箱里保存；新鲜的菱角要先把水分晾干，然后直接放入冰箱保存。

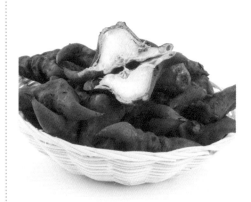

带壳的鲜菱角放冰箱可保存 7 天，不过要用塑胶袋装起来，塑胶袋上要留洞通风，否则湿气在袋中易发霉；去壳的鲜菱角放进保鲜盒中，再包一层保鲜膜，放冰箱冷藏可保存 2 天。

煮熟的菱角要捞出，控干水分，放在冰箱里，冻实。再准备适量水放入冰箱冻成冰水，取出菱角，全部放在冰水里，水要没过菱角，浸泡 30 秒后，迅速捞出放在冰箱速冻，可保存 6 个月。

养生问答 Q&A

Q 菱角可以生吃吗？
过多生吃菱角有损肠胃，还有可能染上姜片虫病。姜片虫寄生于人体小肠，可引起消化道及全身症状，如腹痛、腹胀、腹泻等，重者可发生贫血、浮肿和发育障碍等。所以菱角最好是煮熟食用。

Q 菱角什么人都可以吃吗？
菱角性寒，脾胃虚弱和胃寒者最好不要过多食用，否则会引起腹泻或者肠胃类疾病。任何食物都不是吃得越多越好，而是应该适可而止，不管是生菱角还是熟菱角，过量食用都会影响身体健康。

Q 吃菱角可以减肥吗？
菱角含有丰富的淀粉、蛋白质、胡萝卜素、多种维生素及钙、磷、铁等微量元素，且不含使人发胖的脂肪，中医认为，食菱角可以"安中补五脏，补饥轻身"。久服菱角可以轻身，具有减肥健美的作用。

Q 菱角的茎叶可以吃吗？
鲜菱茎，俗称"菱秧"。很多人将之看作普通的水草，实则不然。菱秧本身妙用无穷，不仅可以药用，也可以食用。比如可以将新鲜的菱秧洗净切碎，辅以肉馅制成包子、饺子等。蒸熟之后味道鲜美，回味无穷。再加上肉馅本身的香味，令人垂涎欲滴。

Q 什么样的菱角口感好？
生食菱角是以色翠而鲜嫩的为好，尤其是刚出水时口味更佳，这样吃起来口感较脆。若熟食菱角，则以肉质洁白的老菱为佳，其中黄色或红色的菱角就是完全成熟的，煮熟后口感绵软粉糯，和煮熟的栗子相似。

Q 感冒时可以吃菱角吗？
中医认为，感冒患者应该食用具有解表散寒作用的食物，忌食具有补益作用的食物。菱角补气恋邪，如果感冒患者食用过多菱角的话，则可能导致疾病缠绵难愈。所以感冒时不宜食用菱角。

Q 痢疾患者可以吃菱角吗？
痢疾多是由湿热郁积所致，病在肠道，忌食补益类的食物。菱角具有健脾、益胃、厚肠的功效，有很明显的滋补作用，如果痢疾患者食用，则会加重病情。

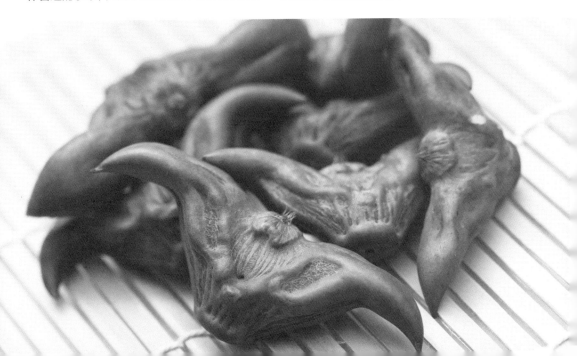

菱角与养生

菱角全身都是宝

清热解毒、补益瘦身

菱角中富含碳水化合物、蛋白质、不饱和脂肪酸，常食可补益五脏、滋养脾胃。菱角性凉，还有助于清除内热，有生津止渴等功效。菱壳、菱柄、菱叶等皆可入药。

别名 菱、水栗子、水中落花生、菱实、水菱、灵果。

性味归经 性凉，味甘涩；归大肠、肝、胃经。

科属分类 菱科菱属

叶茎：可用于小儿头部疮毒，鲜菱柄捣烂敷并时时擦之，可使皮肤性疣赘脱落。

果实：菱角富含蛋白质、淀粉、不饱和脂肪酸，生食，能消热祛暑、生津止渴；熟食能健脾胃、益中气。

果皮：菱壳烧灰外敷可治黄水疮、痔疮。

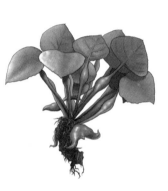

菱角的营养成分表

（每100克的营养成分）

能量	101 千卡
碳水化合物	21.4 克
胡萝卜素	10 微克
维生素 A	2 微克
烟酸	1.5 毫克
维生素 B_1	0.19 毫克
脂肪	0.1 克
蛋白质	4.5 克
膳食纤维	1.7 克
铜	0.18 毫克
维生素 C	13 毫克
维生素 B_2	0.06 毫克
钾	437 毫克
磷	93 毫克
镁	49 毫克

菱角的养生功效

○ 清热养脾

菱角中含有丰富的淀粉、蛋白质、葡萄糖和不饱和脂肪酸，中医认为，经常食用菱角具有补益五脏、滋养脾胃的作用。此外，菱角性凉，有助于清除内热，因而比较适合夏季食用。

○ 防癌抗癌

菱角中含有一种抗癌物质——AH-13，它可以抑制腹水性癌细胞的变性与增生，效果非常显著。所以，经常食用菱角或者用菱角烹饪的膳食还有助于预防乳腺癌、食管癌、子宫癌、胃癌等。

○ 瘦身美容

菱角中含有不饱和脂肪酸，不会造成肥胖困扰。菱角中钾含量也特别丰富，有消除水肿的作用，对于瘦身很有利，而胡萝卜素有美容明目的作用。因此，菱角是一种美容佳品。

○ 杀菌解毒

菱角连壳捣碎水煎后，取汁饮用，有解酒精中毒的功效。菱角食用、外用均可，可以辅助治疗小儿头疮、头面黄水疮、皮肤赘疣等多种皮肤病。菱角粉滑润细腻，可使皮肤白嫩。

巧用菱角治百病

清热养脾方

菱角粥

材料 菱角 50 克，大米 80 克，红糖 5 克。

制作

1. 将菱角打成粉末；大米淘洗干净后放入水中浸泡半小时。
2. 汤锅置于火上，加入适量水，倒入大米，大火煮沸，转小火熬制。
3. 大米半熟时放菱角粉和红糖，煮熟即可。

用法 一次吃完，一天一次。

适用 适用于慢性泄泻、脾胃虚弱、暑热伤津等症。常食可健脾益胃、清热补气。

菱角瘦肉粥

材料 菱角 50 克，瘦肉 50 克，大米 100 克，盐适量。

制作

1. 菱角去壳，切碎；瘦肉剁碎；大米淘净泡发。
2. 菱角、瘦肉、大米加适量清水煮粥，将熟时加盐调味即可。

用法 一次一杯，一天两次。

适用 胃脘隐痛、脾胃虚弱。有促进食欲、健脾益胃等功效。

防癌抗癌方

菱角薏米粥

材料 菱角 10 克，诃子 5 克，薏米 15 克，紫藤瘤 5 克。

制作

1. 菱角洗净去皮；诃子和紫藤瘤洗净；薏米洗净后浸泡 2 个小时。
2. 锅中加水，将薏米倒入，大火煮沸，倒入菱角、诃子和紫藤瘤，煎煮。

用法 一次吃完，一天一次。

适用 防癌抗癌。菱角对癌症有预防作用。

煎煮菱角壳

材料 菱角壳 150 克。

制作

1. 菱角壳洗净后加适量水煮 30 分钟左右。
2. 滤取煎液。

用法 一次一杯，一天两次。

适用 防癌抗癌、防治胃溃疡。四角菱的抗癌效果最好，两角菱次之，菱角壳对癌细胞抑制率为 28.8%。常喝具有抗癌、治疗胃溃疡的功效。

健脾强身方

菱角煮虾仁

材料 菱角 500 克，虾仁 30 克，葱、油、盐各适量。

制作

1. 菱角放沸水稍烫，去壳；葱切末。
2. 菱角入油锅，加水、虾仁，炒至菱角软化转小火煮，放盐、葱花稍煮即可。

用法 一次吃完，一天一次。

适用 提高免疫力。本品可预防风寒感冒、增强体力。

菱角花菇

材料 菱角 200 克，花菇 100 克，鸡汤、盐、老抽、黄酒、白糖、淀粉各适量。

制作

1. 菱角去壳；花菇浸软切块。
2. 花菇与鸡汤入锅，加盐、白糖、老抽、黄酒煮沸，放菱角焖熟，淀粉勾芡即可。

用法 一次一杯，一天两次。

适用 身体虚弱者。有健身强体、增强免疫力之效。

菱角饮食宜忌

❌ 菱角 + 蜂蜜 = 腹胀、腹痛、腹泻

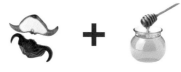

　　菱角味甘、性凉，本身就具有滑肠、减肥、排毒的功效，蜂蜜更是有增强肠蠕动的作用，可显著缩短排便时间。两者一起食用容易致消化不良，甚至腹痛、腹泻等症。

✅ 菱角 + 薏米 = 防癌抗癌，健脾消肿

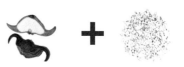

　　菱角味甘、涩，性凉，具有补脾胃、健力益气的功效，还可以益胃肠、解内热。薏米含丰富的碳水化合物和多种人体所能吸收的营养物质，可以促进新陈代谢和减少胃肠负担，并有利水渗湿、健脾、除痹、清热排脓之功效。

✅ 一般人群皆可食用。

✅ 癌症患者尤可常食。

✅ 单纯性肥胖、胃溃疡、皮肤赘疣等疾病患者也可常食。

✅ 内热、便秘、易上火者可常食菱角。

⊗ 菱角性凉，多食易腹胀，所以，脾胃虚寒、胃肠虚弱者不宜多食，适量食用时也应食用煮熟的菱角，以免损伤脾胃。

⊗ 菱角性凉，多食易腹胀，因此，生食不宜过量。

✅ 菱角好吃，但皮却难剥，可先蒸熟之后剥皮，这样就会方便很多。

⊗ 生吃过多菱角有损肠胃，还有可能染上姜片虫病，所以菱角最好是煮熟食用。

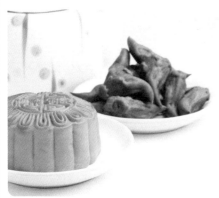

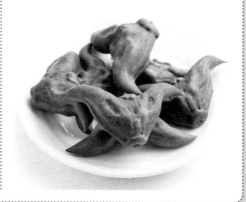

菱角美食集锦

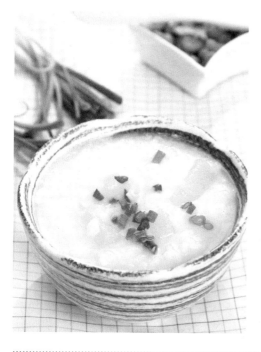

菱角葱花粥

菱角中含有淀粉、蛋白质、葡萄糖、不饱和脂肪酸及多种维生素，多吃有助于补五脏，除百病，具有利尿通乳、安神养胃、补虚健脾、强身健体的功效。

材料 老菱角20个，大米50克，白糖20克，葱花、红椒末各适量。

制作

1. 菱角洗净煮熟，去壳取肉，切成米粒大小。
2. 将大米淘净泡发，放入砂锅中，加入清水，煮成稀粥。
3. 把菱角肉放入砂锅中，搅拌均匀，熬成粥，放入白糖，撒上葱花、红椒末即可。

人群宜忌 适宜一般人群食用。

制作指导 菱角越老药用价值越高。

菱角红枣粥

红枣味甘性温，入脾胃经，有补中益气、养血安神、缓和药性的功能，与菱角搭配具有益气、养血的功效。

材料 老菱角250克，红枣6颗，大米100克。

制作

1. 将老菱角洗净，去壳，切块。
2. 大米淘洗干净泡发；红枣洗净去核，备用。
2. 把大米、红枣放入锅中，加入适量水，煮至八成熟时加入菱角块，再煮至粥熟即成。

人群宜忌 适宜月经过多、痔疮出血、虚热烦渴等症患者。

制作指导 可加入红豆香味更佳。

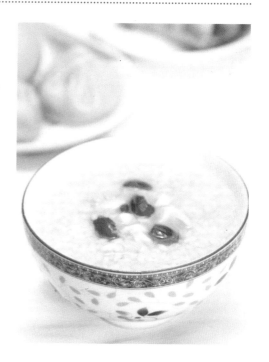

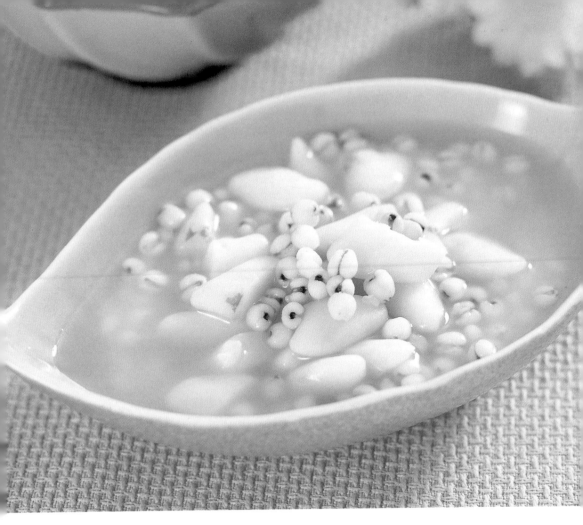

薏米炖菱角

本品具有健脾燥湿、清热解毒等功效。

材料
薏米 300 克，菱角 30 克，白糖 5 克。

人群宜忌
适宜水肿、脚气、小便淋沥、湿温病、泄泻带下、风湿痹痛、筋脉拘挛、肺痈、肠痈、扁平疣等症患者。

制作指导
薏米需要提前 2 个小时泡发。

制作
1. 将薏米洗净泡发；菱角洗净，一切两半。
2. 将薏米、菱角同放入炖锅内，加水 1500 毫升，置大火上烧沸，再用小火炖煮 35 分钟。
3. 加入白糖，继续煮至入味即可。

薏米

菱角

菱角莲藕炖排骨

莲藕能有效降低血压、血脂，加入适量白醋可软化血管、促进血液循环、预防高血压及动脉硬化，并能增强食欲、促进消化。此外，本品具有补虚健脾、凉血止血的作用，也适合肺热咳嗽、咯血者食用，是供给精力、活力和体力的最佳食源。

材料

莲藕、菱角各 200 克，胡萝卜 80 克，排骨 180 克，盐、白醋各适量。

人群宜忌

适宜贫血、体虚多病、食欲不振、免疫力低下者。

制作指导

选择节小、白嫩的莲藕口感最佳。

制作

1. 排骨斩件，入沸水中汆烫，捞出再洗净；莲藕削去皮，洗净，切块；胡萝卜洗净，切块。
2. 菱角入开水中焯烫，捞起，剥净外表皮膜。
3. 将排骨、莲藕、胡萝卜、菱角放入锅内，加水盖过材料，加入白醋，以大火煮开，转小火炖 40 分钟，加盐调味即可。

莲藕

菱角

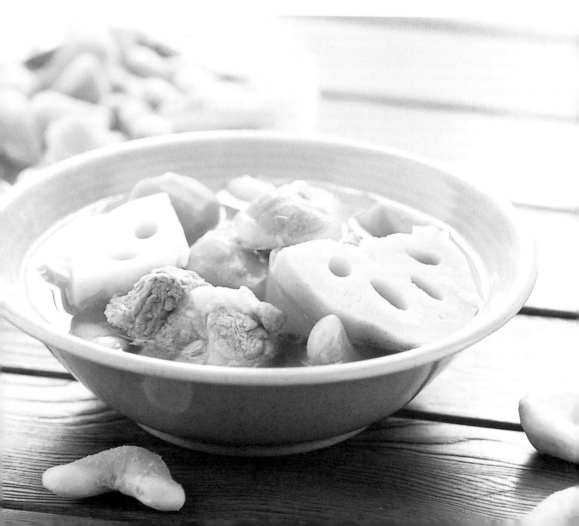

菱角炒秋葵

秋葵含有丰富的维生素和矿物质，与菱角搭配具有防癌抗癌、强身健体、清热利尿的功效。

材料 秋葵 300 克，菱角 150 克，红尖椒 50 克，油、盐、蘑菇精各适量。

制作

1. 菱角去皮洗净；红尖椒洗净切块。
2. 秋葵洗净去根蒂，斜切成菱形备用。
3. 油锅爆炒菱角，加适量清水，没过菱角 2 倍左右最好，然后中小火焖煮。
4. 待菱角熟，锅中汤汁有点收干时，放秋葵、红椒翻炒片刻，翻炒时可加少许水。
5. 然后加盐、蘑菇精调味出锅即可。

人群宜忌 适宜胃炎、癌症、气虚、消化不良等症患者。

制作指导 忌用铜、铁器皿烹饪或盛装秋葵，否则秋葵会很快地变色。

菱角焖鸡

鸡肉含有的蛋白质较丰富，能温中益气，与菱角搭配，具有祛疾强身、化湿健中的功效。

材料 菱角 300 克，母鸡 1 只，豆瓣酱 15 克，姜、辣椒、葱各 5 克，油、鲜汤、八角、胡椒粉、料酒、老抽、盐各适量。

制作

1. 菱角去皮洗净；母鸡洗净后剁块。
2. 锅置于火上，放油烧热，先下入葱段、姜片、八角、辣椒、豆瓣酱爆香。
3. 放鸡块，烹入老抽、料酒，翻炒上色。
4. 放入鲜汤、菱角、盐、胡椒粉调味，烧开后转小火焖 30 分钟，收浓汤汁即可。

人群宜忌 适宜病后虚弱、营养不良、乏力疲劳等症患者。

制作指导 爆香时加入冰糖，鸡块更易上色，且味道更佳。

西芹炒菱角

西芹富含多种营养物质，是一种保健蔬菜，与菱角搭配具有平肝清热、祛风利湿、益气瘦身等功效。

材料 西芹 200 克，菱角 50 克，盐、料酒、油、鸡精、水淀粉、葱、姜各适量。

制作

1. 西芹洗净，切片；菱角去皮洗净，切片，与西芹一起焯水。
2. 葱姜放入油锅爆香，之后放入切好的西芹、菱角，加入盐、料酒、鸡精，翻炒几下，用水淀粉勾芡，炒匀即可。

人群宜忌 适宜高血压、肥胖症、目赤、痈肿等症患者。

制作指导 西芹食用时不要去掉菜叶。

酸甜菱角汤

西红柿营养丰富，酸甜可口，有减肥瘦身、消除疲劳、增进食欲、提高对蛋白质的消化、减少胃胀食积等功效。

材料 西红柿 300 克，菱角 500 克，油、葱、盐、生抽、白胡椒各适量。

制作

1. 菱角去壳切段；西红柿去皮切碎。
2. 油锅爆香葱，加切碎的西红柿翻炒，翻炒中用锅铲切碎，炒成西红柿酱状。
3. 加菱角片炒匀，加水煮至菱角熟透。
4. 加入盐、生抽和胡椒粉调味即可出锅。

人群宜忌 适宜疲劳乏力、食欲不振等症患者。

制作指导 西红柿用热水烫过去皮，更易炒成酱。

烩三鲜

虾仁含有丰富的矿物质和维生素，猪肉能滋阴润燥，补血益气，与菱角搭配具有生津润燥、益气补虚等功效。

材料 菱角 400 克，猪肉、虾仁各 200 克，香菇 30 克，葱 20 克，油、盐各适量。

制作

1. 菱角去皮洗净；猪肉洗净切片；虾仁洗净；葱洗净切段。
2. 香菇洗净后泡发，沥干。
3. 香菇切丝放入油锅爆香，取出。
4. 将洗好的菱角放入油锅翻炒，加入爆香后的香菇。
5. 加入处理好的虾仁、猪肉炒匀。
6. 放葱段，加入盐调味，翻炒后出锅即可。

人群宜忌 适宜肺燥湿热、高血压、腰软无力等症患者。

制作指导 虾线可直接用牙签去除。

菱角糕

菱角糕不仅香甜软糯，非常适合老年人和儿童食用，还具有清内热、补中气、调胃肠等功效。

材料 菱角 250 克，油、白糖、白芝麻、枸杞子、大米粉各适量。

制作

1. 菱角剥壳切碎；枸杞子切碎备用。
2. 将大米粉加入清水，调成米糊。
3. 米糊再倒入适量热水搅成米浆。
4. 将菱角碎放入米浆中，放入适量白芝麻。
5. 加入切碎的枸杞子后，放入少量油、白糖。
6. 然后放入锅中蒸熟，蒸熟后拿出晾凉，切块即可。

人群宜忌 适宜内热、气虚、肥胖、胃肠不适等症患者。

制作指导 淋上蜂蜜口味更佳。

五谷菱角羹

此羹不仅味道绝佳，而且营养丰富，具有调节脾胃、强身补虚的功效。

材料 菱角 150 克，莲子 50 克，燕麦 30 克，大米、糯米各 20 克。

制作

1. 菱角去壳，洗净，切碎；莲子用清水洗净，浸泡 30 分钟；燕麦、大米、糯米均淘洗干净，用水浸泡 1 个小时。
2. 将所有处理好的材料倒入豆浆机中，加入适量水。
3. 选择米浆功能，搅打 10 分钟即可。

人群宜忌 适宜脾胃虚弱、营养不良等症患者。

制作指导 菱角可以生吃，但不宜生吃，以免感染寄生虫。

葱香菱角

菱角不仅甜嫩爽口，而且营养丰富，具有补脾益气、强筋健骨、健力益气等功效，非常适合老年人食用。

材料 菱角 250 克，大葱 10 克，盐 3 克，香油适量。

制作

1. 菱角去壳洗净；大葱洗净，切碎。
2. 将菱角放入盘中，加葱花、盐，大火蒸 10~15 分钟。
3. 蒸好后滴少许香油即可食用。

人群宜忌 适宜体虚乏力、内热、肥胖症患者食用。

制作指导 可依据个人喜好淋上辣椒油，味道更佳。

菱角莲子芡实粥

芡实为滋养强壮性食物，富含多种营养素，具有益肾固精、补脾止泻、祛湿止带的作用，与菱角、莲子和糯米搭配，具有助消化、清内热、健脾胃、强筋骨等功效。

材料 菱角肉 50 克，莲子 30 克，芡实 20 克，糯米 100 克，冰糖适量。

制作

1. 将菱角去皮，洗净，与芡实一起提前一天用水浸泡。
2. 莲子、糯米洗净泡发。
3. 将泡好的食材放入高压锅中，加入适量水和冰糖，开始熬煮。
4. 等待高压锅解压后即可。

人群宜忌 适宜小便不禁、脾胃虚弱、早泄、腹泻、内热等症患者。

制作指导 可用普通砂锅熬，熬 1~2 个小时。

红白萝卜菱角烤串

白萝卜与胡萝卜具有下气宽中、消食化滞的作用，与菱角同食具有清热生津、凉血、益气的功效。

材料 白萝卜、胡萝卜各 150 克，菱角 30 克，竹签若干，山椒粉、油膏、果糖、香油各适量。

制作

1. 白萝卜、胡萝卜都去皮洗净，切小段，外围可用刀划出"V"字形，以利入味。
2. 将白萝卜段、胡萝卜段用竹签串好备用。
3. 菱角去皮，洗净，沥干，串好备用。
4. 油膏、果糖、香油调匀制成酱料备用。
5. 萝卜串及菱角串放烤架上，涂酱料，烤至熟透入味，撒山椒粉即可。

人群宜忌 适宜肠胃不适、食欲不振、咽喉肿痛、内热等症患者。

制作指导 可根据个人喜好加入时令蔬菜。

香菇烩菱角

香菇具有降压、降脂、抗氧化等作用，与菱角搭配具有健胃消食、益气补脾、防病抗癌等功效。

材料 菱角 800 克，鲜香菇 100 克，香油 20 毫升，姜、大葱、花椒各 10 克，盐、油、味精各适量。

制作

1. 菱角去壳，氽熟，捞出用冷水浸泡。
2. 香菇去蒂切块；葱切段；姜拍碎。
3. 将花椒放入油锅中爆香，捞出。
4. 放葱、姜煸炒，下菱角、香菇焖煮。
5. 锅中汤汁快干时，放盐、味精、香油。

人群宜忌 适宜高血压、脾胃不适等症患者。

制作指导 可做成麻辣、清淡口味的。

菱角鸡腿汤

鸡腿中蛋白质的含量比例较高，而且容易被人体吸收，有增强体力、强壮身体的作用，与菱角搭配除了味道鲜美之外，还具有强身益气、清火生津的功效。

材料 菱角 30 克，鸡腿 1 只，香菜、盐、味精各适量。

制作

1. 鸡腿放入锅内焯水，洗净后沥干。
2. 菱角去皮洗净。
3. 将鸡腿和菱角放砂锅内煲煮 1 个小时。
4. 放入适量香菜、盐、味精调味后即可。

人群宜忌 适宜体虚无力、肺燥等症患者。

制作指导 选用皮薄、肉质紧实的鸡腿最好。

粉蒸菱角

此菜不仅味道软糯，易引起食欲，还具有调节脾胃、滋阴益气等功效。

材料 菱角 450 克，五花肉 100 克，蒸菜粉、南乳汁、老干妈、老抽、鸡精、胡椒、盐、料酒各适量。

制作

1. 菱角切碎；五花肉切片，加料酒抓匀。
2. 碎菱角倒入盆中，加蒸菜粉、老干妈、南乳汁、老抽、盐、鸡精、胡椒拌匀。
3. 将蒸菜粉倒入肉碗中，加入同样的调料将肉拌匀。
4. 取一大碗，先倒入拌好的菱角粒压平，再将拌好的五花肉放在菱角粒上面。
5. 将碗放入高压锅，加水，大火烧上汽后改小火，蒸 30 分钟左右即可。

人群宜忌 适宜消化不良、食欲不振者。

制作指导 蒸菜粉不宜过多，裹匀即可。

菱角米粉

米粉富含蛋白质，与牛肉、菱角同食，具有益气补虚、强身健脾之效。

材料 米粉 600 克，牛肉丸子 250 克，菱角 250 克，白菜、油菜、枸杞子、姜、蒜、盐各适量。

制作

1. 姜、蒜洗净，用刀拍碎；菱角去壳洗净；白菜、油菜洗净备用。
2. 菱角、姜、蒜、牛肉丸子一起放入锅中，加入适量水，加热。
3. 当丸子煮熟变大浮起后，加入白菜稍微煮软，加入枸杞子、油菜微煮后，再加入适量盐调味即可。
4. 另用一个锅，放入米粉煮熟，然后捞出。
5. 刚才煮好的汤料倒进米粉中即可食用。

人群宜忌 适宜腰膝酸软、脾胃虚弱者。

制作指导 可依据个人喜好加入时令蔬菜。

无花果菱角薏米粥

本粥具有健脾胃、补中气、清火气、利水、抗癌等功效。

材料 干无花果 15 个，菱角粉、薏米各 50 克，大米 80 克，冰糖适量。

制作

1. 干无花果、大米、薏米洗净泡发。
2. 将泡发的无花果切块，随后与大米、薏米一同放入锅中，加适量清水同煮。
3. 待粥煮至浓稠时，加入菱角粉和适量冰糖，稍煮即可。

人群宜忌 适宜食欲不振、咳嗽痰多、水肿腹泻等症患者。

制作指导 干无花果、大米、薏米提前 2 个小时浸泡即可。

木耳炒菱角

此菜不仅色泽艳丽、香脆可口，还具有益气轻身、降血糖、利尿、祛湿等功效。

材料 菱角 50 克，木耳 30 克，黄瓜 20 克，红椒、盐、味精、油各适量。

制作

1. 菱角去外壳洗净；木耳洗净，泡发；红椒、黄瓜洗净。
2. 将处理好的菱角、红椒和黄瓜切片。
3. 将黄瓜、菱角、红椒片和木耳倒入烧热的油锅中翻炒。
4. 炒至七分熟后，加入盐、味精调味，然后炒熟出锅。

人群宜忌 适宜内热、高血糖、肥胖等症患者。

制作指导 可根据个人喜好加入时令蔬菜。

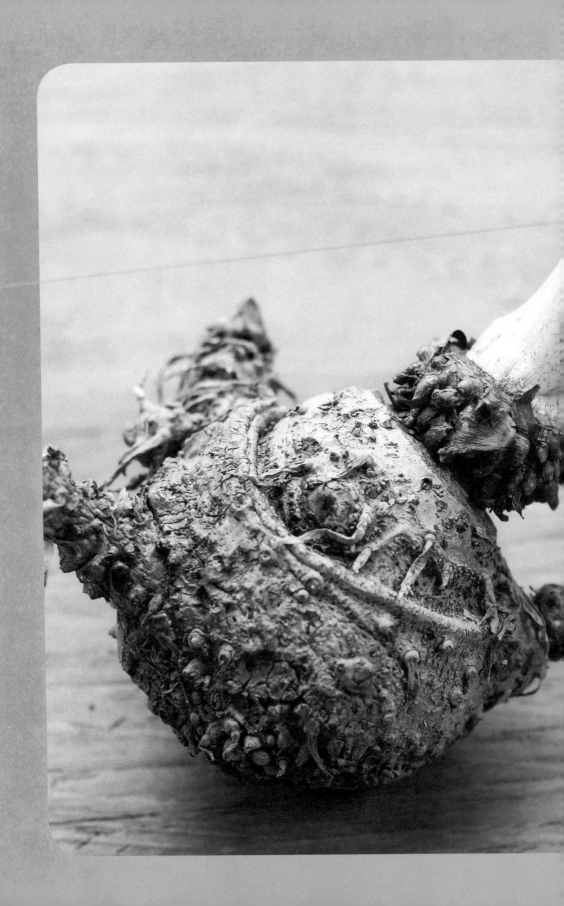

第八章

魔芋

魔芋养生美名扬
消脂降压数它强

魔芋自古就有"去肠砂"之称，可见其排毒养颜的养生功效非常显著。此外，魔芋低热、低脂、低糖，对结肠癌、乳腺癌、肥胖症的人群可以说是一种上等的既饱口福、又治病健体的食品，还可以防治多种消化系统的常见慢性疾病，所以，魔芋可以称得上是一味"天赐良药"，多食有益健康。

"去肠砂"——魔芋

魔芋被世界卫生组织确定为十大保健食品之一，是有益的碱性食品，对食用动物性食品过多的人来说，搭配魔芋，可以达到食物的酸、碱平衡，对人体健康有利。

魔芋为天南星科魔芋属植物的泛称，原产于印度及斯里兰卡。我国最早的记载见于公元前1世纪司马迁编撰的《史记》。古代魔芋又被称为"妖芋"。其富含的"魔芋多糖"这种膳食纤维，不会被人体消化吸收，通过肠道时会吸水膨胀，把黏附在肠壁上的宿便吸附掉，一起排出体外，从而起到清肠通便的作用，所以魔芋又有"去肠砂"之称。

魔芋地下块茎扁圆形，宛如大个儿马蹄，营养十分丰富，含有多种维生素和钾、磷、硒等矿物质，还含有人类所需要的魔芋多糖，并具有低热量、低脂肪和高膳食纤维的特点。不仅味道鲜美、口感宜人，而且有减肥健身、防病抗癌等功效，所以近年来风靡全球，并被人们誉为"魔力食品""神奇食品""健康食品"等。但魔芋全株有毒，以块茎为最，中毒后舌、喉灼热，痒痛，肿大，民间用醋加少许姜汁，内服或含漱可以解救。因此魔芋食用前必须经磨粉、蒸煮、漂洗等加工过程脱毒。

据《本草纲目》记载，2000多年前的古人就用魔芋来治病。魔芋低热、低脂、低糖，不仅对防治糖尿病、高血压有特效，对结肠癌、乳腺癌、肥胖症的人群可以说是一种上等的既饱口福、又治病健体的食品，而且还可以防治多种消化系统疾病。

魔芋种类很多，主要产于东半球热带、亚热带。据统计全世界有260多个品种，我国有记载的为30种，其中16种为我国特有。我国主要有6个可供食用的栽培种，即花魔芋、白魔芋、滇魔芋、东川魔芋、疏毛魔芋及疣柄魔芋。其中花魔芋和白魔芋因产量高、质量好、栽培繁殖快、营养成分丰富等因素，成为我国主要的栽培品种。花魔芋栽培较普遍，果实较大，产量较高，但品质较差；白魔芋多分布在海拔800米以下的地区，以四川和湖南两省栽培为主，果实较小，产量较低，但品质好，商品性高。目前，魔芋作为经济作物已在我国广泛种植和利用。

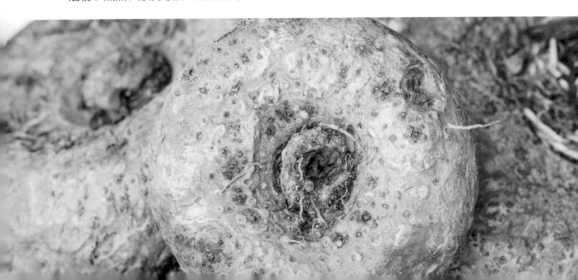

魔芋的家族兄弟

全球目前已开发利用的魔芋属植物有 12 种，在我国进行产业化开发的仅有白魔芋和花魔芋，其余均处于零星种植和野生状态，如黄魔芋、红魔芋等抗病野生品种。从产量和规模上来看，魔芋主要集中分布在中国、日本、缅甸、越南、印度尼西亚等国。

现在开发栽培的魔芋主要分2种：

花魔芋

块茎近球形，顶部中央稍凹陷，内为白色，有的微红。

白魔芋

块茎近球形，肉质洁白，顶部中央稍下陷，根状茎较好。品质好，经济价值高。

按照当前种植品种，还可分为滇魔芋、东川魔芋、疏毛魔芋等。

魔芋的选购与保存

魔芋的选购方法

1. 注意包装袋提示

魔芋的根、茎等全都含有一定的毒性，根部的毒性最大，所以在食用前都会经过磨粉、蒸煮和漂洗等脱毒过程，在选购魔芋时，要注意看清楚包装袋上面的提示。

2. 从弹性上判断

首先可用手捏住包装着的魔芋，质量差的魔芋，弹性差、易碎。而好的魔芋则不容易捏住，富有弹性，不会轻易碎裂。

3. 从味道和颜色上判断

可以从味道和颜色上分别。纯正魔芋会带一种淡淡的腥味，颜色比较自然。而没有味道或者有异味的魔芋不要购买。

魔芋的保存方法

魔芋在出售的时候，一般都是装在有透明液体的袋子中的。这种透明的液体通常是 pH10 以上的碱水。这种碱水可以抑制微生物的生长，长时间保存魔芋。现在也有一些魔芋产品使用酸性的水。

因此，没有吃完的魔芋可以继续放在这种液体中，然后放入密闭容器，再移至冰箱冷藏保存即可。记得食用前要用清水清洗 2~3 次。

养生问答 Q&A

Q 魔芋可以生吃吗?

魔芋含有毒性,所以不能生吃,必须煮熟才能够食用,一般都要煮3个小时以上。不但能够去毒性,还可以去除多余的碱分和腥味。煮魔芋时,味道不易浸入,可用手将魔芋剥开,有助于增加味道。

Q 在什么情况下不能吃魔芋?

魔芋性质寒凉,伤风感冒的人尽量不要食用,以免加重病情。魔芋根茎含有轻微的毒性,患有皮肤病的人不宜食用,消化不良的人也不宜食用。

Q 哪些人适合吃魔芋?

因为魔芋具有低热、低脂、低糖的性质,对糖尿病、肥胖症的人群可以说是一种既饱口福、又治病健体的理想食品。现代实验证明,将魔芋磨成粉后,糖尿病患者在饭前20分钟左右,取5克左右,加水搅匀饮用,一天2~4次后,可以有助于缓解病情。又因为魔芋中含量最大的葡甘聚糖具有强大的膨胀力,超过任何一种植物胶的黏韧度,既可填充胃肠,消除饥饿感,又因所含热量微乎其微,故可控制体重,达到减肥健美的目的。

Q 食用魔芋可以减肥吗?

魔芋有着"胃肠清道夫"的美名。其主要成分是葡甘聚糖,它不能被人体内的酶消化吸收,在胃内吸水膨胀使人产生饱胀感而使进食量下降。并且含有的丰富膳食纤维能加强肠道蠕动,缩短食物在肠道内的停留时间,从而减少小肠对营养的吸收。因此是肥胖患者理想的食物。

Q 魔芋粉如何搭配其他食物?

魔芋可以加工成魔芋粉,既可以单独冲水饮,也可以搭配其他粉类(如苦瓜粉、可可粉、玉米粉等)冲水饮用。餐前喝汤时,也可在汤中加入蔬菜和魔芋粉。

Q 为什么说魔芋可以防癌?

魔芋中含有一种凝胶样的化学物质,具有防癌抗癌的神奇魔力。只要将成熟的魔芋经过简单提取分离,制成魔芋精粉,再把精粉加水加热,就可产生魔芋凝胶。这种凝胶吃入体内后,能形成半透明膜衣,附着在肠壁上,阻碍各种有害物质,特别是致癌物质的吸收,所以魔芋又被称为"防癌魔衣"。

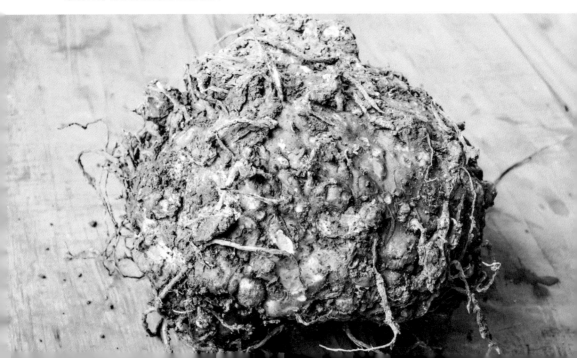

魔芋与养生

魔芋全身都是宝

消肿降压、益胃通便

魔芋所含的黏液蛋白能减少体内胆固醇的积累，预防动脉硬化和防治心脑血管疾病。并对癌细胞代谢有干扰作用。魔芋中的纤维更能促进胃肠蠕动，润肠通便，防止便秘和减少肠对脂肪的吸收，对防治高血压、冠状动脉硬化有重要意义。

别名 蒟蒻、花杆南星、花杆莲、麻芋子、花伞把。

性味归经 性温，味辛、有毒；归心、脾经。

科属分类 菱科菱属

叶茎：含有轻微的毒性，勿食。

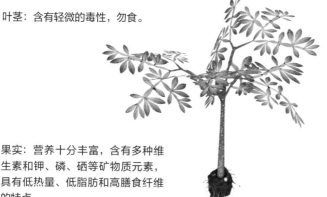

果实：营养十分丰富，含有多种维生素和钾、磷、硒等矿物质元素，具有低热量、低脂肪和高膳食纤维的特点。

魔芋精粉的营养成分表

（每100克的营养成分）

能量	186 千卡
碳水化合物	78.8 克
蛋白质	4.6 克
脂肪	0.1 克
膳食纤维	74.4 克
钙	45 毫克
钾	299 毫克
镁	66 毫克
烟酸	0.4 毫克
磷	272 毫克
锌	1.6 毫克

魔芋的养生功效

○ 预防心血管疾病

魔芋中的黏液蛋白含量相当丰富，它可以抑制人体血液中的胆固醇增高，帮助清除血液中的垃圾，可以防治动脉硬化和心脑血管疾病。魔芋还有助于排出体内垃圾，帮助减肥。

○ 清肠益胃

魔芋中含有丰富的膳食纤维，它有助于促进胃肠的蠕动，缩短食物在肠道内停留的时间，促进排便。食用魔芋可清除肠道内的有害物质，减轻胃部的负担，提高胃肠的消化和吸收功能。

○ 降压降脂

魔芋中含有的葡甘聚糖有降低人体胆固醇含量的作用，它能够减少小肠对胆固醇和胆汁酸的吸收，从而降低血清中的甘油三酯和胆固醇。它所含的可溶性膳食纤维还可以平衡血糖。

○ 提高免疫力

魔芋中的甘露糖酐、膳食纤维和矿物质有助于增强机体的抗病能力，其中，甘露糖酐可以影响癌细胞的代谢，而膳食纤维则可以刺激机体抑制癌细胞，从而预防和辅助治疗癌症。

巧用魔芋治百病

蒸魔芋（外用）

材料 魔芋 1 块。

制作

1. 将魔芋洗净后，沥干水分。
2. 取出蒸锅，加入适量水，放上蒸屉，将魔芋放入，蒸熟后取出。
3. 取出一块干净的毛巾，将蒸好的魔芋包住，放在疼痛处热敷即可。

用法 一次 15 分钟，一天三次。

适用 胃疼、肩膀酸痛。魔芋性味辛温，有推动血行、防止淤肿的作用。

魔芋蜂蜜汁

材料 魔芋 30 克，蜂蜜适量。

制作

1. 将魔芋洗净，切块。
2. 把切好的魔芋块放入榨汁机榨出汁。
3. 将魔芋汁放入锅中用小火烹制成糊状，装到容器里。
4. 用蜂蜜调制，每天早晨空腹两勺。

用法 一次两勺，一天一次。

适用 久治不愈的便秘。蜂蜜有润肠通便的作用，与魔芋搭配有助于促进胃肠蠕动。

魔芋豆腐炖鲫鱼

材料 魔芋豆腐 150 克，活鲫鱼 300 克，姜、油、盐、料酒各适量。

制作

1. 将鲫鱼去鳞、内脏，洗净，入锅，加清水适量。
2. 煮沸后加姜、料酒、油、盐。
3. 煮至乳白色后加魔芋豆腐，入味后起锅。

用法 一次吃完，一天一次。

适用 咽喉肿痛等病症。有清热去火之效。

蒜泥拌魔芋

材料 魔芋豆腐 200 克，大蒜 50 克，盐、味精、香油各适量。

制作

1. 将魔芋豆腐洗净切片后放入沸水锅中焯水，捞起用冷开水冲凉，沥干；将大蒜捣碎为泥状，放入盐、味精和香油调和。
3. 调和好的大蒜泥拌入魔芋豆腐片即可。

用法 一次吃完，一天一次。

适用 对高血压患者有较好的疗效。

魔芋粥

材料 魔芋干片 200 克，大米 250 克。

制作

1. 将大米洗净泡发，与魔芋干片同放锅中，加入适量清水。
2. 煮沸后，改小火熬至米熟。

用法 一次吃完，一天一次。

适用 体虚者宜常服。具有健脾益胃、强体补虚、提高免疫力的作用。

魔芋烧肉

材料 魔芋丝、五花肉、葱、姜、八角、花椒、桂皮、油、老抽、盐、糖各适量。

制作

1. 五花肉洗净，切块，氽去血水。
2. 油锅烧热，放糖烧化，兑入开水，倒入除魔芋丝外的所有材料，大火煮沸转小火煮 40 分钟，倒入魔芋丝收汁即可。

用法 一次适量，不拘时。

适用 体虚。具有补虚益气之效。

魔芋饮食宜忌

☑ **魔芋 + 苹果** = 促消化，减肥瘦身

苹果中富含丰富的维生素和矿物质元素，中医认为，苹果具有生津止渴、健脾益胃、益气润肠的功效，与魔芋搭配既能减肥，又能帮助消化。非常适宜爱美女性，肥胖症及胃肠消化不良者食用。

☑ **魔芋 + 口蘑** = 降低胆固醇，抗癌通便

口蘑中含有丰富的微量元素硒和多种抗病毒成分，能提高免疫力，对辅助治疗由病毒引起的疾病有很好的效果。魔芋中的甘露糖酐可以影响癌细胞的代谢，具有抑制作用，两者搭配食用，能有效预防癌症，抑制癌细胞病变。

人群宜忌

☑ 一般人群皆可食用。

☑ 糖尿病患者和肥胖者的理想食品。

☑ 肠道功能较弱，有便秘、痔疮等症者适宜食用。

☑ 动脉粥样硬化、心血管系统疾病以及癌症患者可以适当多吃一些。

☒ 伤风感冒、消化不良的人群，不宜过多食用。

☒ 有皮肤疾病的人群应少食。

制作食用宜忌

☑ 魔芋食用前要不断用水冲洗，流动的水可避免农药渗入果实中。洗干净的魔芋也不要马上吃，要煮熟食用。

☒ 魔芋不能生吃，生魔芋有毒，必须煎煮3个小时以上才可食用，而且每次食用量不宜过多。

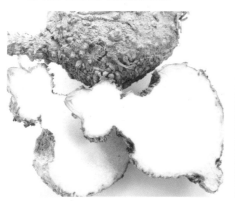

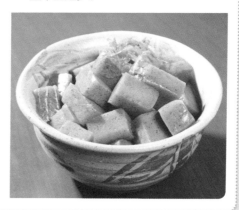

魔芋美食集锦

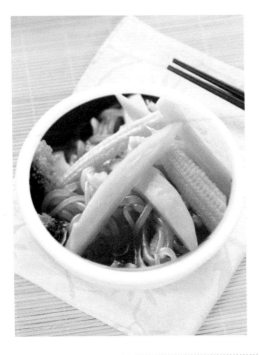

鲜笋魔芋面

魔芋既可填充胃肠，消除饥饿感，又因其热量低，可控制体重；茭白热量低，水分高，食后有饱足感却不会发胖。

材料 魔芋面条 200 克，茭白、玉米笋各 100 克，西蓝花 30 克，大黄、甘草、盐、鲣鱼风味老抽各适量。

制作

1. 大黄、甘草与清水 800 毫升置入锅中，以小火煮沸，3 分钟后关火，滤取药汁。
2. 茭白切片；玉米笋切半；西蓝花洗净切块。
3. 魔芋面条入锅，加上以上材料，倒入药汁加热煮沸，加剩余材料盛入面碗中即可。

人群宜忌 一般人群都适宜食用，特别适合肥胖人群。

制作指导 药材也可免去过滤步骤。

魔芋烧鸭

鸭肉的营养价值很高，富含蛋白质，非常适宜身体虚弱之人食用，与魔芋搭配具有开胃消食、润肠通便等功效。

材料 鸭肉 200 克，魔芋 100 克，油、盐、辣椒酱、料酒、泡红椒、香菜段、高汤、姜末各适量。

制作

1. 鸭肉治净，剁块，放入沸水锅中，加入料酒，氽水后捞出；魔芋洗净，切块，焯水捞出。
2. 起油锅，入姜末、辣椒酱炒香，加入鸭块翻炒；下魔芋块、泡红椒，调入盐，注入高汤烧开，续煮 30 分钟，撒上香菜即可。

人群宜忌 适宜便秘、胃肠不适、体质虚弱、食欲不振等症患者。

制作指导 鸭肉最好选嫩鸭，老鸭肉适合煲汤。

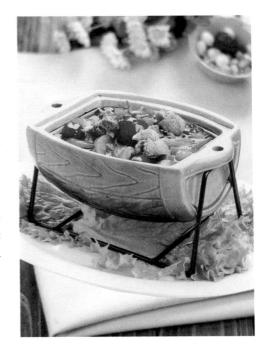

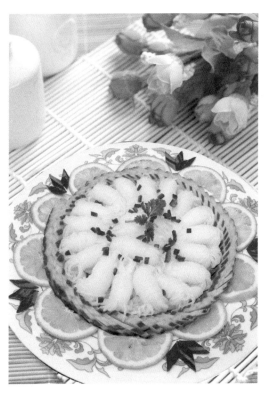

白玉凉粉

魔芋富含人体所需的淀粉、膳食纤维、蛋白质以及多种维生素和钾、磷、硒等矿物质元素，具有开胃消食、清热消暑等功效。

材料 魔芋丝结 200 克，味精 1 克，醋 8 毫升，盐 3 克，红椒适量，香菜少许。

制作

1. 魔芋丝结洗净，入沸水焯熟，装盘待用；红椒洗净，切丁，用沸水焯熟后待用；香菜洗净。
2. 用盐、味精、醋调成汤汁，浇在魔芋丝结上，撒上红椒丁、香菜即可。

人群宜忌 适宜食欲不振、消化不良、暑热伤津等症患者。

制作指导 淋上香油效果更佳。

荠菜魔芋汤

荠菜可降低血液及肝脏内胆固醇和甘油三酯的含量，对高脂血症和肥胖症患者大有益处。而食少量魔芋就易有饱腹感，是良好的降脂减肥的食品。本品具有止咳化痰、化淤消肿、健脾消积、利尿解毒、降脂减肥的功效。

材料 荠菜 300 克，魔芋 200 克，姜丝、盐各适量。

制作

1. 荠菜去叶，择洗干净，切成大片；魔芋洗净，切片。
2. 锅中加入适量清水，加入荠菜、魔芋及姜丝，用大火煮沸。
3. 转中火煮至荠菜熟软，加盐调味即可。

人群宜忌 适宜食积腹胀、高脂血症、肥胖、高血压、水肿等患者。

制作指导 加入少量醋和香油，香味会更加浓郁。

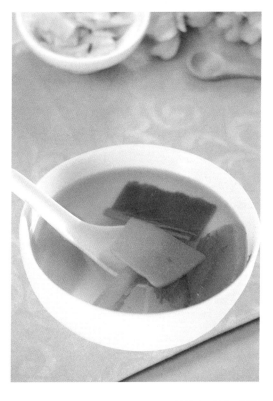

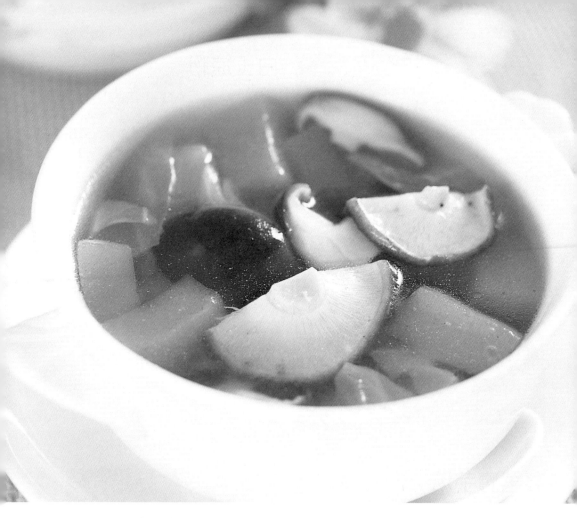

香菇白菜魔芋汤

这道汤清淡爽口，有保肝利胆之效，香菇能清洁血液、利胆、保肝和解毒。白菜具有补肾强骨、宽胸除烦、止痛生肌、解酒消食的功效，魔芋具有补钙、平衡盐分、清胃、整肠、排毒等作用。

材料

鲜香菇20克，白菜150克，魔芋100克，食用油、盐、味精、淀粉各适量。

人群宜忌

适宜肾虚腰痛者、慢性胆囊炎患者、慢性溃疡病患者、胃病患者等食用。

制作指导

如果没有鲜香菇也可用干香菇代替。

制作

1. 鲜香菇洗净，切成片；白菜洗净切角。
2. 魔芋洗净，切成薄片，下入沸水焯去碱味，捞出。
3. 将白菜倒入热油锅内炒软，再将适量水倒入白菜锅中，加盐煮沸，放入香菇、魔芋煮约2分钟，加味精调味，以淀粉勾芡拌匀即可。

香菇

白菜

魔芋拌优酪

本品具有清热泻火、利水通便的功效。

材料

银耳、玄参各 10 克，魔芋 50 克，原味酸奶 120 毫升，番泻叶 8 克，白糖 20 克。

人群宜忌

适宜虚火旺盛、小便不畅、肛裂等症患者。

制作指导

用冰糖代替白糖，去火功效更佳。

制作

1. 玄参、番泻叶洗净，煎汁备用。
2. 银耳洗净，泡发；魔芋洗净切小块，煮熟捞出。
3. 将药汁倒入锅中，加入银耳煮沸，放入白糖搅拌溶化后关火，用过滤网沥出银耳；魔芋、银耳放入碗中拌匀，搭配原味酸奶即可食用。

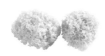

银耳

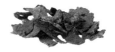

玄参

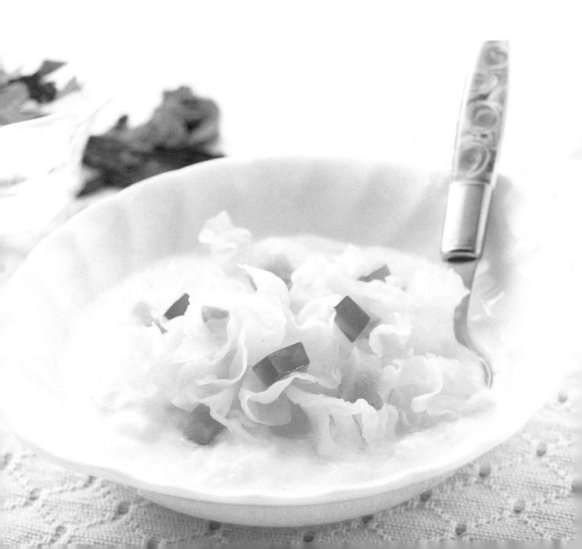

凉拌黄瓜魔芋

本品具有清热去火、降血糖、降血脂、降压、散毒、养颜、通脉、减肥、开胃、软化血管等功效。

材料

魔芋200克，黄瓜1根，红辣椒1个，盐、醋、沙拉汁各适量。

人群宜忌

适宜口干烦渴、内火旺盛、高脂血症、高血压、高血糖等症患者。

制作指导

可以加入几滴柠檬汁，味道更佳。

制作

1. 魔芋洗净，切成片；黄瓜洗净，切成块；辣椒洗净，切成段。
2. 把黄瓜、魔芋片放入盘中，加入盐、醋、沙拉汁，用力调拌均匀，然后撒上红辣椒即可。

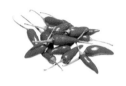

红辣椒

魔芋

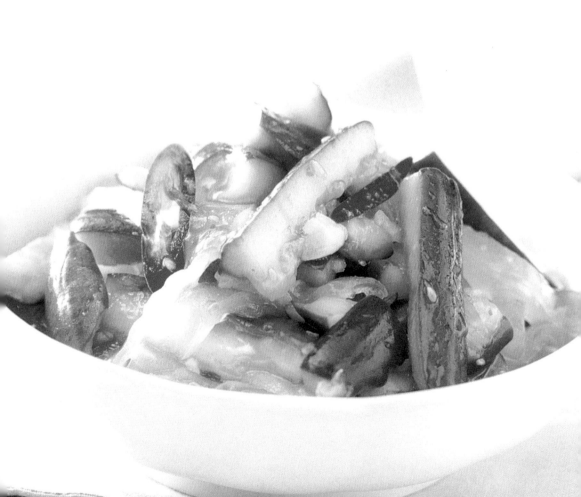

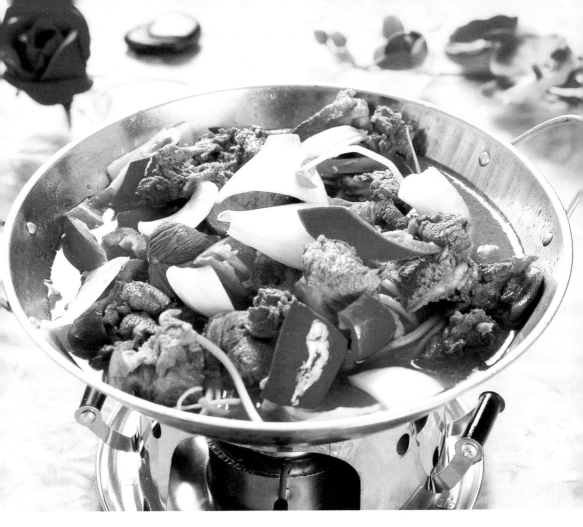

魔芋烧狗肉

魔芋可散毒减肥、养颜通脉，狗肉可温补肾阳，二者同食具有强身、排毒等功效。

材料

狗肉 350 克，魔芋 300 克，豆芽、红椒、蒜末各少许，豆瓣酱、料酒、盐、油各适量。

人群宜忌

适宜腰膝酸软、肥胖等症患者。

制作指导

狗肉最好先用开水焯烫。

制作

1. 用水洗净后，魔芋切丁，狗肉剁块，红椒切片。
2. 将魔芋入锅煮 3 分钟后捞出。
3. 锅中入油烧热，下入蒜末、豆瓣酱爆香，放入狗肉和魔芋、红椒、豆芽烧熟后，调入料酒、盐。

狗肉

魔芋

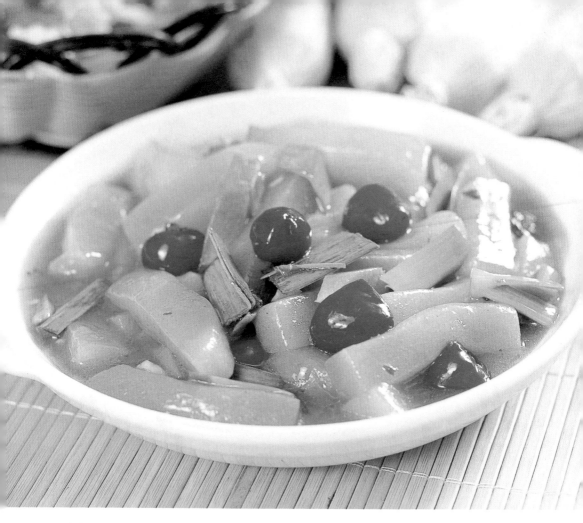

泡菜烧魔芋豆腐

魔芋含葡甘聚糖，吸水会膨胀，所以不用多吃就有饱胀感，经常食用可减肥通便、预防心脑血管疾病。

材料

魔芋豆腐 400 克，泡萝卜 100 克，泡红椒 50 克，蒜苗叶 20 克，油、姜米、葱花、味精、料酒、盐、蒜末、豆瓣酱各适量。

人群宜忌

适宜高血压、肥胖症、胃肠不适等症患者。

制作指导

魔芋豆腐有很大的碱味，用热水焯后味道会更好。

制作

1. 魔芋豆腐切块条，入沸水中焯去碱味；泡萝卜切成条形厚片；泡红椒切小段。
2. 净锅置火上，油烧至五成热，下豆瓣酱炒红，下泡红椒、姜米、蒜末炒出香味，下泡萝卜片，烧沸出味后下魔芋、料酒，烧至魔芋入味，汁快干时，调入盐和味精，下蒜苗叶推匀后起锅装盘，撒上葱花。

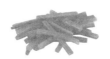

泡萝卜

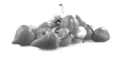

泡红椒

红椒炖魔芋

魔芋含有葡甘聚糖这种天然膳食纤维，能够平衡血糖，抑制脂肪、胆固醇的过量吸收。
魔芋具有医治疟疾、疗疮丹毒以及降压、降脂、开胃、防癌等功效。

材料
魔芋 350 克，红椒段、高汤、豆瓣酱、葱、姜、蒜、油、盐、鸡精各适量。

人群宜忌
适宜肥胖症、糖尿病、高胆固醇血症、习惯性便秘、痔疮、胃病等患者。

制作指导
可用番茄酱代替豆瓣酱，味道同样鲜美。

制作
1. 将魔芋洗净切片，入沸水锅中焯烫去碱味。
2. 葱、姜、蒜分别洗净，切末。
3. 葱、姜、蒜末及红椒段放入油锅中爆香，加豆瓣酱炒匀。
4. 加适量高汤大火烧开。
5. 倒入焯好的魔芋，加盐、鸡精烧沸，转小火慢炖。
6. 待魔芋入味，汤汁浓稠时，撒上葱花，盛起装盘。

豆瓣酱

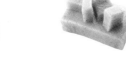

魔芋

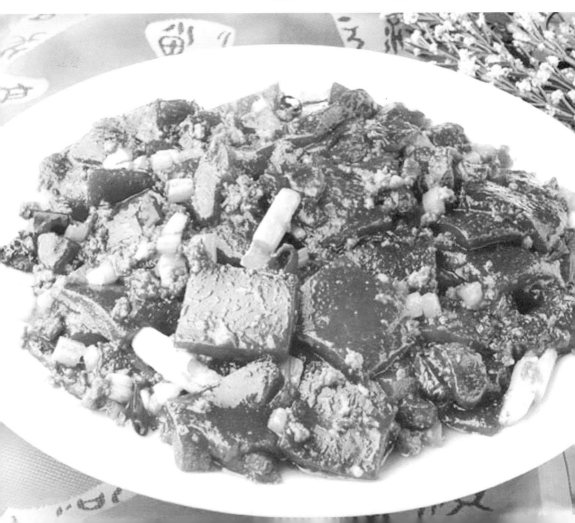

鸡胗魔芋结

鸡胗具有消食导滞、帮助消化之效，与魔芋搭配食用，开胃消食的功效更显著。

材料 鸡胗 400 克，魔芋结 150 克，熟芝麻、盐、醋、老抽、油各适量

制作

1. 鸡胗洗净，切片，用盐、醋腌渍待用；魔芋结洗净备用。
2. 锅内注油烧热，放入鸡胗翻炒至变色后，加入魔芋结翻炒至熟。
3. 调入盐，烹入醋、老抽，加水烧开，撒上芝麻即可。

人群宜忌 适宜食欲不振、胃肠不适等症患者，尤其适合儿童食用。

制作指导 清洗鸡胗先用盐揉搓，再用清水冲洗即可。

糖醋魔芋

魔芋与萝卜同食，有清胃肠、助消化、降血压等功效。

材料 红心萝卜、白萝卜各 150 克，魔芋 450 克，尖椒 30 克，白糖 20 克，油、盐、味精、胡椒粉、醋、料酒各适量。

制作

1. 提前 3 小时将 2 种萝卜洗净切片放入白糖、醋进行腌渍入味。
2. 魔芋洗净切片，焯水，切条备用。
3. 油锅烧热，加入适量胡椒粉微炒，起香。
4. 将切好的魔芋片放入锅中翻炒，倒入料酒去味，盖锅盖稍焖，尖椒洗净切段后放入锅中，翻滚后倒入腌好的糖醋萝卜，放盐、味精调味，大火煮沸即可。

人群宜忌 适宜高血压、胃肠不适等症患者。

制作指导 腌渍萝卜可用保鲜膜包裹。

魔芋薏米粥

魔芋能促进胃肠蠕动、润肠通便。薏米能促进新陈代谢，可作为病中或病后体弱患者的补益食品。

材料 薏米 20 克，魔芋 30 克，米酒、盐、姜粉各适量。

制作

1. 薏米淘洗干净，用热水浸泡 30 分钟；魔芋洗净，放入开水锅中氽烫至熟，切段，备用。
2. 锅置火上，加入适量清水，放入魔芋、薏米，大火煮沸，放入米酒，转中小火熬煮 30 分钟至粥黏稠，加盐、姜粉调味即可。

人群宜忌 适宜脾胃虚弱、体虚无力、便秘等症患者。

制作指导 可依据个人喜好加入冰糖，将粥做成甜味。

魔芋蘑菇汤

魔芋富含植物纤维，几乎没有热量，具有清洁胃肠、帮助消化，辅助降低胆固醇、治疗高血压的作用。

材料 魔芋 200 克，香菇、白灵菇各 4 个，胡萝卜、芝麻、盐各适量。

制作

1. 芝麻磨成粉末，放入筛子中去除杂质，加入少许盐、水，制成芝麻酱。
2. 魔芋切细条，捆成蝴蝶状，氽烫。
3. 香菇浸泡，去掉茎部，切成薄片；把白灵菇切成厚片；把胡萝卜切成块状。
4. 把准备好的魔芋、香菇、白灵菇和胡萝卜放入锅中，加入盐，放入芝麻酱，边煮边搅拌均匀即可。

人群宜忌 适宜胃肠不适、高血压等症患者。

制作指导 芝麻酱也可直接采用超市购买的罐装芝麻酱。

西红柿三色拌

此菜不仅色彩艳丽，味道清新爽口，还具有降压、润肠、益胃、瘦身、滋阴等功效。

材料 西红柿 100 克，玉米粒 50 克，黑木耳 15 克，魔芋 200 克，香油、黑胡椒、盐、糯米醋各适量。

制作

1. 黑木耳去蒂切块，泡发；魔芋切丁；西红柿切块；黑木耳、玉米粒和魔芋丁入锅蒸熟。
2. 将黑胡椒、盐、糯米醋一起放入碗中搅拌均匀。
3. 西红柿块、黑木耳、魔芋装盘，撒上玉米粒，淋上调匀的调味料即可。

人群宜忌 适宜高血压、胃肠不适等患者。

制作指导 喜欢吃沙拉的可加适量沙拉酱。

麻辣魔芋

此菜味道麻辣，滑嫩爽口，具有消食、瘦身、通便等功效。

材料 魔芋 300 克，青红椒 100 克，油、盐、辣椒粉、花椒、老抽、白糖各适量。

制作

1. 魔芋洗净切块，焯水后沥干；青红椒洗净切丝。
2. 在油锅中放入花椒爆香。
3. 倒入沥干的魔芋，翻炒。
4. 加入适量盐、老抽增加香味和上色，之后加入适量辣椒粉、白糖翻炒均匀。
5. 倒入切好的青红椒丝，拌匀后加入适量水，改大火，收干汤汁即可。

人群宜忌 适宜食欲不振、肥胖等症患者。

制作指导 喜欢酸辣的人还可加入醋，做成酸辣口味。

菠菜拌魔芋丝

菠菜具有养血、止血、敛阴、润燥等作用。与魔芋搭配，具有通便清热、理气补血、防病抗衰等功效。

材料 菠菜 200 克，魔芋丝结 200 克，盐、味精、醋、生抽、香油、干辣椒、油各适量。

制作

1. 菠菜用水焯过后待用。
2. 魔芋丝结用沸水煮熟后捞起晾干待用。
3. 干辣椒洗净切段，用热油煎过后，捞起待用。
4. 菠菜入盘，放入魔芋丝结。
5. 用盐、味精、醋、生抽、香油和干辣椒调成汤汁，淋在盘中。

人群宜忌 适宜贫血、胃肠不适、便秘、痛风、肥胖等症患者。

制作指导 菠菜稍过热水即可，焯水过久会破坏菠菜的营养成分。

魔芋炒笋丁

竹笋含脂肪、淀粉很少，属天然低脂、低热量食品，与魔芋搭配具有清热化痰、益气和胃、瘦身等功效。

材料 油炸花生米 50 克，魔芋 250 克，竹笋 200 克，姜、蒜、蒜苗、盐、生抽、醋、甜面酱、糍粑辣、油各适量。

制作

1. 魔芋、竹笋切丁，焯水，沥干；姜、蒜切末；蒜苗切段。
2. 将生抽、醋、甜面酱调成料汁。
3. 油锅爆香姜、蒜、糍粑辣，放入笋丁、魔芋翻炒均匀后淋入料汁，再加入适量开水盖上锅盖焖煮。
4. 焖煮至汤汁浓稠后，加入蒜苗、花生米，翻炒均匀，加入盐调味即可。

人群宜忌 适宜高血压、肥胖、便秘等症患者。

制作指导 出锅前可勾芡，菜色更佳。

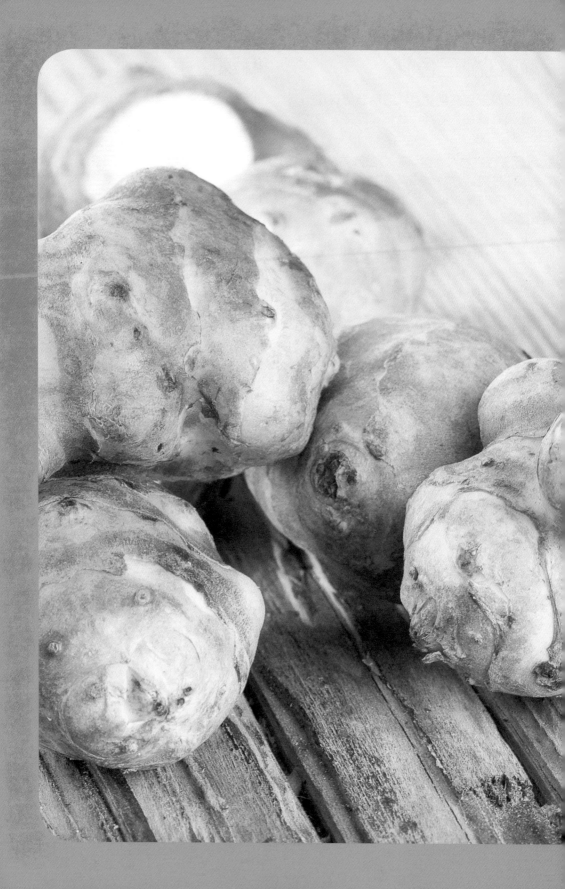

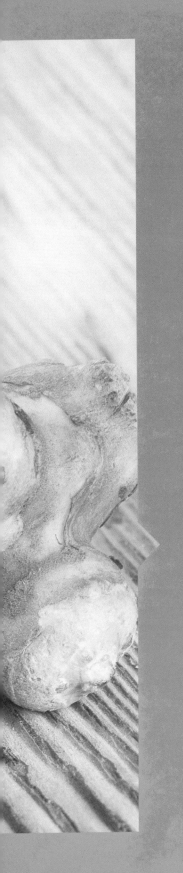

第九章

洋姜

洋姜全身都是宝
利水除湿本领高

···

洋姜又名菊芋，其质地白细脆嫩，没有异味，可生食、炒食、煮食或切片油炸，若腌渍成酱菜或制成洋姜脯，更具独特风味。洋姜富含淀粉、菊糖等果糖多聚物，其块茎或茎叶入药具有利水除湿、清热凉血、益胃和中的功效。地上茎也可加工成饲料，宅舍附近种植兼有美化作用，被联合国粮农组织称为"21世纪人畜共用作物"。

"绿色石油"——洋姜

洋姜不仅含有多种营养素，更含有丰富的低聚果糖与菊粉。洋姜质地白细脆嫩，有多种食用方法，而且具有耐旱、抗风沙等特性，被联合国粮农组织称为"21世纪人畜共用作物"。

洋姜学名菊芋，又叫菊姜、鬼子姜，是一种可食用的根茎类蔬菜。洋姜属菊科、向日葵属，多年生草本植物。可食用部分一般为块茎，呈纺锤型或不规则瘤型；皮有红色、黄色和白色；肉质细致、脆嫩。原产北美洲，17世纪传入欧洲，后传入中国，现中国大多数地区有栽培。

洋姜秋季开花，长有黄色的小盘花，形如菊，一般用其块茎繁殖。其地下块茎富含淀粉、菊糖等果糖多聚物，可以煮食或熬粥，也可腌渍咸菜，晒制洋姜干，或作制取淀粉和酒精的原料。地上茎也可以加工成饲料。其块茎或茎叶入药具有利水除湿、清热凉血、益胃和中之功效。宅舍附近种植兼有美化作用。洋姜被联合国粮农组织称为"21世纪人畜共用作物"。

洋姜块茎耐储存，且富含氨基酸、糖分和维生素，洋姜质地白细脆嫩，无异味，可生食、炒食、煮食或切片油炸等，若腌渍成酱菜或制成洋姜脯，更具独特风味。洋姜含有丰富的菊糖，提炼后有特殊的保健和抗癌的作用。洋姜更是提取高纯度低聚果糖的最佳原料，低聚果糖可有效增殖人体内的双歧杆菌、降低血脂、改善脂质代谢，提高人体免疫力，已经被广泛运用于医药、保健领域。果糖发酵后还可制成酒精，被称为"绿色石油"，是很好的代用燃料，因此，洋姜又是增加汽油燃烧质量的理想提高剂。

洋姜具有耐寒、耐旱、抗风沙、繁殖力强等特性，而且种植简易，一次播种可多次收获。洋姜药食两可，有很大的经济效益，现我国大多数地区有栽培。

洋姜现在是高寒沙漠中生物量最大的植物，是一种不可多得的生态经济型植物，在不影响固沙的前提下，种后第三年即可适当收获，是现阶段草原人工植被的方法之一。洋姜在治沙、固沙的同时，还具有很大的开发利用价值，特别适合开展沙地产业化经营。采用洋姜治沙，无论是生态环境还是经济效益前景都是相当可观的。

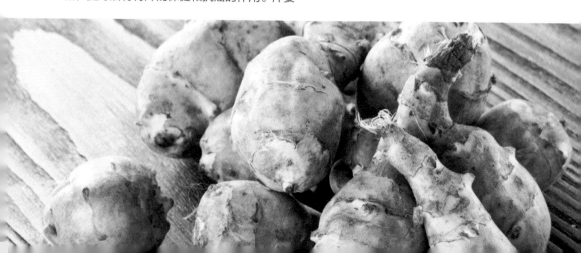

洋姜的家族兄弟

洋姜的品种视块茎形状、颜色而区分为梨形、纺锤形或不规则的瘤形，颜色有红色、白色、紫色、黄色。我国栽培品种块茎以红色、白色和黄色为多。

一般洋姜可按颜色分为2类：

红色

种块茎外皮紫红色，肉白色，每个重约150克，产量较低。

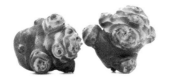

白色

种块茎外皮及肉均呈白色，每个重约200克，产量较高。

除了地方品种外，近年来也选育了一些优良的品种。如青芋1号洋姜、南洋姜1号、红光一窝猴、衡阳白皮洋姜等。

洋姜的选购与保存

洋姜的选购方法

1. 选择带些泥土的洋姜

购买洋姜时，最好选择表皮带有一点泥土的，这样的洋姜比较新鲜。

2. 选择容易保存的洋姜

洋姜表皮有破损现象的，不要购买，这样的不易保存，容易腐烂。

洋姜的保存方法

买回的洋姜先不要洗掉泥土，直接将其放在通风阴凉的地方，自然风干，至表皮发皱时，通风保存即可。

若是第二年春季用洋姜，则可以在秋后把洋姜秆割去，不采收洋姜块茎，到第二年春季时尽可能早地取出洋姜块茎，否则很快就会发芽，而影响洋姜的质量。

冬季贮藏洋姜，则要挖一个浅窖，把洋姜放进去，然后撒上一层沙土，并保持窖内的湿度和足够的通气，然后四周盖上约5厘米厚的土，不要让洋姜暴露出来即可。

养生问答 Q&A

Q 什么样的人不能吃洋姜?
洋姜一次不宜食用过多,容易引起目糊和发热。凡有皮肤瘙痒性疾病、患有眼疾以及胃病、肺炎者均应少吃。

Q 洋姜为什么会成为风靡海外市场的保健产品?
洋姜中的碳水化合物八成是菊淀粉。菊淀粉又称菊糖或菊粉,是目前发现的少有的几种可溶性膳食纤维之一。其热值低,具有非胰岛素依赖和非龋性等特点,被作为优质的膳食纤维源和脂肪替代物,广泛应用于乳制品、面包、糖果、饮料、调味品、功能性食品、药品和保健品等食品的制作。也可制成淀粉、酒精,加工成蜜饯、果酱,目前大多用来提取菊糖。世界上有 40 多个国家已经批准菊淀粉作为食品的营养增补剂,而使洋姜成为风靡海外市场的保健产品。

Q 糖尿病患者可以吃洋姜吗?
洋姜的块茎中含有丰富的淀粉,又被称为菊粉,有很高的食用价值。在医学上,可以辅助治疗糖尿病,因为菊粉是一种不会导致尿中葡萄糖升高的碳水化合物。它在肠道的上部不会被水解成单糖,因而不会升高血糖水平和影响胰岛素分泌。研究表明,空腹血糖的降低是低聚果糖在结肠发酵所产生的短链脂肪酸的结果。所以糖尿病患者可以适量食用洋姜。

Q 洋姜有哪些食用方法?
洋姜可以用来煲汤,与鱼肉搭配烹制鱼汤,有助于去鱼腥味,还可搭配其他肉类或蔬菜炒食,有提味保鲜的作用。

Q 洋姜可以减肥吗?
洋姜中含有大量纤维,具有令肠道加快蠕动的功效,增加排便。另外,洋姜还有饱腹作用。洋姜最特别之处是阻隔淀粉质及脂肪吸收,对减肥有很大的帮助。

Q 洋姜是否具有美容的作用?
食用洋姜对皮肤有很好的功效。洋姜能减少色素沉淀,有美白和美化皮肤的功效,使皮肤变得光滑细嫩有光泽。相关研究表明:每天喝 50~100 毫升的菊粉溶液,3 个月后,皮肤明显变得光滑和白净。

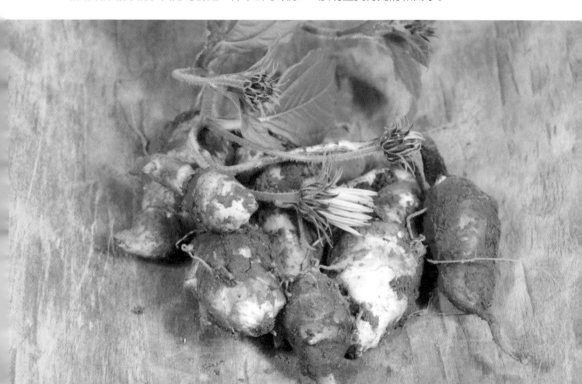

洋姜与养生

洋姜全身都是宝

利水消肿、瘦身、降血糖

洋姜中含有丰富的矿物质，既能为人体补充能量，还可消除水肿。洋姜还含有一种特殊的类似于胰岛素的物质，有调节血糖、促使过剩的糖分转化为热量的作用，从而改善人体内脂肪的平衡，有利于瘦身减肥。

别名 菊芋、五星草、洋羌、番羌、鬼子姜。

性味归经 性凉，味甘、微苦。

科属分类 菊科向日葵属。

叶茎：利水消肿，捣烂外敷可治无名肿毒、腮腺炎等。

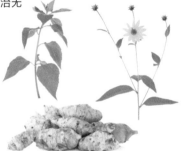

果实：清热凉血，主治热病、肠热泻血、跌打骨伤等。

洋姜的营养成分表

（每 100 克的营养成分）

能量	64 千卡
碳水化合物	15.8 克
蛋白质	2.4 克
膳食纤维	4.3 克
维生素 C	5 毫克
维生素 E	0.88 毫克
维生素 B_1	0.01 毫克
维生素 B_2	0.10 毫克
烟酸	1.4 毫克
镁	24 毫克
钙	23 毫克
铁	7.2 毫克
锌	0.34 毫克
铜	0.19 毫克
锰	0.21 毫克

洋姜的养生功效

⊙ 减肥瘦身

洋姜中含有一种特殊的类似于胰岛素的物质，它具有调节血糖的作用，可促进糖分进行分解，促使过剩的糖分转化为热量，从而改善人体内脂肪的平衡，有利于瘦身减肥，塑形健体。

⊙ 凉血止血

洋姜中含有丰富的胶质，有助于促进血小板的生成，有止血的功效。洋姜的块茎或者茎叶用清水煎煮，代茶饮用，还具有清热、凉血、除湿的作用，血热及内热者可以每天代茶适量饮用。

⊙ 提高免疫力

洋姜有着很好的食用价值，它含有蛋白质、膳食纤维、维生素和矿物质等，有助于补充人体所需要的能量，提高机体的抗病能力，它所含的钾元素比较丰富，经常食用有助于消肿。

⊙ 平衡血糖

洋姜有平衡血糖的作用，食用它可以控制尿糖，降低血糖，当出现低血糖的状况时，它还可以升高血糖，以达到人体血糖的平衡。

巧用洋姜治百病

洋姜汤

材料 洋姜 80 克。

制作

1. 将洋姜洗净后，切片。
2. 将洋姜片倒入汤锅中，加入适量水，置于火上。
3. 大火煮沸后，转入小火煎煮即可饮用。

用法 一日两次，一次一碗。

适用 水肿、小便不畅等症。洋姜中含有丰富的钾元素，既能补充能量，又有助于消除水肿。

洋姜茎叶汁

材料 洋姜茎叶适量。

制作

1. 取新鲜的洋姜嫩茎叶洗净，切成碎末，捣烂成汁。
2. 将捣烂的洋姜茎叶与汁一同敷在损伤处即可。

用法 一日三次，一次适量。

适用 肿痛、淤血等症。有消肿、止痛、化淤等功效。

洋姜蜂蜜汁

材料 洋姜 50 克，蜂蜜适量。

制作

1. 洋姜洗净，沥干后，切块，然后捣碎。
2. 取出一块干净的纱布，包住洋姜末，挤出汁。
3. 在洋姜汁中调入蜂蜜，加水搅匀即可。

用法 一次一杯，一天两次。

适用 清热解毒、润肠瘦身。洋姜与蜂蜜搭配，可预防便秘。

洋姜汁

材料 洋姜 50 克，白糖适量。

制作

1. 洋姜洗净切块。
2. 将洋姜块放入容器中捣烂，绞取汁液。
3. 放入白糖调味即可。

用法 一次一杯，一天一次。

适用 清热凉血，用于肠热便血等症。洋姜性凉，脾胃虚弱者不可多服。

大米洋姜粥

材料 洋姜 80 克，大米 120 克，盐、香油各适量。

制作

1. 洋姜切碎；大米洗净泡发。
2. 大米、洋姜末入锅，加水适量，大火煮沸，转小火熬成粥，加入盐、香油调味。

用法 一日一次，一次吃完。

适用 适用于体质虚弱、血糖不稳定等症。具有解毒祛湿、平衡血糖的功效。

泡洋姜

材料 洋姜 500 克，白酒、红辣椒、红糖、花椒、盐各适量。

制作

1. 花椒、红糖、盐放入盆中，倒入热水烫出香味，放凉后倒入泡菜坛中。
2. 在坛中加入洋姜、红辣椒，密封前加白酒，5~7 天后闻到发酵出酸味即可。

用法 一日两次。

适用 适用于食欲不振。有祛湿排毒之效。

洋姜饮食宜忌

✅ **洋姜 + 鱼肉** = 利水消肿，
　　　　　　　　降压养身

 +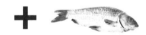

　　洋姜中的矿物质比较丰富，尤其是钾元素，既能为人体补充能量，又有助于消除水肿。鱼肉中富含维生素和矿物质，两者搭配，有助于降压消肿。

✅ **洋姜 + 大米** = 调节血糖，
　　　　　　　　消除浮肿

 +

　　洋姜有平衡血糖的作用，当人体血糖升高时，它可帮助降低血糖，当出现低血糖时，食用它可以升高血糖。大米可润燥除湿，和洋姜搭配熬粥，有助于健脾养胃、降糖消肿。

人群宜忌

✅ 一般人群皆可食用。

✅ 是糖尿病患者和肥胖者的理想食品。

❌ 有皮肤瘙痒性疾病的人及患有眼疾者应慎食。

制作食用宜忌

✅ 洋姜用来腌渍酱菜，味道非常鲜美，既可作为零食食用，也可以佐餐食用。用洋姜搭配其他谷类熬粥，也是不错的食用方法，味道独特，有助于驱寒保暖。

❌ 洋姜性凉，适量食用有益，多食则不利于健康，所以一次不可食用过量洋姜。

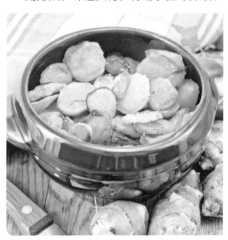

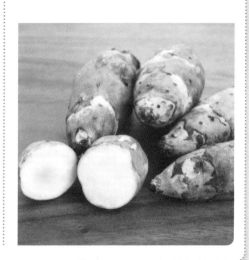

洋姜美食集锦

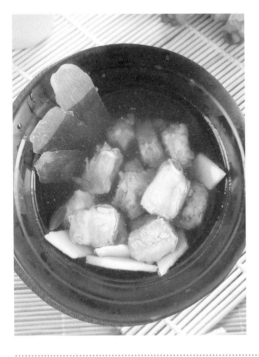

山药洋姜排骨汤

本品具有补气益肾、清热去火、利水消肿的功效。

材料 洋姜30克,山药干30克,排骨200克,枸杞子5克。

制作

1. 洋姜洗净去皮,切成片;山药洗净,润透。
2. 锅中加水置于火上,放入排骨焯一遍,抹去浮沫,捞出沥干备用。
3. 锅中加水烧开,放入枸杞子、排骨,大火焖炖1个小时。
4. 然后放入山药、洋姜,转至小火焖炖30分钟即可食用。

人群宜忌 适宜脾虚食少、高血糖、体虚贫血等症患者。

制作指导 加入胡萝卜块,色泽味道更佳。

洋姜大肠汤

猪大肠有润燥、补虚、止渴的作用,与洋姜搭配具有润肠通便、补虚益气的功效。

材料 猪大肠300克,洋姜100克,盐2克,鸡精3克,生姜适量。

制作

1. 猪大肠用水冲洗干净,切成10厘米左右的小段;洋姜洗净去皮切成片。
2. 锅中加水置于火上,将大肠放入锅中,加些盐,焯一遍。
3. 然后换水,放入大肠、生姜、盐,大火炖煮1个小时。
4. 待大肠八成熟时,放入洋姜,转至小火焖炖30分钟。
5. 出锅前,加入盐、鸡精调味。

人群宜忌 适宜气虚、胃肠不适、便秘者。

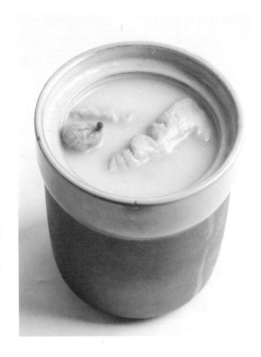

洋姜莲子汤

本品具有清心醒脾、补脾止泻、养心安神、益肝明目、补中养神、美容养颜等作用，对体虚引起的失眠、便溏、腰疼、遗精有奇效。

材料

洋姜300克，莲子50克，鸡汤半碗，盐、葱花、枸杞子各适量。

人群宜忌

适宜腹泻、烦躁不安、失眠等症患者。

制作指导

注意莲子要去心，否则汤会有苦涩感。

制作

1. 洋姜洗净去皮切成块；莲子、枸杞子洗净。
2. 锅中加水，将洋姜、莲子放入锅中，大火煮沸。
3. 倒入鸡汤，加入枸杞子，盖上锅盖，焖炖10分钟，出锅前放入盐，撒上葱花即可。

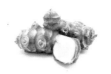

洋姜

莲子

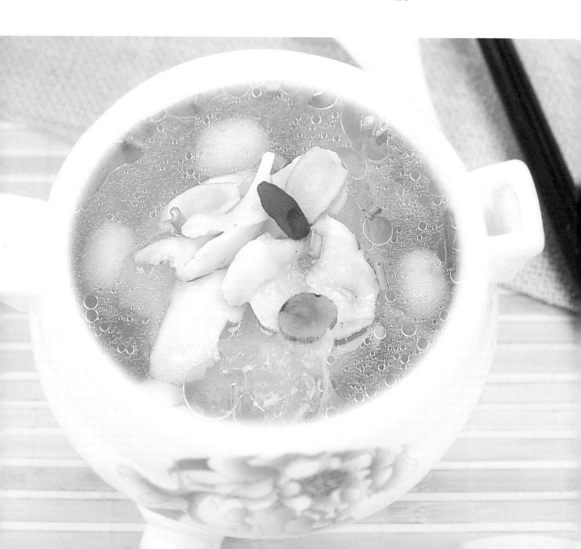

酸辣洋姜

本品具有开胃消食、益气之功效。

材料 洋姜 500 克，油、葱、姜、米醋、盐、干辣椒、花椒、白糖各适量。

制作

1. 洋姜洗净去皮，切丝。
2. 将花椒、干辣椒放入油锅中炒香。
3. 然后加入一勺白糖，小火炒出焦糖色，防止糖被炒焦黑。
4. 放入葱、姜，翻炒出香，之后放入切好的洋姜丝翻炒。
5. 放入盐、米醋，翻炒至洋姜稍被染上焦糖色即可出锅。

人群宜忌 适宜食欲不振、消化不良、脾胃不适等症患者。

制作指导 用冰糖代替白糖炒糖色，效果更佳，但冰糖不易炒化，要用小火。

洋姜粥

大米中含有大量的碳水化物、氨基酸等多种营养素，其味甘，性平，有益脾胃、除烦渴、安心神等作用。与洋姜搭配具有清热凉血、健胃益脾、平衡血糖等功效。

材料 大米 200 克，洋姜 150 克，盐适量。

制作

1. 洋姜洗净，切丁；大米洗净，用冷水浸泡后捞出，沥干。
2. 大米放入锅中，加入适量清水，以大火煮沸。
3. 然后放入洋姜丁，改用小火续煮至粥成，用盐调味后即可食用。

人群宜忌 适宜口干、心烦易怒、脾胃不适、血糖不稳定等症患者。

制作指导 可用冰糖代替盐，做成甜味。

腌洋姜

洋姜味甘、微苦，性凉，有清热凉血、消肿等功效。

材料 洋姜 2000 克，盐 50 克，白酒 150 毫升，红糖 20 克。

制作

1. 洋姜去皮洗净，沥干，备用。
2. 将洋姜放入盆中，加入盐和红糖。
3. 搅拌均匀，加入白酒，然后放入容器中。
4. 加入适量凉开水，超过洋姜即可。
5. 放入冰箱里冷藏，半个月后即可食用。

人群宜忌 适宜热病、肠热出血、跌打损伤、浮肿等症患者。

制作指导 凉开水里细菌含量少，更适宜进行腌渍。

洋姜炒肉片

本品具有清热凉血、益气生津的功效。

材料 洋姜 300 克，猪肉 150 克，葱花、盐、料酒、鸡精、油各适量。

制作

1. 洋姜去皮洗净，切片。
2. 猪肉洗净切片，然后加入料酒、盐搅拌均匀。
3. 将锅置于火上，倒油，放入葱花爆香。
4. 把拌好的肉片倒入油锅中。
5. 将切好的洋姜倒入锅中同炒，之后依次加入料酒、鸡精和盐翻炒，炒熟后出锅即可。

人群宜忌 适宜食欲不振、便秘等患者。

制作指导 可先用蛋清将切好的猪肉腌渍起来，肉更入味更嫩。

洋姜刀豆炒鸭胗

此菜不仅口感清爽，还具有健胃消食、润肠通便等功效。

材料 鸭胗5个，洋姜50克，青椒20克，刀豆、姜、胡椒粉、盐、生抽、鸡精、油各适量。

制作

1. 青椒洗净去籽，切片；洋姜、刀豆、鸭胗分别洗净，切片。
2. 将切好的鸭胗用姜、胡椒粉腌渍片刻。
3. 把鸭胗放入油锅中翻炒，待鸭胗转色后，放入洋姜、青椒、刀豆翻炒。
4. 倒入适量生抽、盐调味，翻炒均匀后加适量水煮沸，加入适量鸡精调味即可。

人群宜忌 适宜消化不良、胃肠不适患者。

制作指导 清洗鸭胗时，鲜鸭胗自横面剖开，除去杂质，刮净胗皮，冲洗干净。

素三丁煎包

此煎包具有降压降脂、强身健体、补虚养身等功效。

材料 香菇250克，胡萝卜250克，洋姜150克，面粉600克，全麦粉100克，油、盐、黄豆酱、葱花各适量。

制作

1. 面团发好，香菇、胡萝卜、洋姜切丁。
2. 油锅炒香葱花、黄豆酱，放香菇丁、胡萝卜丁、洋姜丁拌匀。
3. 将面粉、全麦粉做成面团，分割成若干小份，取一份擀成大片，包入馅料，呈馒头状，待用。
4. 锅中加油，放煎包，加适量水。
5. 盖锅后，用中火烧至水干即可揭锅。

人群宜忌 适宜高血压、营养不良等症患者。

制作指导 面可以用泡打粉和酵母发好。

凉拌洋姜

洋姜具有清热健胃的作用，此菜不仅酸辣可口，还具有健胃消食、清热利湿的功效。

材料 洋姜250克，油、辣椒粉、盐、鸡精、醋、香油各适量。

制作

1. 将腌渍好的洋姜洗净去蒂，切丝。
2. 把切好的洋姜放入碗中，加入适量辣椒粉、鸡精。
3. 锅中油热后，浇在辣椒粉上，放入适量盐、香油、醋，搅拌均匀，即可。

人群宜忌 适宜湿热黄疸、食欲不振等症患者。

制作指导 也可用辣椒油代替辣椒粉。

剁椒洋姜

剁椒洋姜不仅味道爽口，使人食欲大增，还具有健胃润肠、增强免疫力、调节血糖等功效。

材料 洋姜300克，剁椒酱、白糖、盐、白醋各适量。

制作

1. 洋姜洗净，切片。
2. 加入适量盐，搅拌均匀。
3. 洋姜略变软时，用凉开水略微冲洗。
4. 沥干后，依次加入适量剁椒酱、白醋、白糖搅拌均匀即可。

人群宜忌 适宜食欲不振、胃肠不适、免疫力低下等症患者。

制作指导 洋姜先用盐微腌，逼出水分，会微微变软。

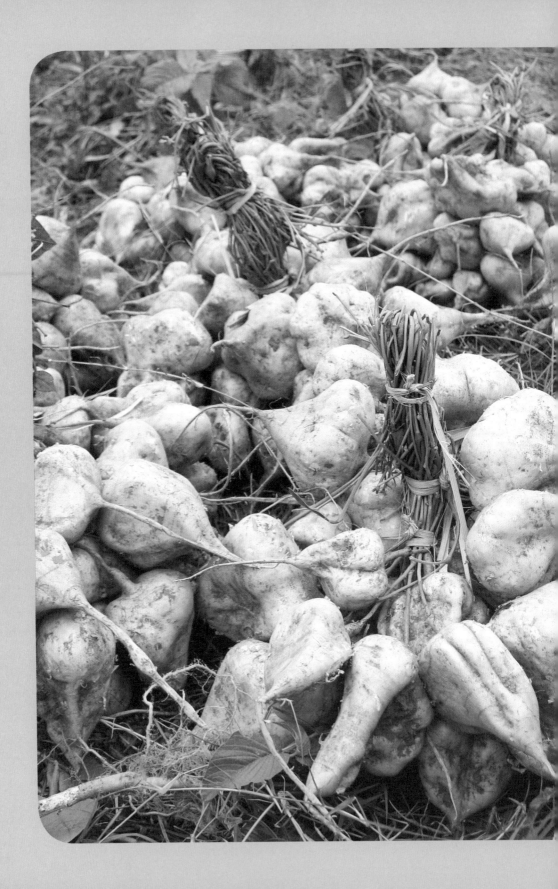

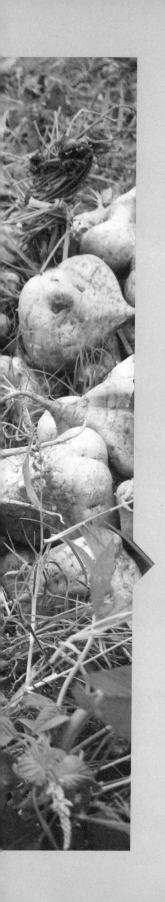

第十章

豆薯

豆薯脆嫩赛雪梨
清热除烦解宿醉

豆薯又叫凉薯，其肉质块根富含淀粉、糖分和蛋白质，还含有人体所必需的钙、铁、锌、铜、磷等多种元素，脆嫩多汁，皮薄而坚韧，容易剥除，可供生食、炒食，具有降低血压、血脂等功效，加工制成豆薯粉还有清凉去热的功效，有着"土雪梨"之称。豆薯的种子及茎叶含鱼藤酮，对人畜有毒，不能食用，但可提取制作杀虫剂。

"土雪梨"——豆薯

豆薯的块根肥大，肉质洁白脆嫩多汁，既可生吃又可熟食。生吃味甜，可当水果，煮炒可做菜。且豆薯富含糖分和蛋白质，还含丰富的维生素，有着"土雪梨"之称。在我国南方有些地方，将豆薯作为一种主要的经济作物来栽种。

豆薯又称地瓜，原产美洲，且栽培历史悠久，哥伦布发现新大陆后传入菲律宾，以后传到世界各地。豆薯在我国西南、华南和台湾省栽培较多。近年来，豆薯也开始在我国北方进行栽培，并有高产栽培技术的探索。但面积较小，属于稀特蔬菜行列。

豆薯是豆科豆薯属，一年生或多年生缠绕性草质藤本植物。豆薯根系强大，耐旱、耐瘠力强，在主根近茎一端积累养分而形成块根，呈扁圆形或纺锤形，具浅纵沟，表皮淡黄色，皮薄而坚韧，易剥离。豆薯的块根肥大，肉质洁白脆嫩多汁，富含糖分和蛋白质，还含丰富的维生素，有"土雪梨"之称。老熟块根中淀粉含量较高，可以提制淀粉。豆薯粉可生食，也可熟食，但生食不可过量。豆薯的种子及茎叶中含鱼藤酮，有剧毒，可制杀虫剂。豆薯的种子虽然有剧毒，但经过特定的方法纯化可分离出一种新的豆薯抗肿瘤蛋白。豆薯中的抗肿瘤蛋白具有抑制肝癌、胃癌和黑色素瘤的活性的作用。

豆薯营养丰富，含有人体必需的钙、铁、锌、铜、磷等多种元素。它还有降低血压及血脂的功效。和甘薯一样，豆薯也是一种高产作物，亩产可达数千斤甚至万斤以上。因此，在我国南方，有些地方将其作为一种主要的经济作物来栽种。

豆薯为喜温喜光蔬菜。生长期要求较高的温度条件，且对土壤的要求较严格，适宜的土壤条件方能获得高产优质。

豆薯生长期长，需 5~7 个月才能收获。生长期分为四个时期：

发芽期：播种至第一对真叶展开。

幼苗期：第一对真叶展开至发生 6~7 个复叶和数条侧根。

发棵期：茎叶迅速生长，块根开始形成。

结薯期：块根迅速膨大，约 60 天。

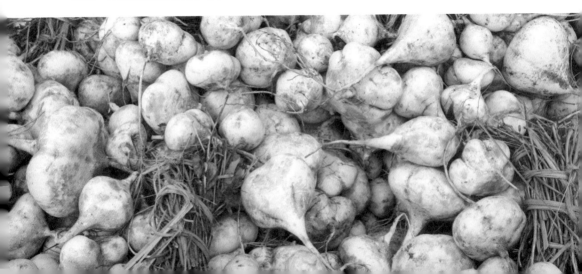

豆薯的家族兄弟

豆薯富含多种人体所能吸收的营养物质，逐渐进入人们的餐桌。由于豆薯的种类繁多，可根据豆薯成熟期、块根状来分类。

早熟种

植株生长势中等，生长期较短，叶小，块根小，成熟较早。块根扁圆或纺锤形，皮薄，纤维少，单根重 0.5~1 千克，适于鲜食或炒食。

晚熟种

植株生长势强，生长期长，块根大，成熟较迟。块根扁纺锤形或圆锥形，皮较厚，纤维多，淀粉含量高，水分较少，单根重 1~1.5 千克，大者可达 5 千克以上。

也可以按照形状进行分类，可分为扁圆、扁球、纺锤形（或圆锥形）等。

按照当前种植品种则主要可以分为：贵州黄平地瓜、四川遂宁地瓜、成都牧马山地瓜、广东湛江大葛薯、广州郊区迟沙葛等。

豆薯的选购与保存

豆薯的选购方法

1. 按表皮颜色选择

优质的豆薯表皮呈淡黄色，皮薄坚韧，容易剥离。食用时口感脆嫩，含有的水分比较多，吃起来有甜甜的味道。

2. 挑选没有破损的豆薯

在超市购买豆薯，尽量选择块根比较整齐的。豆薯可以储存的时间比较长，如果表皮有破损，则容易腐烂，不利于保存。

3. 按照豆薯的重量去挑选

挑选时可以感受下豆薯的重量，越重则表示富含的水分较多，则可以优先购买。

豆薯的保存方法

将豆薯直接放置于干燥、阴凉的地方保存即可，需要注意的是豆薯不能放置在塑料袋内或者冰箱保存，否则会加速腐坏。

豆薯在不食用的情况下不要削皮，否则果肉会发黑，如果削皮后没有及时食用，可将已经削皮的豆薯浸泡在水中保鲜，防止变黑。

吃剩的豆薯应该先将切口处放在 5% 的高锰酸钾液中浸泡，然后用保鲜膜将切口处包裹，放冰箱冷藏。

养生问答 Q&A

Q 在夏季吃豆薯有什么益处？

豆薯有除烦热、解渴的作用，在炎热的夏季，可以适量食用豆薯。夏季伤暑、头痛、头昏目赤、大便秘结的人比较适宜食用豆薯。豆薯虽然营养丰富，但其性质寒凉，最好不要过多食用，以免引起胃痛。

Q 豆薯可以解酒吗？

豆薯具有止渴、解酒毒的功效，饮酒过量和慢性酒精中毒的人都可以食用豆薯。这样能缓解酒精带来的不适。

Q 豆薯的种子可以吃吗？

豆薯的种子有毒不能吃。豆薯的种子中含有鱼藤酮，鱼藤酮是一种存在于鱼藤根部的具有复杂结构的环状酮类化合物，对昆虫有触杀和胃毒作用，是我国应用历史较久的植物性杀虫剂。它对作物无害，无残留，不污染环境，但对人畜有害，能阻断一种提供给多巴胺神经元能量所需的酶的活性，而导致人体产生神经毒症状。因而如果误食了豆薯种子就可能引起中毒，严重者可能致命。

Q 豆薯中毒怎么办？

豆薯的种子和茎叶中含有鱼藤酮、豆薯酮等毒性物质。食用后可产生头昏、恶心、呕吐等症状，严重者可导致昏迷、呼吸困难而死亡，如发现中毒应及时送往医院治疗。

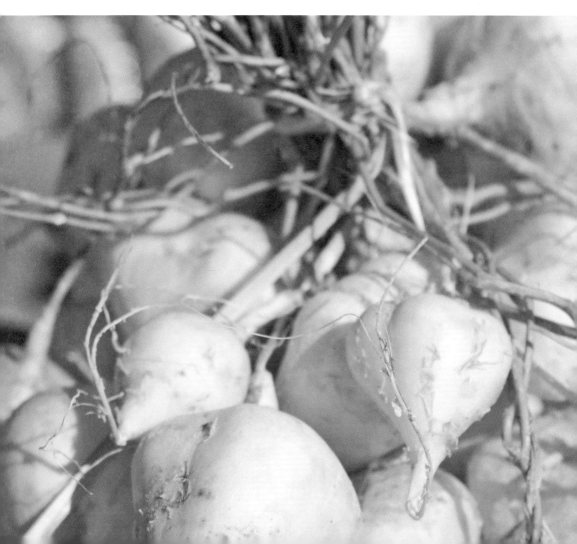

豆薯与养生

豆薯全身都是宝

清热去火、解酒降压

豆薯块根中含有大量的水分和碳水化合物，其性质寒凉，尤其是在炎热的夏天，有清热去火的功效。豆薯还有解酒的功效，可以降低酒精在胃中被吸收的速度，从而保护胃黏膜，还可缓解酒后头痛。

别名 凉薯、土瓜、沙葛、地瓜、萝沙果。
性味归经 性凉，味甘；归胃经。
科属分类 豆科豆薯属。

种子与叶茎：含鱼藤酮，有剧毒，不可食用。

果实：营养十分丰富，含有多种维生素和矿物质元素，具有止渴、解酒毒等功效。

豆薯的营养成分表

（每100克的营养成分）

能量	57 千卡
碳水化合物	13.4 克
脂肪	0.1 克
蛋白质	0.9 克
膳食纤维	0.8 克
维生素 C	13 毫克
维生素 E	0.86 毫克
维生素 B_1	0.03 毫克
维生素 B_2	0.03 毫克
烟酸	0.3 毫克
镁	14 毫克
钙	21 毫克
铁	0.6 毫克
锌	0.23 毫克
铜	0.07 毫克

豆薯的养生功效

降压降脂

豆薯中含有丰富的矿物质，有助于平衡血压、扩张毛细血管，降低血压的黏稠度，改善微循环，从而保护血管。因此，常食豆薯有助于降低血脂，并能预防动脉粥样硬化。

瘦身减肥

豆薯中含有丰富的淀粉和膳食纤维，食用后有助于促进胃肠的蠕动，提高胃肠的消化和吸收功能。另外，食用豆薯后会增加饱腹感，从而减少主食的摄入量，利于减肥。

安神除烦

豆薯中所含的碳水化合物有助于补充大脑中所消耗的葡萄糖，缓解大脑疲劳，消除大脑因为葡萄糖缺乏而导致的暴躁、失眠、多汗、注意力涣散、健忘等症。

解除宿醉

豆薯有解酒的功效，能够解除乙醇毒性，并能够在解酒后迅速地从人体中排泄出来。在酒醉后食用豆薯，可以降低酒精在胃中被吸收的速度，保护胃黏膜，还可以缓解酒后头痛。

巧用豆薯治百病

豆薯绿豆脊骨汤

材料 豆薯 500 克，猪脊骨 700 克，胡萝卜 100 克，绿豆 50 克，姜、盐各适量。

制作

1. 将绿豆用水洗净；将猪脊骨切成大块。
2. 胡萝卜、豆薯去皮切块；生姜去皮切片。
3. 以上材料放汤锅，加水煮开，中火煮 15 分钟，小火煮 1 个小时，放盐出锅即可。

用法 一次吃完，一天一次。

适用 口干肺燥、面红目赤等上火症状。

豆薯葛根汤

材料 豆薯 60 克，葛根 60 克。

制作

1. 豆薯去皮洗净，切块。
2. 将切好的豆薯块与葛根一起放入水中煎煮即可。

用法 一次喝完，一天一次。

适用 感冒发热、头痛、烦渴、饮酒过量、下痢等症。此汤色泽微黄，口味清香，具有清热生津、解酒、安神等功效。

蛋清豆薯末（外用）

材料 豆薯 100 克，鸡蛋 1 个。

制作

1. 豆薯切片，烘焙干，然后磨成细粉。
2. 鸡蛋取蛋清。
3. 豆薯粉末加蛋清调匀，擦在疤痕处，约 20 分钟后用清水洗净即可。

用法 一日 3~5 次。

适用 身上有疤痕者。常用可对身体上的一些疤痕有淡化作用。

豆薯泡酒（外用）

材料 豆薯 120 克，75% 的酒精 500 毫升。

制作

1. 豆薯洗净，去皮切小块，沥干。
2. 豆薯块放炒锅炒黄，取出晾凉，捣碎。
3. 然后倒入酒精中浸泡两天，湿敷患处。

用法 一天两次，一次 20 分钟左右。

适用 湿疹、皮肤炎症。豆薯具有解毒的功效。（注：此方不可内服）

青椒豆薯玉米粒

材料 豆薯 150 克，玉米粒 50 克，青椒 1 个，油适量。

制作

1. 豆薯去皮切块；青椒洗净切片。
2. 将切好的豆薯块、青椒片和玉米粒一起放入油锅炒熟出锅。

用法 一次吃完，一日一次。

适用 因缺乏葡萄糖所致的暴躁、健忘和失眠症。豆薯、玉米搭配，可缓解大脑疲劳。

豆薯瘦肉汤

材料 豆薯 300 克，瘦肉 150 克，生姜、盐、味精、红糖各适量。

制作

1. 豆薯去皮切块；瘦肉切片；生姜切片。
2. 瘦肉放瓦煲煲 40 分钟，调入盐、味精、生姜片、红糖、豆薯同煲 20 分钟即成。

用法 一次吃完，一日一次。

适用 体虚无力、免疫力低下。豆薯、瘦肉搭配，可增加人体的营养。

豆薯饮食宜忌

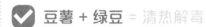

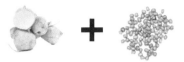

豆薯中的矿物质、维生素比较丰富，其肉质洁白、脆嫩、香甜多汁，可生食、熟食，有平衡血压、降低血脂、清凉去热的功效。绿豆有清热生津、解暑排毒的作用。两者搭配，有助于清热解毒、生津止渴，适合夏天食用。

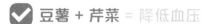

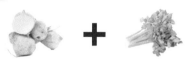

豆薯营养丰富，含有人体所必需的钙、铁、锌、铜、磷等多种元素，有助于扩张毛细血管，改善微循环，降低血压、血脂等。芹菜有除烦消肿、健胃凉血、润肺止咳、降压健脑的作用。两者搭配，可清热生津，适合高血压患者食用。

人群宜忌

- ☑ 一般人群皆可食用。
- ☑ 是高血压患者和肥胖者的理想食品。
- ☑ 烦热口渴、风热感冒、发热头痛或伤暑者宜食。
- ☑ 饮酒过量或慢性酒精中毒者宜食。

- ☒ 胃寒病者勿食。
- ☒ 寒性痛经女子在月经期间切勿食用生冷豆薯。
- ☒ 豆薯性质寒凉，故体质偏寒、受凉腹泻、脾胃虚寒、大便溏薄者不宜食用。

制作食用宜忌

- ☑ 豆薯既可生吃，又可煮熟食用，生吃时口感脆嫩，有生津解渴的作用。豆薯还可以加工成豆薯粉，制成各种美食，有清热解毒的作用。

- ☑ 豆薯性味寒凉，生食时胃肠虚弱者可用沸水氽烫片刻，以减少对胃的刺激。
- ☒ 豆薯的叶茎和种子含有鱼藤酮，有剧毒，不可食用。

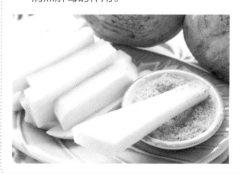

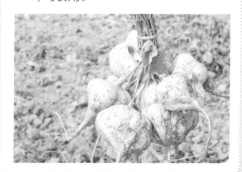

豆薯美食集锦

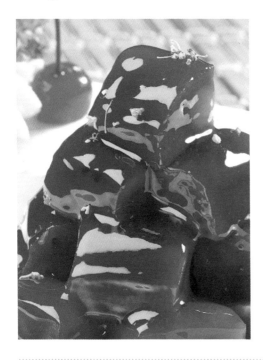

蜜汁豆薯

蜂蜜具有调脾胃、益气补中、止痛解毒等作用，与豆薯搭配具有降压降脂、安神补血的功效。

材料

豆薯1个，蜂蜜100毫升，冰糖50克，油适量。

制作

1. 豆薯洗净去皮，切成块状。
2. 油锅置于火上，油热放入豆薯，炸至金黄。
3. 另起锅，放入冰糖，熬制融化，将炸好的豆薯放入锅中，拌匀即可。
4. 放入盘中，淋上蜂蜜即可。

人群宜忌

适宜食欲不振、肌肉疼痛、口疮、心烦气躁、高血压等患者。

豆薯鸡片

鸡肉不但肉嫩味美，而且富有营养，具有滋补养身的作用，与豆薯搭配食用具有清热去火，健胃养肾的功效。

材料

豆薯1个，鸡肉200克，尖椒1个，葱10克，油、盐、鸡精各适量。

制作

1. 豆薯洗净去皮切片；鸡肉切片；尖椒洗净切丁；葱切末；锅中放油置于火上，油热后放入鸡片，炒至变色。
3. 放入豆薯片，翻炒一会儿，加入尖椒，一起翻炒至熟；加入盐、鸡精，撒葱末即可。

人群宜忌

适宜夏季伤暑、烦热口渴、头昏目赤、胃肠不适等症患者。

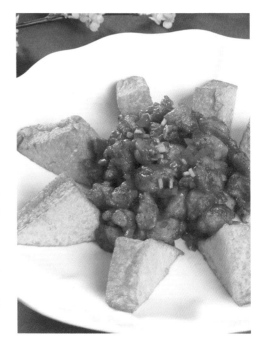

百合绿豆豆薯汤

此汤具有清热解毒、滋阴润肺、止渴健胃的功效。但豆薯和绿豆性寒，素体虚寒者不宜多食或久食，脾胃虚寒泄泻者慎食。

材料

百合 150 克，绿豆 120 克，豆薯 1 个，猪瘦肉 100 克，盐 3 克，鸡精适量。

人群宜忌

适宜暑热烦渴、湿热泄泻、水肿腹胀等人群。

制作指导

绿豆可提前用清水浸泡，煮的时候比较容易煮熟。

制作

1. 百合泡发；猪瘦肉洗净，切块；绿豆洗净，用水浸泡 1 个小时。
2. 豆薯洗净，去皮，切成大块。
3. 将百合、猪瘦肉、豆薯、绿豆放入煲中，以大火煲开，转用小火煲 15 分钟，加入盐、鸡精调味即可。

百合

绿豆

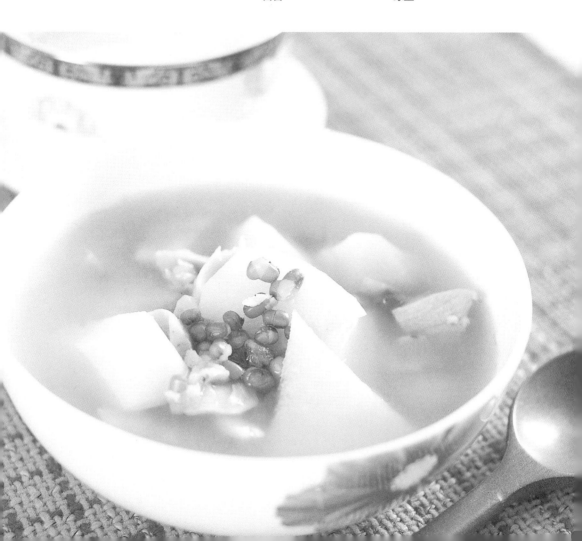

豆薯牛肉粥

牛肉与豆薯搭配，不仅可以补中气、强筋骨，还有着清热解毒、清肠通便等功效。

材料 大米 100 克，榨菜 20 克，豆薯 50 克，牛肉 150 克，淀粉、老抽、香菜、油、辣椒各适量。

制作

1. 牛肉切丁，用老抽、淀粉腌渍，炒熟。
2. 豆薯和榨菜切丁，加水与大米同煮。
3. 将炒好的牛肉拌入正在煮的粥中。
4. 辣椒、香菜切碎放入粥中，煮熟即可。

人群宜忌 适宜体弱乏力、头痛、烦渴、下痢、大便秘结等症患者。

制作指导 牛肉选用牛里脊最好。

豆薯胡萝卜鲫鱼汤

鲫鱼与豆薯、胡萝卜搭配，不仅味道鲜美，而且营养价值极高，具有降压降脂、强身补虚、温胃健脾的功效。

材料 鲫鱼 1 条，豆薯 500 克，油、生姜、葱、盐各适量，胡萝卜 300 克。

制作

1. 豆薯、胡萝卜、生姜去皮切片。
2. 鲫鱼洗净后下油锅煎至表面微黄。
3. 将全部材料放汤煲，大火烧开后转小火烧 2 个小时至汤呈乳白色。
4. 加入盐、葱调味即可。

人群宜忌 适宜气虚、胃肠不适、高血压、高血糖等症患者。

制作指导 可在炖汤时加入适量牛奶。

豆薯小米粥

小米中含有大量的碳水化合物、蛋白质和维生素，尤其是维生素 B1 的含量位居所有粮食之首，是人们生活中重要的养生食品，搭配豆薯具有健胃消食、滋阴养血的功效。

材料 小米 300 克，豆薯 150 克，糖适量。

制作

1. 豆薯去皮洗净，切丁备用。
2. 小米洗净，泡发。
3. 在锅中加入适量清水，将小米放入，用大火烧沸。
4. 放入豆薯丁，改用小火熬至小米熟烂。
5. 加入糖调味，稍焖片刻，即可食用。

人群宜忌 适宜消化不良、反胃、体虚、肺燥等症患者。

豆薯豌豆烩肉丁

豌豆味甘、性平，具有益气、消肿、利便等作用，搭配豆薯具有清热解毒、健脾胃、通便等功效。

材料 豆薯 300 克，胡萝卜 30 克，豌豆 150 克，猪肉 50 克，青椒 30 克，香油、淀粉、油、盐、料酒、生抽各适量。

制作

1. 将豆薯与胡萝卜洗净切片。
2. 将猪肉切丁后用生抽、料酒、香油、淀粉腌渍 15 分钟。
3. 将青椒洗净切块，放入油锅中爆香。
4. 放入腌渍好的肉丁煸炒至肉色变白，加入豌豆及料酒盖锅焖 2 分钟。
5. 放胡萝卜及豆薯片焖熟，加盐调味即可。

人群宜忌 适宜呕吐、肺燥、胃肠不适等症患者。

糖醋豆薯

豆薯中富含糖类、蛋白质和大量的碳水化合物，具有清凉去热、解酒毒、降血压等功效。

材料 豆薯100克，油、白醋、白糖、花椒各适量。

制作

1. 豆薯剥皮洗净，切片，放入清水中浸泡30分钟。
2. 将花椒放入油锅爆香。
3. 将豆薯片放入油锅中翻炒，加入适量白醋、白糖，煸炒均匀即可。

人群宜忌 适宜烦热口渴、高血压、面红目赤、大便干燥、饮酒过量等症患者。

制作指导 加入适量番茄酱效果更佳。

凉拌豆薯

剁椒拌豆薯，不仅清脆可口、味美多汁，还能增加食欲，具有降压降脂、健胃益脾的功效。

材料 豆薯400克，剁椒50克，味精、盐、香油各适量。

制作

1. 将豆薯去皮洗净，切条状。
2. 将剁椒放入切好的豆薯条中，加入味精、盐、香油拌均匀。

人群宜忌 适宜脾胃不适、高脂血症、高血压等症患者。

制作指导 也可以依据个人喜好将豆薯切片、切丝。

豆薯回锅肉

豆薯与青椒、五花肉同炒，肉质肥而不腻、鲜美多汁，有消食健脾之效。

材料 五花肉500克，豆薯300克，青椒50克，葱、姜、蒜、葱、豆瓣酱、花椒、盐、老抽各适量。

制作

1. 姜、葱（部分）洗净切片。
2. 锅内加水，将切好的姜、葱与花椒、老抽一起放入煮开。
3. 五花肉切片入锅焖炖15分钟捞起。
4. 将豆薯洗净去皮，切片；青椒切块；剩余大葱切丝；蒜切碎。
5. 油锅烧热放入五花肉片，待肉片微卷后放入豆瓣酱、蒜末爆香。
6. 放豆薯片至表面上色后加盐和青椒块、葱丝，略微翻炒后即可出锅。

人群宜忌 适宜食欲不振、反胃等症患者。

制作指导 五花肉宜选带皮的。

豆薯拌蛋丝

此菜不仅清脆爽口，美味多汁，还具有生津止渴、降温清热等功效。

材料 豆薯200克，鸡蛋2个，青椒4个，盐、香油、老抽、油、醋、辣椒酱各适量。

制作

1. 豆薯去皮切丝，入沸水锅中氽烫后，捞出沥水；青椒切丝；鸡蛋打碎拌匀，入煎锅煎成蛋皮，取出，切丝。
2. 将老抽、醋、辣椒酱、盐一起放入碗中做成调味汁。
3. 将切好的豆薯、青椒、蛋皮放入盆中，倒入调味汁搅拌均匀，加香油拌匀即可。

人群宜忌 适宜头昏脑涨、口干肺热、风热感冒等症患者。

制作指导 煎蛋皮要用小火，才能得到完整蛋皮。

彩椒豆薯

彩椒富含多种维生素及微量元素，可有效淡化雀斑，还有消暑、补血、消除疲劳、预防感冒和促进血液循环等功效。

材料 豆薯 150 克，青椒 10 克，红椒 10 克，黄椒 10 克，蒜末、盐、白糖、鸡粉、香油、食用油各适量。

制作

1. 豆薯洗净去皮，切菱形块，放入沸水中焯烫，沥干备用。
2. 青椒、红椒、黄椒洗净切小菱形片，放入沸水中稍微焯烫一下，沥干备用。
3. 锅中加入适量食用油烧热，爆香蒜末，放入上述材料炒匀。
4. 加入盐、白糖、鸡粉、香油拌匀即可。

人群宜忌 适宜贫血、疲劳、中暑等症患者。

制作指导 不要炒制过久，要保证脆嫩口感。

珍珠丸子

胡萝卜具有健脾消食、补肝明目、清热解毒的功效，跟豆薯搭配起来有很好的辅助治疗之效。

材料 五花肉 200 克，胡萝卜 1 根，豆薯 1 个，糯米、葱花、生抽、料酒、盐、淀粉各适量。

制作

1. 糯米洗净，提前放入水中泡 7 个小时左右，泡好沥干水分，备用。
2. 五花肉洗净，剁成肉糜；胡萝卜洗净剁碎，豆薯洗净剁碎。
3. 将五花肉、胡萝卜、豆薯加适量生抽、料酒、盐、淀粉、葱花拌匀。
4. 捏成圆形，均匀粘上糯米，放在蒸锅上，蒸 25 分钟即可。

人群宜忌 适宜脾胃虚弱、内热烦渴者。

制作指导 也可直接买猪绞肉代替五花肉。

四色锦

青椒中的辣椒素可以刺激唾液和胃液分泌，能增进食欲，促进肠蠕动，防止便秘。它还可以防治坏血病。

材料 豆薯 1/2 个，青椒 1/2 个，西红柿 1 个，玉米 1/2 个，盐、味精、白糖、葱末、蒜末、食用油各少许。

制作

1. 豆薯去皮，洗净切片；青椒洗净切片；西红柿洗净切丁；玉米剥粒洗净备用。
2. 锅中加适量油烧热，爆香葱末和蒜末，再加入豆薯、青椒、玉米粒翻炒。
3. 加入适量盐、味精、白糖调味，放入西红柿炒匀即可。

人群宜忌 适宜便秘、食欲不振、贫血等症患者。

制作指导 西红柿易熟，最后再放入。

豆薯玉米酥

玉米具有降压降脂、抗肠癌、延缓衰老等多种保健作用，与豆薯搭配具有清热去火，补血抗压的功效。

材料

豆薯 150 克，红糖 50 克，玉米粉 300 克，油适量。

制作

1. 将豆薯洗净，放入蒸笼中蒸熟，取出去皮压成泥，加入玉米粉、红糖和沸水，将豆薯泥玉米粉揉成面团。
2. 将面团分成掌心大小，醒发 10 分钟，擀成饼状。
3. 锅中放油置于火上，油热后将做成饼状的面团放入锅中，炸至金黄色，皮酥时捞出沥干油，放入盘中即可。

人群宜忌

适宜心火旺盛、咽红肿痛、疖肿四起、高血压、贫血等症患者。

牛肉末炒豆薯丝

牛肉中含有丰富的维生素 B6，搭配豆薯食用，可以增强身体的抵抗力。

材料 牛肉末 150 克，豆薯丝 400 克，葱段 15 克，蒜 10 克，红椒 15 克，盐、生抽、蚝油、食用油各适量。

制作

1. 蒜洗净切片；红椒洗净切细条。
2. 起锅，放油，爆香蒜片，放入豆薯丝翻炒，断生后盛出。
3. 再起锅，放油，牛肉末放入锅内，快速翻炒至变色时，即刻盛出。
4. 原锅把红椒放入，再倒入豆薯丝翻炒，加入适量的盐，生抽，蚝油。
5. 加入炒过的牛肉末，加入葱段炒匀即可。

人群宜忌 适宜体虚无力、肌肉损伤者。

制作指导 牛肉末过油时，油温不要过高，保持牛肉末的鲜嫩口感。

豆薯莲藕猪骨汤

莲藕能健脾开胃，益血补心，有消食、止渴、生肌的功效；猪骨能益力气，补虚弱，强筋骨。

材料 豆薯 1/2 个，莲藕 50 克，猪骨 200 克，胡萝卜 50 克，蜜枣 1 颗，姜片、八角、橘皮、盐、香油各适量。

制作

1. 将豆薯去皮，洗净切块；莲藕、胡萝卜洗净切块；猪骨敲裂。
2. 锅中加适量水，放入猪骨、蜜枣、姜片、八角烧开。
3. 续加入豆薯、莲藕、胡萝卜、橘皮，烧开后转小火炖煮约 40 分钟，最后加少许盐和香油调味即可。

人群宜忌 适宜积食、体虚、烦渴者。

制作指导 猪骨敲裂后有助于营养物质溶于汤中。

青椒豆薯玉米粒

玉米富含胡萝卜素、黄体素、玉米黄质等多种可溶性维生素，搭配豆薯，可以预防便秘和防止动脉硬化。

材料 青椒 50 克，豆薯 1 个，玉米粒 100 克，葱花、盐、香油、食用油各适量。

制作

1. 青椒洗净切丁；豆薯去皮，洗净切丁。
2. 锅中加入适量油烧热，放入葱花爆香。
3. 放入青椒、豆薯、玉米粒炒匀，再加入适量盐翻炒。
4. 至所有食材断生后，淋入少许香油即可。

人群宜忌 适宜便秘、动脉硬化、癌症等症患者。

制作指导 食材不要炒得过久，断生即可。

豆薯银耳糖水

银耳富含维生素 D，能防止钙的流失，对生长发育十分有益；其富含的硒等微量元素，可以增强机体抗肿瘤的免疫力。

材料 玉米粒 50 克，枸杞子 15 克，红枣 8 克，银耳 1 朵，豆薯丁 50 克，冰糖适量。

制作

1. 枸杞子、红枣洗净；银耳泡发备用。
2. 锅中加入适量水烧开，放入玉米粒、枸杞子、红枣、银耳、豆薯丁，用中小火煮 30 分钟，至银耳软烂。
3. 最后放入冰糖调味即可。

人群宜忌 适宜缺钙、抵抗力低下等症患者。

制作指导 可以用蜂蜜代替冰糖。

豆薯甘蓝炒肉

紫甘蓝既可生食，也可炒食。不仅颜色艳丽，而且还富含多种维生素和丰富的花青素苷、膳食纤维等。与豆薯、猪肉搭配，具有清热凉血、降压润肺、补气养虚的功效。

材料 青椒 30 克，豆薯 300 克，紫甘蓝 200 克，猪肉 100 克，盐、味精、油、生抽各适量。

制作

1. 豆薯去皮洗净，切片；青椒切丝；猪肉切片；紫甘蓝切块。
2. 将切好的豆薯、青椒、紫甘蓝一起放入油锅中翻炒。
3. 加盐调味后再炒至七分熟，加入肉片，放入生抽提鲜，翻炒至肉片熟透，放味精调味即可。

人群宜忌 适宜高血压、糖尿病、肺燥、血热、体虚等症患者。

制作指导 猪肉可选瘦肉，也可选五花肉。

豆薯牛肉片

牛肉中富含大量的蛋白质，非常适宜术后、病后调养者食用。与豆薯搭配具有益气强身、增强免疫力等功效。

材料 牛肉 300 克，豆薯 500 克，生姜、料酒、油、胡椒粉、盐、淀粉、老抽、鸡精各适量。

制作

1. 牛肉、豆薯切片；生姜去皮切末。
2. 牛肉放碗中，加入适量盐、油、胡椒粉、料酒、淀粉拌匀，腌渍 10 分钟，备用。
3. 牛肉下油锅，滑炒至变白后出锅。
4. 将切好的豆薯放入锅中翻炒，加入老抽、盐调味，翻炒均匀。
5. 牛肉倒入锅中翻炒，加入胡椒粉、鸡精炒匀即可。

人群宜忌 适用于气短体虚，筋骨酸软、免疫力低下、肥胖等患者。

制作指导 牛肉选用牛柳更加鲜嫩。

豆薯丝炒肉末

此菜清脆爽口，与肉末搭配，不仅让人食欲大增，更具有生津止渴、安神益气、解酒毒等功效。

材料 豆薯 300 克，猪肉 50 克，青椒 3 个，盐、油、生抽、味精各适量。

制作

1. 豆薯去皮切丝；青椒切丝；猪肉切末。
2. 青椒丝和豆薯丝放油锅翻炒片刻取出。
3. 油锅中放入肉末炒匀，放青椒丝和豆薯丝与肉末混炒，加盐，炒熟。
4. 淋上生抽，放入味精，炒匀即可。

人群宜忌 适宜口干烦渴、醉酒、肺燥血热等症患者。

制作指导 不宜吃辛辣者可以把青椒换成彩椒。

清炒豆薯

豆薯含有大量的水分和碳水化合物，肉质白嫩多汁，非常适宜秋季上火时食用，具有生津止渴、清凉去热、下火解毒的功效。

材料 豆薯 1 个，油、盐、葱花各适量。

制作

1. 豆薯去皮洗净，切片；葱花洗净切碎，备用。
2. 将切好的豆薯片放入油锅中，翻炒。
3. 放入葱花，翻炒均匀后，加入适量盐拌匀调味。
4. 将豆薯炒至半透明即可出锅。

人群宜忌 适宜上火所引起的口干、目赤、便秘、咽喉肿痛等症患者。

制作指导 出锅后淋上香油味道更佳。

胡萝卜豆薯片

胡萝卜富含多种营养素，被视为营养丰富的上等蔬菜，是西餐中不可缺少的佳肴，具有促消化、降血压、明目等作用。与豆薯搭配具有瘦身、健脾、清肠、润肺等功效。

材料 胡萝卜250克，豆薯250克，青椒、盐、蚝油、油各适量。

制作

1. 豆薯去皮洗净，切成片；胡萝卜洗净切成片；青椒洗净，切丝。
2. 将切好的青椒、胡萝卜、豆薯一同放入油锅翻炒片刻。
3. 翻炒均匀后加入盐调味。
4. 胡萝卜和豆薯炒熟后，淋上蚝油，炒匀出锅即可。

人群宜忌 适宜肥胖、腹泻、咳喘痰多、消化不良、脾胃不适等症患者。

制作指导 蚝油有提鲜的作用，不喜欢蚝油也可用香油代替。

豆薯炒鱿鱼

鱿鱼的营养价值非常高，与豆薯搭配有补虚养气、清热降压等功效。

材料 豆薯300克，鲜鱿鱼350克，黑木耳、胡萝卜、洋葱、姜、葱、蒜、姜汁、料酒、盐、鸡精、水淀粉、香油、油各适量。

制作

1. 黑木耳泡发，放滚水中煮5~10分钟。
2. 豆薯切薄片备用。
3. 鲜鱿鱼去内脏，切去头尾，剖成大片，去衣膜后切十字花，再改小块。
4. 洋葱切丝后和鱿鱼块放盐、料酒、姜汁、鸡精同腌20分钟，放滚水中略煮，取出沥干。
5. 将豆薯和黑木耳放入油锅同炒，放适量水炒熟。
6. 油锅爆香姜、蒜，放胡萝卜片、鱿鱼、洋葱、豆薯和黑木耳翻炒，下葱、水淀粉勾芡，淋入香油即可。

人群宜忌 适宜高血压、气虚乏力等症患者。

豆薯炒木耳

此菜不仅色泽分明，清香可口，而且营养丰富，具有降压降脂、清热生津、瘦身养颜等功效。

材料 豆薯100克，黑木耳50克，油、葱、味精、盐各少许。

制作

1. 豆薯去皮洗净，切丝；黑木耳洗净，用温水浸泡10分钟，择去蒂，撕成块，备用。
2. 葱洗净切丝，放入油锅爆香。
3. 放入豆薯、木耳翻炒后，加入盐、味精调味，出锅即可。

人群宜忌 适宜于高血压、高脂血症、肥胖等症患者。

制作指导 木耳根部含泥沙较多，注意清洗干净。

雪菜豆薯汤

此菜不仅口感鲜香，还具有开胃消食、生津止渴、止咳润肺等功效。

材料 毛豆100克，雪里蕻80克，猪肉70克，豆薯100克，香油、盐、枸杞子、白糖各少许，素高汤适量。

制作

1. 豆薯洗净切丝；雪里蕻切碎末；猪肉切丁；枸杞子洗净泡发；毛豆剥粒。
2. 将豆薯、雪里蕻、猪肉、毛豆、枸杞子一起放入锅中煸炒，加素高汤煮沸。
3. 放入盐、白糖调味，盛出放凉，淋上香油即可。

人群宜忌 适宜食欲不振、内热伤津、咳嗽痰多等症患者。

制作指导 也可直接买超市冷冻的青豆。

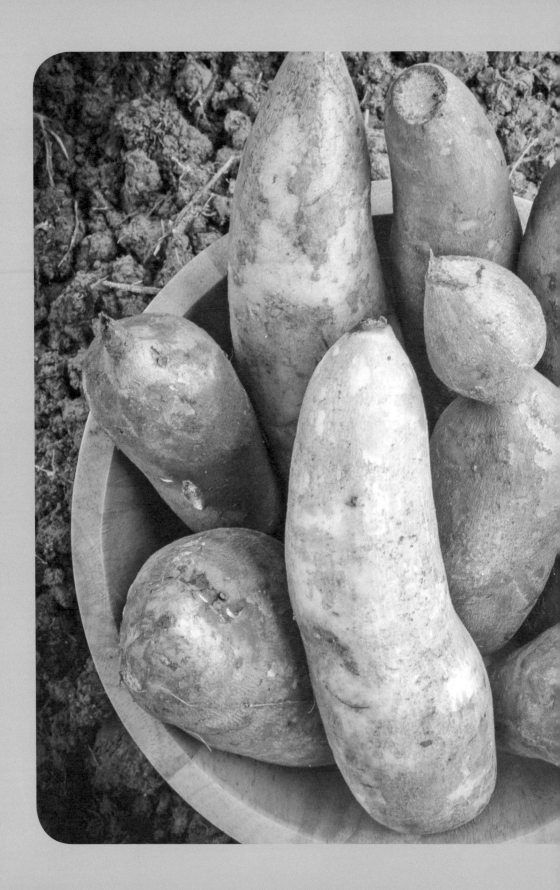

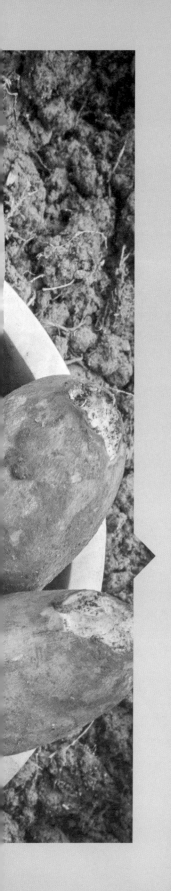

第十一章
雪莲果

降糖降压功效多
养颜美容似神果

雪莲果甜爽多汁，不含淀粉，可生食、炒食或煮食，其果肉含有较高的钙、镁、铁、锌、钾、硒等元素，有"神果"美称。它的功效非常多，可以调理血液、降低血糖和血脂，预防和治疗高血压和糖尿病，而且可以清肝解毒，能有效预防面部暗疮斑点，是养颜美容的天然保健果品。

"神果" ——雪莲果

雪莲果是纯天然的绿色保健食品，不仅具有清凉去火、清热解毒、健胃整肠、软化血管的保健作用，而且富含蛋白质、藻角质等各种营养素，果肉多汁而晶莹剔透，口味鲜美，不输北方的雪梨，被誉为"神果"。

雪莲果，学名亚贡（阿贡），即"神果"之意，属菊科，葵花属植物，又被称为菊薯，原产自南美洲的安第斯山脉，是当地印第安人的一种传统根茎食物，已有500年历史。后通过多种途径成功引进我国云南省，现已在多地引种栽培成功。产品多用于出口，部分进入超市。

雪莲果是热带高山水果，果树很像洋姜，可生长到2~3米高。成熟时，枝顶会先后开出五朵美丽娇艳的太阳花。枝杆、叶片和果皮都可以加工成减肥、降血压茶，尤其是雪莲果叶的提取物含多种成分，具有护肝、抗氧化、抗动脉硬化、抑菌、降血脂、降血糖等作用，而且安全、有效、毒副作用小，具有较高的营养价值及药理作用。

雪莲果肉质爽口脆嫩、味微甜，汁多而晶莹剔透，且不含淀粉，生食、炒食或煮食皆可。雪莲果属低热量食品，但其碳水化合物却并不被人体吸收，因此，很适合糖尿病患者及减肥者食用。雪莲果富含人体所需的20多种氨基酸及多种维生素、矿物质，特别是寡糖含量最高，能促进有益微生物的生长。雪莲果的果寡糖含量是所有植物中最高的，是干物质的60%~72%。

果寡糖的功效有以下6种：

1. 是肠内有益菌丛的促生剂，产生双歧因子。

2. 通便、防治痢疾。

3. 提高人体免疫力。

4. 调理血液，清除胆固醇，有效地控制高胆固醇血症和糖尿病。

5. 促进消化，调理胃肠道。

6. 降火清毒，防治面疱、暗疮。

随着人们生活水平的提高、养生意识的增强，雪莲果作为富含多种营养素的优良果品，是近年来世界上发展迅速的绿色纯天然新型高档水果之一，越来越受到人们的喜爱。但是雪莲果也并非没有副作用。如少数过敏者的中毒症状：腹泻、代谢性酸中毒、心率加快但血压下降，重者脱水、意识障碍甚至休克。

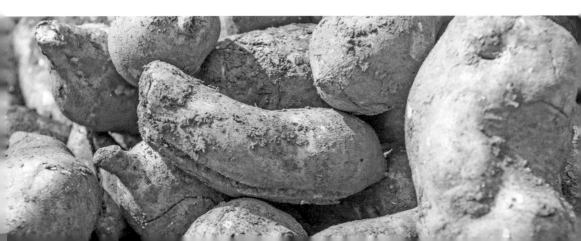

雪莲果的家族兄弟

雪莲果目前在我国只有 1 个种类，其植物形态酷似洋姜，直立生长，地上部分成熟后植株高度可达到 1.5~3 米。叶心形、宽大、对生，表面粗皱，稍厚，叶缘平滑，上下表面被有浓密的软毛，叶柄长 7~12 厘米。茎圆形，有稀绒毛，中空分节有分枝。雪莲果为蒴果，生产上常采用块茎繁殖。10~12 月待雪莲果花基本凋谢后就可以采收。主要的食用部分是块根，雪莲果生有两种不同类型的根，一为繁殖根，一为储藏根。

繁殖根

生长在接近地表的位置下，在根的顶端会形成新的生长点，次年的枝叶会由这个生长点长出，繁殖根的形状和洋姜的块茎很像。

储藏根

长得比较大且长，可以食用，储藏根中含有菊糖，菊糖是一种很难消化的糖类，这意味着雪莲果的根吃起来虽然很甜，可是它所含的热量却非常低。

雪莲果的选购与保存

雪莲果的选购方法

1. 挑选较小的雪莲果

购买时，并不是个大的就好，一般较小、细长的雪莲果的口感会更好。

2. 挑选没有破损的雪莲果

选购时，优质的雪莲果表面比较光滑，整体比较完整，表皮没有刮痕，没有嫩芽生长，果实比较饱满。

3. 可以按照内部的颜色来挑选

购买时可以先切开一点表皮，如果内部肉质偏红，则味道甜、脆。

雪莲果的保存方法

雪莲果表皮带有泥土，能够保存的时间久。刚买回的雪莲果可以直接放置于阴凉处保存，避免阳光直射；洗过的雪莲果可以直接放入冰箱内保存。

雪莲果在不食用的情况下不要削皮，否则果肉会发黑。如果削皮后没有及时食用，可将已经削皮的雪莲果浸泡在水中保鲜，防止变黑。

吃剩的雪莲果应该先将切口处放在 5% 的高锰酸钾液中浸泡，然后用保鲜膜将切口处包裹，放冰箱冷藏。

养生问答 Q&A

Q 雪莲果有副作用吗？

雪莲果中富含多种营养物质，最近几年深受人们的喜爱，雪莲果也是有副作用的，虽然很少见。食用后如出现腹泻、代谢性酸中毒、脱水、意识障碍甚至休克等症状，请尽快就医。

Q 为什么雪莲果切开之后会变色？

雪莲果含有一种化学成分单宁。被切开和去皮后，由于氧化作用，单宁中的酚类产生醌的聚合物形成褐色素，也就是黑色素。可将去皮切开的雪莲果放在清水中浸泡，使其与空气隔绝，可防止氧化变色。

Q 为什么雪莲果是糖尿病患者及减肥者的佳品？

雪莲果含有丰富并带有甜味的低聚果糖，因为人体内没有酶可以水解这种碳水化合物，难以被人吸收，糖尿病患者及减肥者亦可食用，所以被称作糖尿病患者及减肥者的佳品。

Q 什么类型的人群不适合食用雪莲果？

一般胃肠功能不好的人不宜食用过多，因为雪莲果性寒，具有促进胃肠蠕动，润肠通便的作用，如果食用过多会出现胃寒、腹泻等症状。所以雪莲果虽好吃，但胃肠不好的人要少吃，或者不吃为好。

Q 雪莲果为什么被称为胃肠的清道夫和保护神？

雪莲果中富含水溶性膳食纤维和非常丰富的果寡糖，能显著促进胃肠蠕动，润肠通便，不仅能消除便秘，还可防治下痢，是胃肠道疾病的克星。最神妙之处还在于它是肠内双歧菌的增殖因子，缓解生活节奏紧张和因过量使用抗生素等原因造成的肠内双歧菌等有益菌减少失衡引起的系统疾病，可清除由食物带入人体内的环境污染物，因此被称为是胃肠的清道夫和保护神。

Q 雪莲果怎么吃最养生？

简单说可生吃，从土里采摘雪莲果出来后，只要洗去泥土，去皮，便可当作水果一样直接吃。若能在采摘后放两三天，还能增加甜度，更凸显其多汁脆甜、肉质芳香的特色。

若以雪莲果炖煮或煲汤，便成了一道冬令滋补佳肴。汤会更加香浓可口，还可以起到开胃健脾的功效。

可根据各地饮食习惯，制作出各式菜肴，也是不错的烹调方式。也可把雪莲果作为原料，做出茶、糕点等。

将雪莲果切碎后做成甜饼，因为它本身具有甜味，所以不必再另加糖调味，便成一道可口的品茶小点。

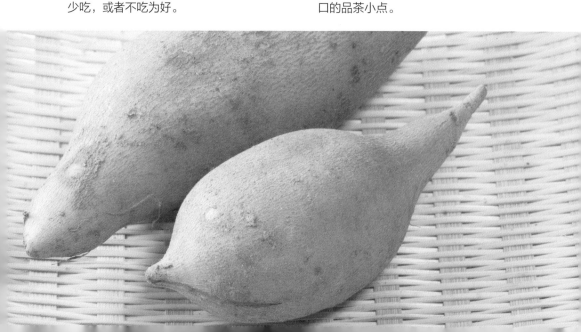

雪莲果与养生

雪莲果全身都是宝

清热去火、健胃润肠

雪莲果性寒，适量食用有助于清除内火，解燥热。其中的果寡糖含量是所有植物中最高的，能促进有益微生物的生长，从而促进肠道的蠕动，清除肠道垃圾。

别名 菊薯、亚贡、晶薯、地参果、神果。

性味归经 性寒，味甘。

科属分类 菊科，葵花属。

叶茎：雪莲果叶可泡茶，提取物含有多种成分，具有抗氧化、降血糖、预防动脉硬化等作用。

果实：有调节肠道功能、调节免疫功能、减肥、降血脂等作用。

种子：一般来说果实种子很少，甚至没有。

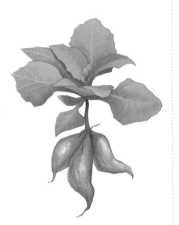

雪莲果的营养成分表

（每100克的营养成分）

蛋白质	28.2 克
脂肪	1.0 克
钙	450 毫克
镁	100 毫克
钾	2200 毫克
钠	95.9 毫克
铁	13.4 毫克
锌	8.00 毫克
铜	0.13 毫克
果寡糖	12 克

雪莲果的养生功效

⊙ 平衡血糖

雪莲果中的果寡糖是所有植物类中含量最高的，它还含有丰富的钙、镁等微量元素，食用后有助于调理血液，清除血管内壁上的胆固醇，促进血液循环，从而平衡血压，降低血压。

⊙ 养肝美容

食用雪莲果还有养肝的作用，女性食用可美容养颜，男性食用有壮阳的作用，有助于增强性功能。还可清除人体血液中的自由基，促进人体的新陈代谢，有助于护肤，延缓衰老。

⊙ 润肠通便

雪莲果中含有丰富的果寡糖，它可作用于双歧杆菌、乳酸菌，并促使它们大量增殖，从而促进肠道的蠕动，清除肠道垃圾，有助于防治便秘，适量食用还可以起到保护肠道的作用。

⊙ 清热排毒

雪莲果中含有人体所需的氨基酸和丰富的矿物质，能够为人体补充能量。雪莲果性质比较寒，适量食用有助于清除内火，解燥热，还有助于身体的排毒，对预防口臭有一定的作用。

巧用雪莲果治百病

雪莲果胡萝卜汤

材料 雪莲果、胡萝卜各1个，鸡爪20克。

制作

1. 雪莲果洗净，去皮切丁；胡萝卜洗净，切块；鸡爪清理干净；汤锅加水置于火上，放入鸡爪，大火煮沸。
2. 转小火熬制90分钟，将雪莲果和胡萝卜倒入，炖30分钟起锅。

用法 一次吃完，一天一次。

适用 便秘、肠胃不适等症。具有清肝明目、降糖清热的功效。

雪莲果叶茶

材料 雪莲果叶适量。

制作

可以去超市购买雪莲果叶茶，也可自己自做，每天用雪莲果叶茶泡水喝。

用法 一次喝完，一天3~5次。

适用 高血压等症。雪莲果叶含有大量的酚酸、类黄酮等活性成分，具有抗氧化、降血脂、降血糖等作用，而且安全、有效、毒副作用小。

雪莲果沙拉

材料 火龙果1个，猕猴桃100克，雪莲果1个，沙拉酱适量。

制作

1. 将火龙果、猕猴桃、雪莲果分别洗净，去皮切块。
2. 放入盘中，淋上沙拉酱拌匀即可。

用法 一次吃完，一天两次。

适用 结核、结石症。具有抗氧化、润肠通便的效果。

雪莲果百合汤

材料 雪莲果1个，百合50克。

制作

1. 雪莲果洗净，切大块，用水浸泡。
2. 瓦煲入水适量，放入雪莲果，中火煮20分钟，放入百合，转小火煲煮30分钟出锅即可。

用法 一次喝完，一天一次。

适用 咳嗽肺燥、口舌生疮等症。具有滋阴宁神、养颜护肤之效。

雪莲果猪肉汤

材料 雪莲果、猪肉各100克，蜜枣2颗，盐适量。

制作

1. 雪莲果洗净，去皮切丁；猪肉洗净，切块，入沸水中焯水。
2. 汤锅置火上，入水适量，放入雪莲果、猪肉、蜜枣，大火煮沸转小火炖熟，加盐调味即可。

适用 体虚、贫血症。有美颜护肤之效。

雪莲果牛腱汤

材料 雪莲果1个，牛腱250克，鸡爪20克。

制作

1. 牛腱、鸡爪洗净，放锅中大火煮沸，撇去浮沫，转小火炖2个小时。
2. 放入洗净去皮的雪莲果，续煮30分钟即可。

用法 一次吃完，一天一次。

适用 胆固醇偏高、糖尿病等。

雪莲果饮食宜忌

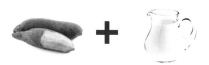

✗ 雪莲果 + 牛奶 = 降低营养

✓ 雪莲果 + 火龙果 = 利尿润肺，消炎排毒

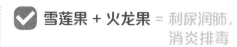

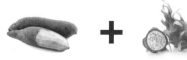

　　雪莲果不宜和牛奶搭配食用，影响人体对蛋白质的吸收，若是长期同食雪莲果和牛奶，还会引起腹泻、低蛋白质血症。此外，鸡蛋与牛奶一样属于高蛋白食物，也不宜和雪莲果搭配食用。

　　雪莲果中的氨基酸、矿物质等营养素都比较丰富，有降压排毒、养肝益肾的作用。火龙果中含有花青素、植物蛋白和维生素 C，与雪莲果搭配，有利尿消炎、润肺排毒的作用。

人群宜忌

- ☑ 一般人群皆可食用。
- ☑ 是糖尿病患者和肥胖者的理想食品。
- ☑ 雪莲果碳水化合物很少为人体吸收，因此很适合糖尿病患者及减肥者食用。
- ☑ 雪莲果中所含的果寡糖具有促进消化，调理胃肠道的作用，因此大便燥结，长

期便秘者可以适量食用一些雪莲果。
- ☑ 面色暗黄，有痘，有暗疮的女性也适宜食用雪莲果。
- ✗ 胃肠不好者慎食。食用后会出现胃寒、腹泻等症状。

制作食用宜忌

- ☑ 新鲜的雪莲果可以清洗去泥沙后，去掉皮，直接当作水果食用，口感爽脆，汁多味甜，还有助于滋养身体，美容润肤。也可以炖汤食用，滋补功效更佳。
- ✗ 雪莲果在烹饪时一般不与高蛋白的食物搭配食用，如牛奶、鸡蛋等。否则会影响蛋白质的吸收，甚至会引起腹泻，低蛋白血症等。

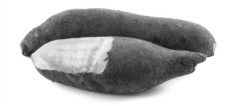

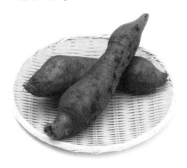

雪莲果美食集锦

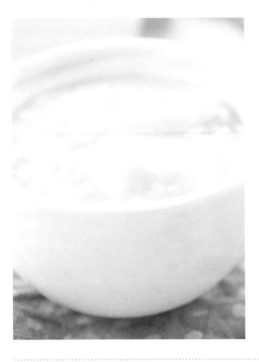

雪莲果山药粥

此粥具有润肠通便、助消化的功效，能够调理和改善消化功能。雪莲果还有助于舒缓情绪，克服紧张。

材料 雪莲果1个，山药1根，大米100克，白糖适量。

制作

1. 雪莲果、山药去皮切块状；大米淘洗干净泡发。
2. 锅中加水，将大米放入锅中，大火煮沸转小火煮至粥将成时，加入雪莲果块、山药块煮熟。
3. 粥成时，加入白糖调味即可。

人群宜忌 适宜消化不良、大便干燥等症患者。

制作指导 大米可提前进行浸泡。

雪莲果玉米粥

雪莲果有着降糖降脂、清热去火的多重功效，玉米口感甜嫩、清热利湿，胡萝卜营养丰富，三者搭配在一起煮成粥，非常有益于春季养肝润燥。

材料 雪莲果300克，玉米粒50克，胡萝卜、大米各100克。

制作

1. 雪莲果和胡萝卜洗净去皮，切块；玉米粒、大米洗净泡发。
2. 将全部食材放入砂锅，加入清水，熬煮成粥即可。

人群宜忌 适宜口干肺燥、高脂血症、高血压等患者。

制作指导 喜欢甜食的可加入蜂蜜，风味更佳。

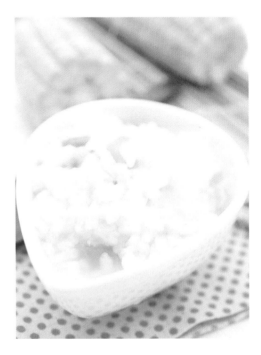

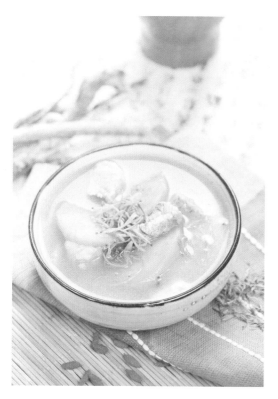

雪莲果金银花瘦肉汤

雪莲果中含有大量的果寡糖，具有促消化、调肠胃、降心火等作用。与猪肉搭配，具有生津止渴、润肠通便、补虚益气等功效。

材料 雪莲果 500 克，猪瘦肉 200 克，金银花、姜、盐各适量。

制作

1. 雪莲果去皮洗净，切片；猪瘦肉洗净切丁；姜洗净切片；金银花洗净。
2. 将雪莲果片、猪瘦肉丁、姜片、金银花放入锅中，加入适量水。
3. 大火煮沸，转小火煮 10~15 分钟，放入盐调味，稍煮后即可。

人群宜忌 适宜胃肠不适、暗疮、便秘、免疫力低下等患者。

制作指导 建议选用猪里脊肉。

雪莲果鱼片汤

鱼肉含有丰富的蛋白质和维生素，与雪莲果搭配，具有滋补健胃、利水消肿、清热解毒的功效。

材料 鲜鱼片 300 克，雪莲果 100 克，蜜枣、姜、胡萝卜、油、盐、料酒各适量。

制作

1. 将鲜鱼片洗干净，沥干水备用；姜去皮切片；雪莲果、胡萝卜洗净，去皮切块。
2. 鲜鱼片和姜片下油锅，加入适量料酒煎至半熟备用。
3. 雪莲果、胡萝卜、鱼肉、蜜枣、姜片放入锅内，加水中小火熬煮 1 个小时，加盐调味即可。

人群宜忌 适宜水肿、腹胀、目赤等症患者。

制作指导 雪莲果切块后表面会迅速氧化变黑，所以熬汤前建议用热水煮一下。

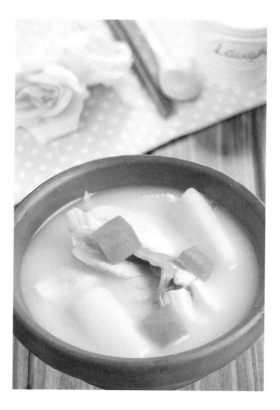

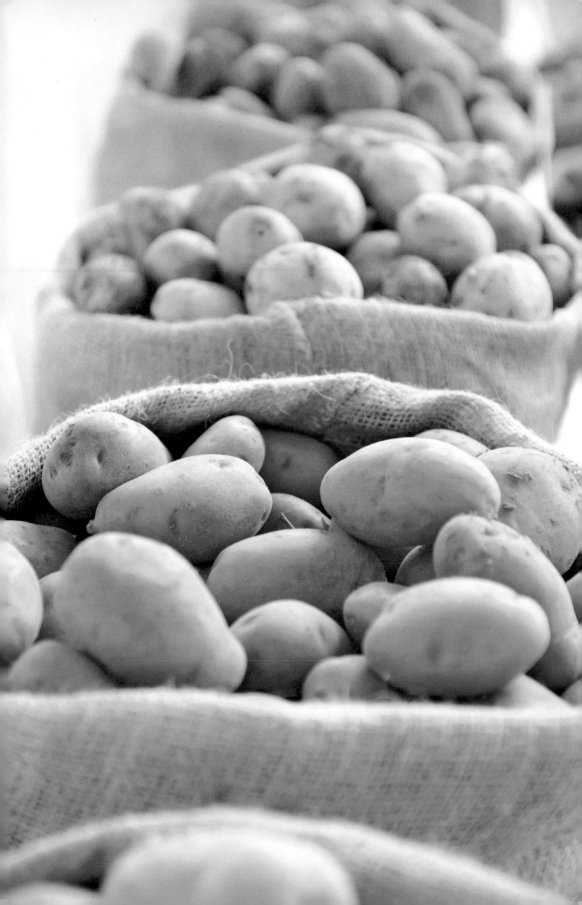